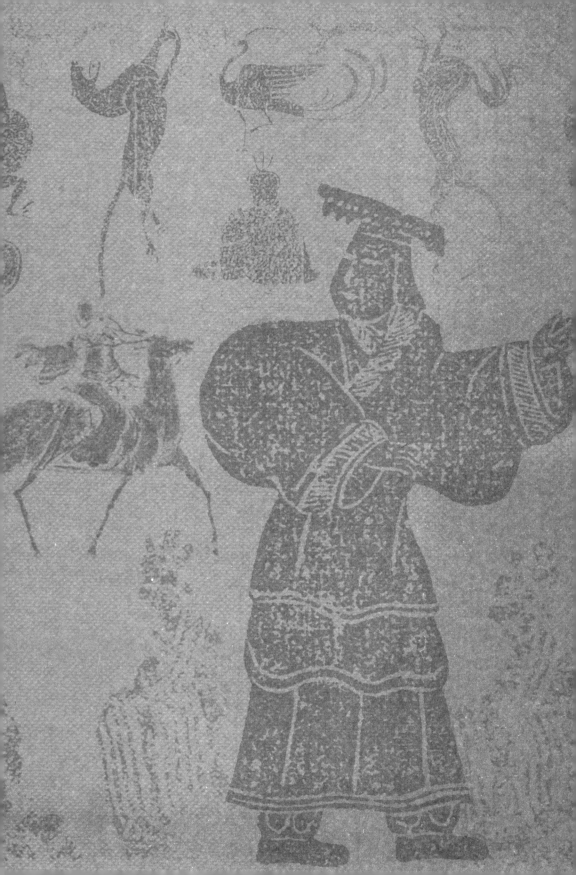

中国古医籍整理丛书

辨 症 良 方

清·蒋杏桥 辑

米 鹏 刘巨海 校注

中国中医药出版社

·北 京·

图书在版编目（CIP）数据

辨症良方/（清）蒋杏桥辑；米鹏，刘巨海校注 . —北京：中国中医药出版社，2017.4

（中国古医籍整理丛书）

ISBN 978 – 7 – 5132 – 3481 – 8

Ⅰ . ①辨… Ⅱ . ①蒋… ②米… ③刘… Ⅲ . ①方书 – 中国 – 清代 Ⅳ . ①R289.349

中国版本图书馆 CIP 数据核字（2016）第 139192 号

中 国 中 医 药 出 版 社 出 版

北京市朝阳区北三环东路 28 号易亨大厦 16 层

邮政编码 100013

传真 010 64405750

保定市中画美凯印刷有限公司印刷

各地新华书店经销

*

开本 710×1000 1/16 印张 24 字数 182 千字

2017 年 4 月第 1 版 2017 年 4 月第 1 次印刷

书 号 ISBN 978 – 7 – 5132 – 3481 – 8

*

定价 96.00 元

网址 www.cptcm.com

国家中医药管理局
中医药古籍保护与利用能力建设项目
组织工作委员会

前　言

　　中医药古籍是传承中华优秀文化的重要载体，也是中医学传承数千年的知识宝库，凝聚着中华民族特有的精神价值、思维方法、生命理论和医疗经验，不仅对于传承中医学术具有重要的历史价值，更是现代中医药科技创新和学术进步的源头和根基。保护和利用好中医药古籍，是弘扬中国优秀传统文化、传承中医学术的必由之路，事关中医药事业发展全局。

　　1949 年以来，在政府的大力支持和推动下，开展了系统的中医药古籍整理研究。1958 年，国务院科学规划委员会古籍整理出版规划小组在北京成立，负责指导全国的古籍整理出版工作。1982 年，国务院古籍整理出版规划小组召开全国古籍整理出版规划会议，制定了《古籍整理出版规划（1982—1990）》，卫生部先后下达了两批 200 余种中医古籍整理任务，掀起了中医古籍整理研究的新高潮，对中医文化与学术的弘扬、传承和发展，发挥了极其重要的作用，产生了不可估量的深远影响。

　　2007 年《国务院办公厅关于进一步加强古籍保护工作的意见》明确提出进一步加强古籍整理、出版和研究利用，以及

"保护为主、抢救第一、合理利用、加强管理"的方针。2009年《国务院关于扶持和促进中医药事业发展的若干意见》指出，要"开展中医药古籍普查登记，建立综合信息数据库和珍贵古籍名录，加强整理、出版、研究和利用"。《中医药创新发展规划纲要（2006—2020）》强调继承与创新并重，推动中医药传承与创新发展。

2003~2010年，国家财政多次立项支持中国中医科学院开展针对性中医药古籍抢救保护工作，在中国中医科学院图书馆设立全国唯一的行业古籍保护中心，影印抢救濒危珍本、孤本中医古籍1640余种；整理发布《中国中医古籍总目》；遴选351种孤本收入《中医古籍孤本大全》影印出版；开展了海外中医古籍目录调研和孤本回归工作，收集了11个国家和2个地区137个图书馆的240余种书目，基本摸清流失海外的中医古籍现状，确定国内失传的中医药古籍共有220种，复制出版海外所藏中医药古籍133种。2010年，国家财政部、国家中医药管理局设立"中医药古籍保护与利用能力建设项目"，资助整理400余种中医药古籍，并着眼于加强中医药古籍保护和研究机构建设，培养中医古籍整理研究的后备人才，全面提高中医药古籍保护与利用能力。

在此，国家中医药管理局成立了中医药古籍保护和利用专家组和项目办公室，专家组负责项目指导、咨询、质量把关，项目办公室负责实施过程的统筹协调。专家组成员对古籍整理研究具有丰富的经验，有的专家从事古籍整理研究长达70余年，深知中医药古籍整理研究的重要性、艰巨性与复杂性，履行职责认真务实。专家组从书目确定、版本选择、点校、注释等各方面，为项目实施提供了强有力的专业指导。老一辈专家的学术水平和智慧，是项目成功的重要保证。项目承担单位山东中医药大学、南京中医药大学、上海中医药大学、福建中医药大学、浙江省中医药研究院、陕西省中医药研究院、河南省中医药研究院、辽宁中医药大学、成都中医药大学及所在省市中医药管理部门精心组织，充分发挥区域间互补协作的优势，并得到承担项目出版工作的中国中医药出版社大力配合，全面推进中医药古籍保护与利用网络体系的构建和人才队伍建设，使一批有志于中医学术传承与古籍整理工作的人才凝聚在一起，研究队伍日益壮大，研究水平不断提高。

本着"抢救、保护、发掘、利用"的理念，该项目重点选择近60年未曾出版的重要古医籍，综合考虑所选古籍的保护价值、学术价值和实用价值。400余种中医药古籍涵盖了医经、基础理论、诊法、伤寒金匮、温病、本草、方书、内科、外科、女科、儿科、伤科、眼科、咽喉口齿、针灸推拿、养生、医案医话医论、医史、临证综合等门类，跨越唐、宋、金元、明以迄清末。全部古籍均按照项目办公室组织完成的行业标准《中医古籍整理规范》及《中医药古籍整理细则》进行整理校注，绝大多数中医药古籍是第一次校注出版，一批孤本、稿本、抄本更是首次整理面世。对一些重要学术问题的研究成果，则集中收录于各书的"校注说明"或"校注后记"中。

"既出书又出人"是本项目追求的目标。近年来，中医药古籍整理工作形势严峻，老一辈逐渐退出，新一代普遍存在整理研究古籍的经验不足、专业思想不坚定等问题，使中医古籍整理面临人才流失严重、青黄不接的局面。通过本项目实施，搭建平台，完善机制，培养队伍，提升能力，经过近5年的建设，锻炼了一批优秀人才，老中青三代齐聚一堂，有效地稳定了研究队伍，为中医药古籍整理工作的开展和中医文化与学术的传承提供必备的知识和人才储备。

本项目的实施与《中国古医籍整理丛书》的出版，对于加强中医药古籍文献研究队伍建设、建立古籍研究平台，提高古籍整理水平均具有积极的推动作用，对弘扬我国优秀传统文化，推进中医药继承创新，进一步发挥中医药服务民众的养生保健与防病治病作用将产生深远影响。

第九届、第十届全国人大常委会副委员长许嘉璐先生，国家卫生计生委副主任、国家中医药管理局局长、中华中医药学会会长王国强先生，我国著名医史文献专家、中国中医科学院马继兴先生在百忙之中为丛书作序，我们深表敬意和感谢。

由于参与校注整理工作的人员较多，水平不一，诸多方面尚未臻完善，希望专家、读者不吝赐教。

国家中医药管理局中医药古籍保护与利用能力建设项目办公室
二〇一四年十二月

许 序

"中医"之名立，迄今不逾百年，所以冠以"中"字者，以别于"洋"与"西"也。慎思之，明辨之，斯名之出，无奈耳，或亦时人不甘泯没而特标其犹在之举也。

前此，祖传医术（今世方称为"学"）绵延数千载，救民无数；华夏屡遭时疫，皆仰之以度困厄。中华民族之未如印第安遭染殖民者所携疾病而族灭者，中医之功也。

医兴则国兴，国强则医强。百年运衰，岂但国土肢解，五千年文明亦不得全，非遭泯灭，即蒙冤扭曲。西方医学以其捷便速效，始则为传教之利器，继则以"科学"之冕畅行于中华。中医虽为内外所夹击，斥之为蒙昧，为伪医，然四亿同胞衣食不保，得获西医之益者甚寡，中医犹为人民之所赖。虽然，中国医学日益陵替，乃不可免，势使之然也。呜呼！覆巢之下安有完卵？

嗣后，国家新生，中医旋即得以重振，与西医并举，探寻结合之路。今也，中华诸多文化，自民俗、礼仪、工艺、戏曲、历史、文学，以至伦理、信仰，皆渐复起，中国医学之兴乃属必然。

迄今中医犹为国家医疗系统之辅，城市尤甚。何哉？盖一则西医赖声、光、电技术而于20世纪发展极速，中医则难见其进。二则国人惊羡西医之"立竿见影"，遂以为其事事胜于中医。然西医已自觉将入绝境：其若干医法正负效应相若，甚或负远逾于正；研究医理者，渐知人乃一整体，心、身非如中世纪所认定为二对立物，且人体亦非宇宙之中心，仅为其一小单位，与宇宙万象万物息息相关。认识至此，其已向中国医学之理念"靠拢"矣，虽彼未必知中国医学何如也。唯其不知中国医理何如，纯由其实践而有所悟，益以证中国之认识人体不为伪，亦不为玄虚。然国人知此趋向者，几人？

国医欲再现宋明清高峰，成国中主流医学，则一须继承，一须创新。继承则必深研原典，激清汰浊，复吸纳西医及我藏、蒙、维、回、苗、彝诸民族医术之精华；创新之道，在于今之科技，既用其器，亦参照其道，反思己之医理，审问之，笃行之，深化之，普及之，于普及中认知人体及环境古今之异，以建成当代国医理论。欲达于斯境，或需百年欤？予恐西医既已醒悟，若加力吸收中医精粹，促中医西医深度结合，形成21世纪之新医学，届时"制高点"将在何方？国人于此转折之机，能不忧虑而奋力乎？

予所谓深研之原典，非指一二习见之书、千古权威之作；就医界整体言之，所传所承自应为医籍之全部。盖后世名医所著，乃其秉诸前人所述，总结终生行医用药经验所得，自当已成今世、后世之要籍。

盛世修典，信然。盖典籍得修，方可言传言承。虽前此50余载已启医籍整理、出版之役，惜旋即中辍。阅20载再兴整理、出版之潮，世所罕见之要籍千余部陆续问世，洋洋大观。

今复有"中医药古籍保护与利用能力建设"之工程，集九省市专家，历经五载，董理出版自唐迄清医籍，都400余种，凡中医之基础医理、伤寒、温病及各科诊治、医案医话、推拿本草，俱涵盖之。

噫！璐既知此，能不胜其悦乎？汇集刻印医籍，自古有之，然孰与今世之盛且精也！自今而后，中国医家及患者，得览斯典，当于前人益敬而畏之矣。中华民族之屡经灾难而益蕃，乃至未来之永续，端赖之也，自今以往岂可不后出转精乎？典籍既蜂出矣，余则有望于来者。

谨序。

第九届、十届全国人大常委会副委员长

许嘉璐

二〇一四年冬

王 序

　　中医学是中华民族在长期生产生活实践中，在与疾病作斗争中逐步形成并不断丰富发展的医学科学，是中国古代科学的瑰宝，为中华民族的繁衍昌盛作出了巨大贡献，对世界文明进步产生了积极影响。时至今日，中医学作为我国医学的特色和重要医药卫生资源，与西医学相互补充、相互促进、协调发展，共同担负着维护和促进人民健康的任务，已成为我国医药卫生事业的重要特征和显著优势。

　　中医药古籍在存世的中华古籍中占有相当重要的比重，不仅是中医学术传承数千年最为重要的知识载体，也是中医为中华民族繁衍昌盛发挥重要作用的历史见证。中医药典籍不仅承载着中医的学术经验，而且蕴含着中华民族优秀的思想文化，凝聚着中华民族的聪明智慧，是祖先留给我们的宝贵物质财富和精神财富。加强对中医药古籍的保护与利用，既是中医学发展的需要，也是传承中华文化的迫切要求，更是历史赋予我们的责任。

　　2010 年，国家中医药管理局启动了中医药古籍保护与利用能力建设项目。这既是传承中医药的重要工程，也是弘扬优秀民族文化的重要举措，不仅能够全面推进中医药的有效继承和创新发展，为维护人民健康做出贡献，也能够彰显中华民族的璀璨文化，为实现中华民族伟大复兴的中国梦作出贡献。

相信这项工作一定能造福当今，嘉惠后世，福泽绵长。

国家卫生和计划生育委员会副主任

国家中医药管理局局长

中华中医药学会会长

王国强

二〇一四年十二月

马 序

　　新中国成立以来，党和国家高度重视中医药事业发展，重视古籍的保护、整理和研究工作。自 1958 年始，国务院先后成立了三届古籍整理出版规划小组，分别由齐燕铭、李一氓、匡亚明担任组长，主持制订了《整理和出版古籍十年规划（1962—1972）》《古籍整理出版规划（1982—1990）》《中国古籍整理出版十年规划和"八五"计划（1991—2000）》等，而第三次规划中医药古籍整理即纳入其中。1982 年 9 月，卫生部下发《1982—1990 年中医古籍整理出版规划》，1983 年 1 月，中医古籍整理出版办公室正式成立，保证了中医古籍整理出版规划的实施。2002 年 2 月，《国家古籍整理出版"十五"（2001—2005）重点规划》经新闻出版署和全国古籍整理出版规划领导小组批准，颁布实施。其后，又陆续制定了国家古籍整理出版"十一五"和"十二五"重点规划。国家财政多次立项支持中国中医科学院开展针对性中医药古籍抢救保护工作，文化部在中国中医科学院图书馆专门设立全国唯一的行业古籍保护中心，国家先后投入中医药古籍保护专项经费超过 3000 万元，影印抢救濒危珍、善、孤本中医古籍1640余种，开展了海外中医古籍目录调研和孤本回归工作。2010年，国家财政部、国家中医药管理局安排国家公共卫生专项资金，设立了"中医药古籍保护与利用能力建设项目"，这是继1982～1986年第一批、第二批重要中医药古籍整理之后的又一次大规模古籍整理工程，重点整理新中国成立后未曾出版的重要古籍，目标是形成并普及规范的通行本、传世本。

为保证项目的顺利实施，项目组特别成立了专家组，承担咨询和技术指导，以及古籍出版之前的审定工作。专家组中的许多成员虽逾古稀之年，但老骥伏枥，孜孜不倦，不仅对项目进行宏观指导和质量把关，更重要的是通过古籍整理，以老带新，言传身教，培养一批中医药古籍整理研究的后备人才，促进了中医药古籍保护和研究机构建设，全面提升了我国中医药古籍保护与利用能力。

作为项目组顾问之一，我深感中医药古籍保护、抢救与整理工作的重要性和紧迫性，也深知传承中医药古籍整理经验任重而道远。令人欣慰的是，在项目实施过程中，我看到了老中青三代的紧密衔接，看到了大家的坚持和努力，看到了年轻一代的成长。相信中医药古籍整理工作的将来会越来越好，中医药学的发展会越来越好。

欣喜之余，以是为序。

中国中医科学院研究员

马继兴

二〇一四年十二月

校注说明

　　《辨症良方》，清代蒋杏桥辑，成书于清咸丰八年（1858），刊行于咸丰十年（1860）。

　　蒋杏桥，字锡荣，江苏常州人，生卒年月不祥。初习举业，旁涉医书。他认为"方不贵于繁多，病必先于辨症。治失其症，则千方不效；治得其症，则一药有余"，而《证治准绳》诸书，卷帙浩繁，不便实用，因取古方简要者抄录之，编成《辨症良方》四卷。正如王景澄序中所言："以名儒宿学，望著艺林。丁酉科副举于乡，文章经术，誉重一时，生平尤以济人利物为务，惜名场稍滞，未得尽展其用。"

　　本书卷一列便易方、急救方，卷二列诸痛方、外科方、诸伤方；卷三列血症、痰饮、咳嗽、喘急及妇人、小儿等方；卷四列痘疹、麻疹、水痘、痧症诸方及《良方》举要。全书所辑大多为民间验方，少数为成方，内容简要，切合临床实用。

　　本次整理以清咸丰十年（1860）刻本为底本，以光绪辛卯年（1891）晓风杨柳馆刻本（简称"光绪本"）、清咸丰八年戊午（1858）誊清稿本（名曰《稿本医书五种》，简称"稿本"）为对校本。由于书中引用文献较多，大多出于《幼幼新书》《证治准绳》《串雅》《医学入门》《医宗必读》《石室秘录》《医学心悟》《世医得效方》《证类本草》《本草纲目》等，故整理中选用上述文献中相关内容进行他校。他校诸书均采用通行本。

　　具体校注方法如下：

1. 采用简体横排形式，对原文加新式标点。底本中的方位词"左""右"统一改为"下""上"，不出校记。

2. 凡底本中的繁体字、俗字、异体字、日本版本中的当用汉字、手写体，予以径改，不出注；繁体字若涉及训诂，则保留。底本中的通假字，于首见处出注说明；古今字以今字律齐，不出注。底本中的避讳字，不影响文义者不改，影响文义者改为原字，并出校说明。疑难字词、生僻字词加以注释。

3. 凡底本中文字属一般笔画之误，如属巳己、己已、裹裸、煨煅、炙灸、糁渗混淆不分者，予以径改，不出校。

4. 凡底本中有误脱衍倒之处，信而有征者，予以改正，并出校说明；无确切证据者，出校存疑。

5. 凡底本与校本文字有异，义皆可通者，原文不改，出校说明；而校本明显有误者，不再说明。

6. 凡底本遇有间隔符"○"，一般回行另起，不出校。底本中模糊不清、难以辨认的文字，以虚阙号"□"按所脱字数补入。

7. 药名不规范者，一律径改为规范名，如射香－麝香，白芨－白及，蝉退－蝉蜕；异名则保留不改，如瓜蒌、肉果。药物异名非常生僻，需出注者，只注明正名，不作阐述。处方中的药物剂量及炮制方法一律改用小字，不出注。

8. 底本每卷题下原有"常州蒋杏桥锡荣集"题署，今一并删去，不出注。

9. 底本目录与正文不符，且编排凌乱，今据校定后的正文重新编排目录。底本标题原注另体小字，不上目录。

10. 底本正文因版面或补刻等因素而作小字刻板者，今据文义回改正文字体，不出校。

11. 原文中的典故，出注说明其出处，较为生疏者简注其义。

12. 底本中凡顶格的语句，其义同标题则按标题加粗处理，不出注。

序①

　　余曩②习举业，暇时旁览医书，见夫《灵枢》《素问》奥博难稽已③。此外名医代出，如仲景、河间之类，皆有成书流传当世。然卷帙浩繁，乡村僻壤，未易购觅，求其简便易行，适于时用者，殆不多得。

　　蒋杏桥先生以名儒宿学，望著艺林。丁酉科副举于乡，文章经术誉重一时，生平尤以济人利物为务，惜名场稍滞，未得尽展其用。

　　先生素多材④艺，博览群籍，旁及岐黄，曾有《辨症良方》一书。今春，哲嗣湘帆参军出以见示。余观其书，纲举目张，条分缕晰，荟萃古人之精意，而又审于考校，使阅者一望了然。如车之指南，不迷方向；如衡之称物，不差累黍。间出己意，别具新裁，皆本前人之准绳，神明而变通之。

　　先生本不以医名，而于医道又无不精。其材艺之博，于此可见一斑，余尤嘉。

　　先生济世之心，功德更属无量，使沴⑤戾夭札⑥悉化祥和。

---

　　① 序：原无，为与后面的"叙"与"小叙"相区分而加。
　　② 曩（nǎng 攮）：以往，从前，过去的。《说文·日部》："曩，向也。从日，襄声。"《尔雅·释诂下》："曩，久也。"
　　③ 已：语气词，用于句尾，表示肯定语气。如《尚书·洛诰》："公定，予往已。"《史记·太史公序》："皆失其本已。"
　　④ 材：才能，才艺。《尚书·咸有一德》："任官惟贤才，左右惟其人。"
　　⑤ 沴（lì 疠）：恶气，灾害。《广韵·霁韵》："沴，妖气。"
　　⑥ 夭札：遭疫病而早死。夭：短命，早死，未成年而死。札：疫病，也指遭瘟疫死亡。

同善之怀，其有裨于时用，岂浅鲜哉！哲嗣湘帆参军，官于瓯，有贤声，行见循良，报最有日矣于①。

先生令绪益光而大之，垂裕无穷，更足为先生庆也，爰归其书而并志其缘起如此。

咸丰十年暮春②之初萍川王景澄撰并书

---

① 于：语气词，相当于"乎"。清·朱骏声《说文通训定声·豫部》："于，假借为乎。"

② 暮春：即四月。

叙

岁戊午春夏间，余督军括州，东嘉绅士孟璜从余襄防剿事，时外至兵丁多不习水土，动辄遘病伤亡，相继求治无从。璜甚悯之，屡告余曰：曩闻向军门出师，每选良医随行，立方施治，全活甚多。今仓猝无济人术，深悔岐黄之未习也。凯旋后数月，适署参军蒋仙帆①出其尊人杏桥学博所辑《辨症②良方》见贻，展阅之下，觉简而赅、精而当，无方不备，无症不详。症以辨而甚明，即方以良而受益。诚寿世之金丹，回生之要术已。此书一出，非第从军者疾痛有拯，即穷乡蔀屋③苦无延医之处，皆得按患投剂，起朽振枯，使隐痎悉除，再生有庆。恐当日向帅军中，未必克④有如是书之广效者。因忆往事，以示孟君。君虑其书之不能遍及也，即慷慨解囊，捐赀重刻于东瓯，请叙于余。余嘉其意寓好生，本是意以充之，将使天下后世永无夭札之患；既不负蒋君作书之苦心，而孟君乐善无己之隐愿，不亦从可验哉！为书数语于卷首。

赐进士出身

钦加盐运使衔浙江温处兵备道广丰俞树风书于鹿城⑤官舍

---

① 仙帆：与前序中"湘帆"指同一人。疑为其字号。

② 症：原作"正"，据本书书名改。

③ 蔀（bù 部）屋：草席盖顶之屋，泛指贫家幽暗简陋之屋。

④ 克：能。如克勤克俭。《诗经·大雅·荡》："靡不有初，鲜克有终。"

⑤ 鹿城：浙江省临海市别称。

重刻《辨症良方》小叙

　　蒋杏桥先生所辑《辨症》一书，其济世之功诚非浅鲜。予虑其湮没勿传，因命梓人以镌之，广为流传。庶荒僻壤中，无处延医，获此书以考证之，不啻迷津宝筏，即先生之苦心将与此书以垂诸不朽焉。

时咸丰庚申秋七月东嘉峰山孟璜

自　叙

荣忆幼岁习举业暇，旁骛天学壬奇[1]，思之皆无益于人也。后得王宇泰[2]先生《证治准绳》读之，退思卷帙浩繁，惟世医能习之；名药昂贵，惟富家能辨之。若夫荒村僻壤何处求医？夜半更深何方觅药？因取古方之简要者，手自抄之；更即良药之便用者，劝人种之。又思方不贵于繁多，病必先于辨症。治失其症，则千方不效；治得其症，则一药有余。慨自单方杂出，习染者既莫辨其寒温犯症各殊，卤莽者更不详其虚实。妇人固不知药，婴孩又不能言。得一方而服之，虽乖睽[3]奉为至宝；求一药以与之，纵殒命不啻重生。种种模糊，实堪怜悯。万一方能对症，似乎治易为功。然或制之不以其道，服之不得其宜。药煎不盖，气出无功；水味停污，浊难疗疾。下焦则分两宜重，上焦则气味宜轻。饥服饱服，自有其时；酒炒盐炒，各分其用。此固人所易忽，然亦医所当言。爰取昔年手录诸书，删成一帙。证必辨其疑似，庶不误用补泻温凉；药必取其易求，更可便夫贫穷困苦。方除迅烈，虻虫亦且踟蹰；医戒杀生，蝼蚁咸知惜命。药能治病，何必议参之补阳补阴；术果通神，不暇问医之

---

① 壬奇："六壬"和"奇门"的并称。清·周亮工《朱静一诗序》："上自流沙乾竺之学，中而吐纳黄白之术，下至壬奇医筮之微，无不洞其源流。"

② 王宇泰：即王肯堂（1552—1638），字宇泰，一字损仲，号损庵，自号念西居士，江苏金坛人。

③ 乖睽：背离。宋·王安石《即事》诗之一："如何有乖睽，不得同苦辛！"清·薛福成《书汉阳叶相广州之变》："上下乖睽，互相牵累，未有不复败者。"

是南是北。类分八种，方易便于人查；医贵十全，功不由于己出。编短不详其所自，方论尽出于前贤。痛痒呼号，且备一时急用；康强逢吉①，惟愿寿域同登。

时咸丰八年岁在戊午八月望日
常州蒋杏桥锡荣记于愿闻吾过之斋

---

① 康强逢吉：康强，安乐强健；逢吉：犹言大吉利。语本《尚书·洪范》："身其康强，子孙其逢，吉。"

目　录

卷　三

卷 四

卷　一

便易方

治病八要　病有八要，不知其要，病将安去？谓表、里、寒、热、虚、实、邪、正而已。又须辨清气、血、痰、火，庶几无误。

制药法　凡病在头面、手指、皮肤者，酒炒；病在咽下、脐上者，酒洗；在下者，生用。凡火炮、汤泡①、煨炒者，制其毒也；醋浸、姜制、酥炙者，行经络也。蜜②制入肺，姜入脾，盐入肾，醋入肝，童便入心也。治血以酒煮，痰以姜，虚以童便，积以醋浸水煮也。

不去心，则令人烦；不去皮，则令人痞也；桃、杏仁，去双仁及皮尖，则不生疔疖也。凡炒药不可焦，焦则无力也；诸香并忌见火，丁香尤甚；槟榔、茵陈、桑寄生并忌见火，不如勿用。

煎药法　凡煎药须用河水，或新汲出井水。若停水、污浊水、油腻水，断不可用。瓦罐洗涤极净，方可盛药，

---

①　泡：原作"炮"，据《医学入门》卷二《本草总括》"炮炙制度毋逞巧"改。

②　蜜：原作"密"，据《医学入门》卷二《本草总括》"炮炙制度毋逞巧"改。

煮时不可犯铜、铁器。用水少则药味不出，多则药味太薄。大约药剂一两，用水二茶碗，微火煎至一碗。煎时勿可揭盖泄气，煎好绞去药渣。凡药倾出，急须以纸盖好，勿令泄气乃效。

表汗通利之药，煎至八分；滋补药，煎至六分。药渣两剂合一剂，加水煎竭，亦可抵一剂新药。

汤内用酒，则临熟加入。凡阿胶、芒硝、饴糖，皆须待汤好去渣，纳净汁中溶化服之，否则可惜。

凡砂仁、丁香、钩藤等，皆须研细，迟后入药，煎一沸即起，不可久煎。麝香、犀角、羚羊角①、牛黄、蒲黄、朱砂先研细末如粉，临服纳入汤中，搅匀服之。

凡干枣、莲子等，皆劈②破；茅根，切断打碎；陈皮，切碎；香附，研碎；入煎方得出味，余可例推。

服药法 病在胸膈以上者，先食，停半时服药；病在心腹以下者，空心服药，而后进食；病在四肢血脉者，宜清晨服；病在骨髓者，宜饱食而夜服药；在足者，立而服。不依此，少效。

凡服发汗利汤，欲得清早。如一服不解，中间相去如步行十里之久，再吃一服。大约皆分三服，初次多，渐渐少，则安稳。如前药未消，后汤来冲，必有吐逆。药久而味散，则又无功。

---

① 角：原脱，据《古今医统大全》卷九十七《煎药则例》补。
② 劈：《古今医统大全》卷九十七《煎药则例》作"擘"，义胜。

凡服脚气痛药，须立服。

凡服治风汤，第一服厚覆取汗，若得汗则须薄覆，勿可令大汗，中间须间食粥。不然者，令人虚而无力。

凡服补药，昼三服，夜一服，中间须间食，则易得药力。服药后须左右仰覆卧各半时，则药力能遍行腹中。卧后又于室中行一百步许，一日勿可出外，乃有效。服药后，忌汤，忌酒。

凡丸药如梧桐子大者，初服十丸，渐加至四十丸，一日三度。

凡细末者，不循经络，止①去膈上病及脏腑之积，治嗽尤宜。气味厚者，白汤调下；气味薄者，煎之和渣服。

补肾药必须五更初、未言语前，服之乃效。

服药禁忌 忌油腻、腥臊、鱼肉、生蒜、果实、滑物、滞物，又忌见死尸及产妇淹秽之物。制药、煎药皆忌之。

茯苓、丹参，忌醋及酸物。乳石，忌参、术。荆芥、赤豆，忌鱼肉。白术、苍术，忌鱼、蒜、桃、李、青鱼。蜜，忌鱼及葱、莴苣。葱、韭，忌蜜，杀人。枣，忌葱、鱼。桔梗、黄连，忌猪肉。半夏、菖蒲，忌饴糖、羊肉。栗，患风人及小儿忌之。鲫鱼子，忌肉、沙糖、芥菜、猪肝、鸡、麦冬。丹皮，忌蒜。绿豆，忌鲤鱼。甘草，忌猪

---

① 止：副词，相当于"仅""只"，如"止此一家""不止一回"。杨树达《词诠》卷五："止，副词，仅也。"

肉、荽菜，犯则病不除。桂，忌葱。厚朴，忌豆。凡用一切角，最忌盐。黄颡鱼、鲇鱼，反荆芥，能杀人。牛乳，反酸物，令人结癖。

忌铁器 地黄、黄柏、桑皮、桑枝、菖蒲、益母草、木瓜、香附、茜根、丹皮、杜仲、知母、麦冬、天冬、金银花、草龙胆、骨碎补、地骨皮、猪苓，皆忌铁，玄[①]参尤甚。

忌铜器 地黄、何首乌、玄参、肉豆蔻、柴胡、没石子。

乡村简便方

凡人外感风寒，头疼发热，恶风恶寒，有方治之。用紫苏二钱，荆芥二钱，薄荷一钱，冬桑叶一钱，砂仁五分，研冲，生姜三片，木香一文，煎汤，加沙糖饮之，无不愈者。春令，加川芎一钱；夏令，加薄荷一钱、六一散三钱、香薷一钱、藿香二钱；冬令，加连根葱白三个、生姜二片。重者，加豆豉三钱以发汗。有积，加炒福曲[②]二钱。肉积，加山楂一钱，二剂愈矣。如咳嗽，加桔梗一钱；咽痛，加牛蒡子二钱，研、甘草二钱、桔梗一钱；头痛，加川芎一钱；满身骨头痛，加羌活、防风各一钱。

---

① 玄：原作"元"，系避清·康熙帝玄烨名讳，回改。
② 福曲：别名赤曲、丹曲、红米、红大米、红槽，为曲霉科真菌红曲霉的菌丝体寄生在粳米上而成的红曲米。

小儿凡有身热恶风寒者，用薄荷一钱、荆芥一钱、竹叶十片、生姜一片、焦麦芽一钱、紫苏一钱，煎服。咳嗽，橘红三分、桔梗五分。

肚痛者，清晨吃使君子炒，一岁一粒，只一次便好，二次全愈。

凡伤食食积，即以其物烧灰存性，放土地盖住，冷研末，加砂仁三分，沙糖调服，最妙。砂仁须研末，去皮用。

凡有小块红肿，似欲生疮者，于初起时，半夜用津唾搽之，清晨又搽之，一日三四五次，二日即愈。

凡有病，用白茅根鲜鲜者，掘出拣净，切碎打烂，浓煎，取其汤煮新米糊粥，与食之，大妙。此钱凤占先生法也。

论挑惊挑黄之谬 世有恶妇，创为挑惊之说。又有云口中挑黄者，以大针刺儿口中，幅幅有声，愚人信之，以为病可已也。不知儿病而加之以大痛，晕不醒矣，是何心哉？惊者，肝之病也，岂能以针刺肌肤而愈乎？且问其所刺果何穴乎？愚人不知，奉为神明，活活将儿痛死，岂不哀哉！世有仁人见此等恶妇，必大加攘逐，庶泄婴孩难白之冤。若刺重腭、重舌等法，古有明文。惟挑惊挑黄之说，实未有也。

无病治法

叩齿 夜叩一百二次，日叩一百一次，永无齿患。

咽津　以舌抵上腭，久则津生满口，咽下啯①然有声，以多妙。

浴面　将两手自相摩热，擦面十次，则鬓不白。

鸣天鼓　将两手掌掩两耳，先以第二指压中指，弹脑后骨上，左右各三十六次，能去头脑诸疾。

运膏肓　此穴在背上第四脊下两旁各三寸，将两肩扭转十四次，治一身诸疾。

左右开弓　将左手伸直，右手作弯②弓状，以两目看右手，左右各三次，去臂腋风邪。

摩腹　午后、夜间、清晨，以手摩腹各一二百，治腹中诸病。

防眼病　正坐运睛，旋还八十一数。闭目集神，再运，永除目患。又法以大指背热摩手心劳宫穴，熨两眼，每二七次，明目去风。凡眼疾，忌鸡、鱼、酒、面、元米③、咸酸、热油、诸毒物。

牙齿　早起以盐漱口吐出，洗眼则眼光明，而永无齿痛。

口腹不节，致病之因；心虑不正，杀身之本。四语当日日诵之。

时禁　春宜凉，夏宜寒，秋宜温，冬宜热药。

---

① 啯（guō 郭）：象声词，食物下咽的声音。
② 弯：《寿世青编·十二段动功》作"攀"。
③ 元米：即糯米、江米。

四不可补　谓痰疾、狂疾、水气、脚气也。

勿伤胃气　病邪轻，药力重，则伤胃气。气弱者，当去苦寒之剂。

食疗治病　医者，先晓病源，知其所犯，以食治之。食疗不愈，然后用药。

凡有病人吃菜，祇①宜陈海蜇、酱橘皮、腐乳等；饮汤，祇宜藕汤、莲子等，余物尚宜斟酌。即如痢病，青菜、豆子等滑物，亦不可吃也，余可类推。

辨　症

气证饮水，血证不饮水。热在上焦气分则渴，热在下焦血分则不渴。血之外证，常以汤水漱口。气病则麻，血病则痛。

一切血症，日轻夜重；一切痰证，食少，肌色如故；一切火证，性急潮盛；一切水证，胁硬，心下怔忡。无阳则厥，无阴则呕。阳虚则外寒，阴虚则内热。阳盛则外热，阴盛则内寒。

伤风之证初起　头痛、身疼、咳嗽多是也。用防风、荆芥、柴胡、甘草、黄芩、半夏等。

伤湿之证初起　恶湿、身重足肿、小便短赤是也。用白术、泽泻、猪苓、肉桂、茯苓、柴胡、车前子、半夏、

---

① 祇（zhī只）：正，恰。

苡仁、芡实、山药等。

伤燥之证 咽干口燥、痰不能吐、面目红赤、不畏风吹是也。用麦冬、桔梗、甘草、花粉、陈皮、玄参、百部等。

火症初起 大渴引饮、身有班①点，或身热如焚，或发狂乱语是也。用石膏、玄参、麦冬、甘草、升麻、知母、半夏、竹叶。

伤食之症 心中饱闷、见食则恶食、转痛是也。用白术、茯苓、枳壳、山楂、麦芽、谷芽、神曲、半夏、砂仁、甘草、萝卜子。

伤暑之症必兼湿 头晕口渴、恶热身热、痰多气喘是也。用青蒿、香薷、白术、陈皮、甘草、茯苓、扁豆、党参。

葱盐运法 凡肚痛各痛，用连根葱白四两，炒热，熨腹上及各患处，一时即愈。一法，用盐入脐内。一法，用麸皮炒热，熨之。总不如葱运尤效。如小便不通，脐内入盐葱，熨小腹上，良久即通。寒痛加姜运，尤妙。

跌打损伤 用连根葱半斤、紫苏四两，煎浓汤，洗煴即愈。然不如用粗毛钵头，烧人溺令热，煴之尤妙。煴，音午久，浸水中也。

---

① 班：通"斑"。清·段玉裁《说文解字注·文部》："斑者，辨之俗……又或假班为之。"

倪涵初①先生治痢三方

治痢初起煎方 川黄连去芦，生、条黄芩生、白芍生、山楂肉各一钱二分，陈枳壳麸炒、厚朴姜汁炒拌、槟榔、青皮各八分，红花酒炒，三分，当归酒炒、生甘草、地榆各五分，桃仁去皮尖，研如粉，一钱，南木香二分，用水二碗，煎一碗，空心服，渣再煎服。此方，或红或白，里急后重，身热腹痛者，俱可服。如单白者，去地榆、桃仁，加橘红四分，南木香可用三分。如滞涩重者，加大黄二钱，酒拌炒，服一二剂，仍②除之。若用一剂，滞涩已去，不必又用二剂矣。用大黄于年幼之人，又不拘用二钱也。上方用之，在三五日内，神效；旬日内者，亦效；惟十日半月后，则当用加减方。

加减煎方 川连酒炒，六分；生用，四分，条黄芩酒炒，六分；生用四分，大红芍药酒炒，六分；生用四分，山楂肉一钱，橘红、青皮、槟榔各四分，炙草三分，生甘草二分，当归五分，地榆四分，桃仁粉六分，红花三分，木香二分，水二碗，煎一碗，空心服。

如延至月余，觉脾胃弱而虚滑者，当用补理方。

补理煎方 川连酒炒、条黄芩酒炒、橘红各六分，白芍

---

① 倪涵初：清代名医，绍兴管墅亭后人。医术高明，救治重危病人无数，生前被人尊为"倪天医"，逝后被尊奉为"天医菩萨"。

② 仍：介词，表因果关系，相当于"于是""因而"。《尔雅·释诂下》："仍，乃也。"

酒炒，四分，当归、人参、白术土炒、炙草各五分，水煎，空心服。如妇人有胎者，去桃仁、红花、槟榔。以上三方，随用辄效。

治痢禁忌 一忌温补，一忌大下，一忌发汗，一忌分利。惟清热一法，无忌。

泄 泻

升阳除湿汤 治脾胃虚弱，不思饮食，泄泻无度，小便黄，四肢困弱，自下而上，引而去之。苍术一钱，柴胡、羌活、防风、神曲、泽泻、猪苓各五分，陈皮、大麦蘗、炙甘草各三分，升麻五分，水两盏，煎一盏，空心服。如胃寒肠鸣，加益智、半夏各五分，姜、枣同煎，非肠鸣不用加。

益元散即六一散 治身热泄泻，小便不利，用滑石、甘草。

白术芍药汤 治脾经受湿，水泄注下，体重困倦，不欲饮食，水谷不化等证。白术炒、芍药炒，各四钱，甘草炒，二钱，水煎服。

大藿香散 治一切脾胃虚寒，呕吐霍乱，心腹撮痛。如泄泻不已，最能取效。藿香、木香制、青皮麸炒、神曲炒、人参、肉豆蔻面裹，煨、良姜炒、诃子煨，去核、麦蘗炒、白茯苓、甘草炒、制厚朴、陈皮去白，各一两，干姜炮，五钱，为细末，每服四钱。吐逆泄泻，不下食，或呕酸苦水，加煨姜一片、盐一捻，水煎服。水泻滑泄，肠风脏毒，陈米饮入盐，热调下。赤白痢，煎甘草黑豆汤下。脾胃虚冷，宿滞酒食，痰气作晕，入盐少许，嚼姜枣汤热服。胃气吃噫①，生姜自然汁，入盐点服。此药大能顺气消食，利膈开胃。

止泻秘方　人参去芦、白术、干姜炮、诃子去核、茯苓去皮、木香、藿香、肉豆蔻面裹煨、炙甘草各一钱半，作一服，水两盅，煎一盅，食前服。

大小便不通　葵子末二合，青竹叶一把，水一升，煮五沸，顿服。

大便不通

麻仁丸　治肠胃热燥，大便秘结。厚朴去皮，姜制②炒、芍药、枳实麸炒，各八两，大黄蒸焙，一斤，麻仁别研，五两，杏仁去皮尖，炒，五两五钱，为末，蜜丸梧子大，每服二十丸，临卧用温水下，大便通利则止。

苏麻粥　顺气，滑大便。苏子、麻仁，不拘多少，研烂，水滤取汁，煮粥食之。

小通气散　治虚人忧怒伤肺，肺与大肠为传送，致令

---

①　吃噫：即干噫。吃，声哑语难也；噫，胸气饱、出息。胃虚为哕，名吃噫。宋·许叔微《伤寒百证歌》："古人方书无吃字。惟有哕。朱肱以哕者吃气也。"
②　制：《医宗必读》卷九《大便不通》"麻子丸"条作"汁"，《类方证治准绳》第六册《大便不通》"麻仁丸"条作"制"。可参。

秘涩。服燥药过，大便秘，亦可用。陈皮去白、紫苏茎叶、枳壳去穰①、木通去皮节，各等分，每服四钱，煎服，立通。

通治**润肠丸**　治胃中伏火，大便闭涩，或干燥不通，全不思食。乃风结血秘，皆令闭塞，须润燥和血疏风，则自然通矣。羌活、当归稍②、大黄煨，各五钱，麻仁、桃仁泡去皮尖，各一两，为末；除麻仁、桃仁另研如泥外，为细末，蜜丸桐子大，每服五十丸，空心，白汤送下。

小便不通

气热**清肺散**　治渴而小便闭，或黄，或涩。茯苓二钱，猪苓三钱，泽泻、瞿麦、琥珀各五分，灯心一分，萹蓄、木通各七分，通草二分，车前子一钱，炒，为细末，每服五钱，水一盏半，煎至一盏，稍热服。

血热**导气除燥汤**　治小便不通，乃血涩致气不通而窍涩也。知母酒制，三钱，黄柏酒制，四钱，滑石炒黄，二钱，泽泻末三钱，茯苓去皮，二钱，和匀，每服五钱，水煎稍热，空心服。如结③闭小便，不拘时服。

转胞**滑石散**　治胞为热所迫，或忍小便，俱令水气迫于

---

① 穰（ráng 瓤）：原作"壤"，据《类方证治准绳》第六册《大便不通》"小通气散"条改。

② 当归稍：当归尾。稍，本义为禾末。《说文》："出物有渐也。从禾，肖声。"清·朱骏声《说文通训定声·小部》："稍，按此字当训禾末，与秒为谷芒者别。"

③ 结：《类方证治准绳》第六册《小便不通》"导气除燥汤"条作"急"，义胜。

胞，屈辟①不得充张，外水应人不得人，内溲应出不得出，小腹急痛，不得小便，小腹胀，不治害人。寒水石二两，葵子一合，白滑石、乱发灰、车前子、木通去皮结，各一两，水一斗，煮五升，时服一升，即利。

葱白汤　治小便卒暴不通，小腹膨急，气上冲心，闷绝欲死。此由暴气乘膀胱，或从惊忧，气无所伸，郁闭而不流，气冲胞系不正。陈皮三两，葵子一两，葱白二茎，为末，水五升，煮二升，分三服。

又法，炒盐半斤，囊盛，熨小腹。

葱熨法　治小便难，小肠胀。不急治，杀人。用葱白三斤，细锉，炒令热，以帕子裹，分作两处，更替熨脐下，即通。

独蒜涂脐方　治小便不通。大蒜独颗者，一枚，栀子二十一枚，盐花少许，捣烂，摊纸花子②上，贴脐，良久即通。不效，涂阴囊，立通。

大泻　用熟地、山药、山茱、白术、肉桂、肉果③、北五味、吴萸、人参、苡仁为末，蜜丸，每日晚饭前服五钱。

满泻　邪壅上焦而不得散也。用枳壳三钱，栀子、花粉、陈皮各三钱，瓜蒌一个，甘草、半夏各一钱，厚朴一钱

---

①　辟：通"襞"，折叠，或闭合。清·朱骏声《说文通训定声·解部》："辟，假借为襞。"《庄子·田子方》："心困焉不能知，口辟焉不能言。"
②　纸花子：秦腔头饰以麻纸制作。
③　肉果：肉豆蔻的别名。

半，煎服。

水泻　人参三钱，车前子一两，白芍三钱，槟榔、甘草各一钱，煎服。大泻一止，即宜用四物汤加人参、炮姜以温补之。

寒泻　一日数十行，腹亦痛，完谷不化，下喉即出。夫火热者，口必渴，舌必燥，甚则生刺也，舌胎必黄灰黑色，腹必痛而手不可按；寒泻者，口不渴，不喜饮水，舌胎必白滑而不燥，腹痛喜手按。治当生其胃气，佐以分消。用人参一两，白术三两，附子一钱，茯苓一两，泽泻、猪苓各三钱，肉桂一钱，为末，每服三钱。

火泻　乃火挟邪势，将膀胱、脾中水谷尽驱而出，腹痛不可按，饮食下喉即出，暑热遇凉风而起。用大黄一两，人参二两，黄连、车前子各五钱，甘草一钱，为末，每服二钱。治火痢亦妙。

下血　熟地一两，地榆、白芍、当归、黄连各三钱，甘草、葛根各一钱，柞树枝五钱，煎服。一剂必下血更多，二服少，三剂愈。

痢　白芍、当归各三两，莱菔子一两，枳壳三钱，槟榔二钱，甘草、车前①各三钱，煎服。若痢如鱼冻水者，乃虚寒也，此方宜斟酌。

疟疾变痢　人参、鳖甲、茯苓、当归各一两，白术、

---

①　车前：《石室秘录》卷一《通治法》"论痢下通治"条作"车前子"。

白芍各三两，柴胡、枳壳、槟榔各一钱，为末，每服三钱。

大吐　热吐者，必随痰而出，宜二陈汤；寒吐则纯是清水，宜加人参、丁香、炮姜，然参亦只可暂用。

凡吐症用瓜蒂散，必须看其痰吐在壁上有光亮者，放心吐之，余皆忌吐。

吐血鼻血　生地一两，煎汤半碗，调三七根末三钱、炮姜炭五分服。又方，人参、当归各一两，枣仁、三七根各三钱，为末，水调服二钱。

反胃初起　用逍遥散加黄连一钱，立止，此食入即吐之症也。如朝食暮吐，又为命门无火，当是八味汤症矣。

关膈　以开郁为主，用柴胡、郁金、茯苓、白芥子、花粉、苏子、荆芥各一钱，白芍三钱，甘草五分，煎服妙。

中风不语　尸厥、中恶、中鬼等症，乃中邪风气闭也。用瓜蒂七个，水两碗，煎一碗，加盐少许，灌之。或用皂角刺为末，吹鼻，得嚏、吐痰后，以人参、白术各五钱，白微一钱，茯苓三钱，半夏二钱，治之。又方，人参一两，半夏、南星各三钱，附子一钱，煎服。又方，用滚水、凉水各一碗，加炒盐一撮，打百余下起泡，饮之，立吐而愈。又法，用生半夏为末，水丸如黄豆大，入鼻孔中，则喷嚏不已，用水饮之，立止。

猝倒不省人事，无论中恶、中痰，皆气虚之故。用人参三钱，白术五钱，附子、半夏、南星、陈皮、白薇各一钱，煎服，下喉即愈。虚人可用人参一两。

心痛暴亡，非寒则火。治火，用炒栀子、白芍各五钱，贯众三钱，甘草二钱，煎服。治寒，用人参三钱，白术五钱，肉桂一钱，附子、甘草各一钱，熟地一两，山茱四钱，良姜一钱，煎服。

腹痛极，手足皆青，由肾经直中寒邪也。用人参三钱，白术、熟地各五钱，附子、肉桂各一钱，吴萸、干姜各五分，煎服。

痰病久不愈　用猪肺一个，以莱菔子五钱，研碎，白芥子一两，五味①调和，饭锅蒸熟，饭后顿食之。治上焦之痰，神妙。

痨虫　用肥鳗二斤，白微一两，小茴香三钱，甘草一钱，苡仁五钱，榧子十个，同在砂锅内煮烂，加五味和之，乘饥饱餐一顿。以食尽为度，不必再吃饭，半日不可吃茶水，则痨虫尽死。吃水则无功。

瘟疫通方②　宜去其火热，少用祛邪逐秽。用大黄三钱，玄参五钱，柴胡一钱，石膏二钱，荆芥一钱，麦冬、白芍、滑石、花粉各三钱，煎服。

头顶出汗　乃肾火有余，而肾水不足也。用桑叶一斤，熟地二斤，五味三两，麦冬六两，蜜丸，日服一两。

每饭之时，头汗如雨者，胃火胜也。用玄参、麦冬、

---

①　五味：即五味子。

②　通方：此方出《石室秘录》卷五"逐瘟神圣丹"。

天冬、生地各一斤，五味四两，枣仁半斤，蜜丸。日下一两，二月愈。

心惊 乃肝血虚而不能养心也。用当归、白芍、熟地、生枣仁、远志、茯神、麦冬、五味、人参，煎服。

心惊与不寐 人参、茯苓、茯神、远志、白芍、生枣仁、熟地、山萸、当归、菖蒲、黄连、肉桂、白芥子、麦冬、砂仁，蜜丸，日服三钱。

卧不安枕 人参、远志、炒枣仁、熟地、山萸、茯神、柏子仁、麦冬、陈皮，蜜丸，日服三钱。

梦遗 熟地、山药、芡实、生枣仁、巴戟、麦冬、北五味、莲子莲心，蜜丸，日服一两。

梦遗 用芡实半斤，山药、生枣仁各十两，莲子内青心焙干为末，五钱①，米汤打粉为丸，日服，早晚五钱。莲子之妙全在心，故不可去。

脱精 用黄芪四两，当归二两，附子三钱，煎灌。富人用参一斤，附子一两。

遇交感脱精 使妇人抱住，以笔管尽力呵气入腹，虽死亦能生。急以人参三两，煎灌之。

虚火上炎，咽喉、口齿大痛，用附子末醋调，贴在脚心涌泉穴，服地黄汤。凡上逆下寒之证，皆可用此法。

厥逆之症 用吴茱萸一两，为末，面调，贴涌泉穴。

---

① 五钱：原脱，据《石室秘录》卷二《闭治法》"论交感脱精、论梦遗脱精"条补。

痿症奇方　苡仁、熟地各三两，麦冬一两，五味一钱，牛膝五钱，煎服。

服药立治　厥证，宜立而饮药，乃不至吐。腰痛，立而饮药，乃能直达肾宫。

饥治　病有当俟其饥而用药者，伤寒也，虫痛也，霍乱也。霍乱之症，愈后当忍饥一日，以陈皮、甘草、白术、茯苓、山楂、香薷、藿香、木瓜、白芍治之，乃不再发。盖暑热得食，复聚而不可解故也。

饱治　病在上焦及头目等处，宜饱饭后服药。

用药气虚用六君、四君，肾虚用八味、六味，肝虚用建中，血虚用四物，肺虚用生脉，心虚用归脾、天王补心，胃虚用四君，脾虚用补中，郁证用逍遥散。

伤风用小柴、参苏，胃热用竹叶石膏，饮食不调用六君子，头痛用小柴胡，咳嗽用逍遥，两胁饱闷用逍遥，腹痛用小建中，水泻用五苓散。

独用泻　车前子一两，煎服。

腰痛　白术四两，酒二碗，水二碗，煎服。

偶用吐血用归、芪，中寒用参、附，中热用玄参、麦冬。

目痛　柴、芍、白蒺藜、甘菊、半夏、白术、荆芥、草决明、甘草、栀子。

六君子汤加减法　有热，加黄芩；夜不睡，加黄连肉；潮热，加柴胡、地骨皮、丹皮；有食，胸中痛，加枳壳、山楂；有痰，加白芥子；咳嗽，加桔梗；泄水，加车前子；腹痛，加肉桂、白芍；头晕，加蔓荆子、川芎；吐酸水，加白芍、倍加茯苓；饱满，加枳壳。六君者，参、苓、术、草加半夏、陈皮也。

倪涵初先生治疟三方　**第一方**　陈皮、半夏姜汁煮、茯苓、威灵仙各一钱，苍术米泔汁浸炒、厚朴姜汁拌炒、柴胡、黄芩各八分，青皮、槟榔各六分，炙草三分，姜三片，井水、河水各一碗，煎一碗，饥时服。如头痛，加白芷一钱。此①方连服二三剂即愈，可勿再药。若未能愈，必用第二方，少则三剂，多则五剂而已。

第二方　生何首乌二钱，陈皮、柴胡、茯苓、黄芩各八分，白术、当归、威灵仙各一钱，知母、鳖甲醋炒，各二钱，炙草三分，姜三片，井、河水各一碗，无灰酒五分，再煎一滚，空心服，二煎并服。

第三方　人参一钱，黄芪蜜炙，一钱二分，当归、白术炒，各一钱，陈皮、柴胡各八分，炙草三分，升麻四分，何首乌二钱，知母炒、麦芽各一钱，姜一片，乌枣二枚，水二碗，煎一碗。饥时服用三五剂，元气充足，永不发矣。方虽有三，第二实为主方。既不刻削，亦可峻补，功独归之。第三方专为有家②而设，贫家安得有参？多服第二

---

①　此：此前原衍"一"字，据《宁坤秘籍》下卷《山阴倪涵初治疟奇效三方》"第一方"条删。

②　有家：《宁坤秘籍》下卷《山阴倪涵初治疟奇效三方》作"有力者"。

方可也。

凡言人参即党参也，贫家安得有人参？医宜通变。

心嘈 似饥非饥，似痛不痛，其症或兼嗳气，或兼痞满，或兼恶心，是痰因火动，有积、有热也。治法以南星、半夏、橘红之类消其痰，以芩、连、栀子、石膏、知母之类降其火，以苍术、白术、芍药之类健脾行湿，壮其本元则安。

五更心嘈者，思虑伤心，血虚也。宜当归补血汤、六君、四物加麦冬、栀子、熟地、炒米、大枣、乌梅。

懊憹 乃虚烦之剧者，治同心嘈。

噎膈 治宜安养心神，调治脾胃。

凡酒食中毒，宜正坐仰天，呼出酒食醉饱之气，立饥且醒。五味淡薄，令人神爽。每食讫，以手摩面及腹数百遍，又行步踟蹰，则食易消。

小便色 小便黄者，小腹中有热也。肝热病者，小便先黄。下焦无血，小便涩数而黄。小便不禁，赤者有热，白者气虚。

小便不利有三 若大便泄泻而津液涩少者，宜利而已。若热搏下焦而津液不能行者，必渗泻。若脾胃气涩，不能通调水道、下输膀胱而化者，可顺气令施化而出，宜用茯苓琥珀散。泽泻一两，滑石七钱，赤苓、白术、琥珀、猪苓各五钱，肉桂、炙草各三钱，为末。每服三钱，以长流水下，以美食压之。

渴而小便不通者，热在上焦气分，宜清肺散。用猪苓、通草各一钱半，赤苓、泽泻、灯心、车前子各一钱，扁蓄、木通、瞿麦各七分，琥珀五分，空心煎服。

不渴而小便不通者，热在下焦血分也，用滋肾丸。黄柏、知母酒洗，焙，各一两，肉桂半钱，为末，丸梧子大，空心白汤下百丸。

小便不通，脐下状如覆碗，痛闷难堪，治法有二。如气能化而不通，用陈皮、茯苓，调木香、沉香末，空心服。如血污于下而不通，则用桃仁承气之类。热则不通，冷则不禁。其热甚者，小便闭而绝无；其热微者，小便难而仅有。

小便不通，乃血涩致气不通而窍涩，宜赤苓一钱半，黄柏一钱二分，滑石、知母、泽泻各一钱，灯心一钱，空心煎服。又宜五苓、导赤等。

癃闭宜吐 有气虚，有血虚，有实热，有痰气闭塞，皆宜吐。

癃闭实热宜泻之，用八正散。用大黄、木通、瞿麦、扁蓄、滑石、栀子、车前子、甘草各一钱，灯心一钱，空心煎服。有种转脬，脐下急痛，小便不通，每欲尿时痛不可言，大便亦里急频并，似痢非痢，必以手按脐下，庶可立出小便。治法用凉药疏利小①肠中热，仍与泄大肠，迨其腹中搅痛，大便大下，则尿脬随即归正，小便自然顺流。用四物汤加人参、白术、半夏、陈皮、甘草、生姜，空心煎服，随以指探喉中，吐出凉汁，七八贴乃安。又方用滑石、寒水石、葵子各一盏，加木通、车前子各三钱，煎服。仍用阴阳熨法。

阴阳熨法 治脬转、小腹痛及二便不通。先以冷物熨小腹几次后，以热物熨如前数，又以冷物熨之，自通。又生姜、葱白、紫苏叶各一握，煎浓汤，熏洗小腹、外肾、肛门等处，再温再洗，拭干，于绵被仰坐垂脚；次用赤芍、白芍、葵子煎汤，调苏合丸并青盐末五分，空心温服。

小便难，小腹②胀，不急治，杀人。急用葱白三斤，切，炒热，以帕子包，分两裹，更替熨脐下，即通。又炒盐半斤，囊盛熨脐下，亦通。产时尿脬运动不顺或平时忍小便以致不通者，产后小便不通，腹胀如鼓，用盐填脐中，葱白半斤，细切，厚铺盐上，用艾叶炷火灸之，觉热气直入腹内，即通，神效。

转脬失救则死，以甘遂末水调敷脐下，内以甘草节煎汤饮之，及药汁至脐，二药相反，脬自转矣。此方神妙，

① 小：原作"中"，据《杂病广要·脏腑类·小便不通》"转胞"条改。

② 腹：《类方证治准绳》第六册《小便不通》"葱熨法"条作"肠"。

但二药须两人各买，不可一处置，不令二药相见，乃效。曾记三十前，予偕友人行至药店门首，友言耳忽暴聋，予即买甘遂一文，代塞耳中。散时，令其自买甘草一文，晚间煎服，不可用手取耳中药，明日果通。始信古方之神也！

小便不禁能令人卒死　用菟丝子酒制、韭子炒、益智仁、茴香炒、蛇床子炒，各一两，为末，酒糊丸，糯米汤下七十丸。按：若系虚人、老人，似宜十全大补加减。

赤白浊　小便澄下，或如膏糊，或如米泔，或如赤脓，皆湿热也。有痰有虚，赤属血，白属气。脾有虚热而肾不足，土邪干水也，与痢疾、带下同治。治法宜燥湿降火，兼升举之。用二陈、二术、升、柴、白芍。瘦人是虚火，四物加知柏此宜酌用。胃气下陷，宜补中益气。又方，四君子汤合五苓。

尿如米泔色　木通、滑石、黄柏、赤苓、生地、栀子、甘草稍各一钱，枳壳炒、白术各五分，煎服。

溲出白液小腹痛　肉苁蓉、白苓、黄芪、牡蛎、当归、龙骨、五味子，等分，蜜丸服。

解诸郁　药店内买越麴丸，又名芎术丸。温水下二钱，治愿欲不遂，久病不愈者。越音麦。

治湿　薏米一斗，磨粉，日日服之。湿病禁汗、下及灸。

暑病　宜用温脾、消食、治湿、利小便之药。

湿病 湿在经，则日晡发热、鼻塞；在关节，则一身尽痛；在脏腑，则清浊混而大便濡泄，小便反涩，腹或胀满，湿热搏则遍身黄。西北人多内湿，东南人多外湿。

风湿相搏，一身尽痛，法当汗出而解，值天阴而不止。苍术、藁本各二钱，羌活一钱半，防风、升麻、柴胡各一钱，煎服。

寒湿 尿清不渴，为寒湿，身体重着，如坐水中，小便涩，大便利。赤苓、炮姜各二钱，苍术、白术、甘草各一钱，橘红、丁香各五分；加姜三片，枣二枚，去核，煎服。

湿热 尿赤有渴，为热湿，用单苍术丸或二妙丸。

湿温 两胫逆冷，胸腹满，多汗，头痛，妄言，其脉阳濡而弱，阴小而急。治在太阳，不可发汗，苍术白虎汤、人参白虎汤。湿病与中暑同，但身凉不渴耳。赤苓、白术、干姜、泽泻、桂心、甘草各一钱，煎服。此方治冒暑遭雨，或入浴晕倒等，故用姜、桂。

破伤入水，口噤，身强直，牡蛎煅为末，每二钱，甘草汤服。又取调敷疮口。

湿病多身痛暑病无身痛 治法大约宜发微汗，及利小便。用防己黄芪、五苓、平胃、二陈等。上焦加羌、芎、苍术，下焦湿加防己、木通、滑石，以桑白皮为主。

口疮 凡口疮无问新久，夜卧将自己两丸，以手左右交揉三五十遍，睡觉行之，三五度即痊。日日行之，可除疝痛。

齿　凡暑毒、酒毒，多伏于口齿之间，宜时时漱洗。晨起，以盐漱口，吐出，洗眼光明，而无齿疾。齿宜常叩。

卧　胃不和则卧不安，人卧则魂归于肝。治离魂症，用人参、龙齿、赤苓、朱砂各一钱，临卧煎服。离魂者，一人如两人也。

辟恶梦　每夜卧时，念"婆珊婆演帝"七遍。勿说梦，则吉。

渴　治渴当泄膀胱之热，用五苓散或白虎汤。花粉宜斟酌，勿轻用。

呕　呕宜多服生姜、半夏、竹茹、陈皮、藿香等，又柴胡汤。

小儿骨蒸潮热食减瘦弱　秦艽甘草薄荷汤。

厥症多是火病　若寒厥，手足必青，饮水必吐，腹必痛，喜火熨之。若热厥，手足虽寒而不青紫，饮水不吐，熨火则腹必加疼。辨症清而用药神矣。

治病必先辨清内伤外感、气血寒热虚实、阳虚阴虚各症，又必辨药之寒热温凉、补泻禁忌。

凡入疫疠热病之家，皆当防其毒气传染，先须饮酒而入。不饮酒者，以雄黄津唾抹鼻内及人中。又水缸内用生矾打清去秽，脚以降香浸入。又以活贯众浸水，不染疫也。雄黄最妙。

大头瘟初起，状如伤寒，五七日杀人。其候发于鼻面项咽，赤肿无头，结核，咽喉闭塞，狸头瘟、蝦蟆瘟、鸬鹚瘟。_{冬温后多有此病}。表证多者，荆防败毒散；里证[①]多者，防风通圣散加玄参、牛蒡子。宜日用嚏药五七次，嚏出毒气_{此是妙法}，普济消毒饮_{神效}。

瘟疫 寒暄不时，人多疾疫。众人病一般者，是行时疫。治有三法，宜补，宜散，宜降。

治法切不可作伤寒正治，但当用少阳、阳明二经药。少阳用小柴胡汤，半夏、人参、黄芩、甘草、姜、枣也；阳明升麻葛根汤，升麻、葛根、芍药、甘草也；加减治之。温病初起用败毒散，茯苓、甘草、枳壳、桔梗、柴胡、前胡、羌活、独活、川芎、薄荷、生姜也。加荆芥、防风名荆防败毒；加人参名人参败毒。暑湿热三气及春秋时气病、疟痢，并可治之。

四时治法，春发温疫，宜葛根[②]解肌汤，葛根三钱，麻黄六分，黄芩二钱，芍药一钱半，桂枝一钱，甘草八分，姜、枣煎服。夏发燥疫，宜调中汤，大黄一钱半，黄芩、白芍、葛根、桔梗、赤苓、白术、藁本、甘草各一钱，煎服。秋发寒疫，宜苍术白虎汤，用苍术、石膏煨、知母、甘草、粳米。冬发温疫，宜甘桔汤，甘草、桔梗。

风温、湿温、疫疠流行，不问阴阳表里，通治连服为妙，名圣散子。草豆蔻煨、猪苓、石菖蒲、赤苓、良姜、

---

① 证：原作"症"，据文义改。
② 根：原作"肌"，据方后药物组成改。

独活、赤芍、附子、麻黄、厚朴、藁本、枳壳、柴胡、泽泻、细辛、防风、白术、藿香、半夏、吴茱萸、苍术、甘草各五分，姜、枣煎服。平朝煮一釜，老幼各饮一杯，则时气不入。

通治四时瘟疫，神授香苏散。香附三钱，苏叶二钱半，陈皮一钱，甘草、苍术各一钱，姜三片，葱白二茎，煎服。此神方也，每人一碗可预防。

苏合香丸最辟瘟，宜用绛囊盛三丸，当心带之。又浸酒饮之。

疫疠发黄，杀人最急，用茵陈、大黄、栀子煎服。又用瓜蒂二钱，丁香一钱，赤小豆半钱，黍米四十九粒，为末。卧时先含水一口，却于两鼻孔擤，滴出黄水愈。

伤寒十劝 伤寒头痛身热，不可投热药。阳症不可妄投热药。

伤寒当直攻毒气，不可补益。毒气流脏，多致杀人。

伤寒不思饮食，不可服温脾胃药。如理中丸等。

伤寒腹痛，亦有热症，不可轻服温暖药。伤寒腹痛，多是热毒。

伤寒自利，当看阴阳症，不可例服温暖及止泻药。自利，惟身不热，手足冷者，属太阴；身冷四逆者，属少阴、厥阴外，其余身热下利者，皆是阳症，不可用热药。

伤寒胸胁痛及腹痛，不可妄用艾灸。属少阳、太阴，切不可艾灸。

伤寒手足厥冷，当看阴阳，不可一例作阴症。不可例用热药。

伤寒病已在里，即不可用药发汗。

伤寒饮①水为欲愈，不可令病人恣饮过度。

伤寒病初瘥，不可过饱及饮酒，食羊肉，行房事。

伤寒新瘥，但少吃粥，不得梳头洗面，不得多言、劳心费力。忌食羊、鸡、鱼、油腻、猪②骨汁、饼面、新脯，犯则复发。

湿病忌汗、忌下及灸。

水肿最忌盐，尤忌针刺，犯之流水而死。忌用甘药助湿作满。

嗽病反水忌盐。

消渴忌服膏粱、芳草、石药，忌房劳、饮酒、咸食、面食、辛热物，又大忌半夏、南星燥剂。百日以上不可针灸，令疮中出脓水不止而死。

眼病忌鸡、鱼、酒、面、糯米、咸酸诸般毒物。不忌口，药亦无功。

耳病忌酒、面、鸡、猪助热之物。

虫病，凡取虫，作药之法，禁声，勿语道作药，则虫当闻③便不验。上半月虫头向上，易治，先以肉汁及糖蜜食下，则虫头向上，乃用药。

---

① 饮：原脱，据《太平惠民和剂局方》卷中《伤寒十劝》补。

② 猪：《太平惠民和剂局方》卷中《伤寒十劝》作"诸"。

③ 当闻：原脱，据《备急千金要方》卷十八《九虫》补。

疟疾大忌饱食，疟发时，切不可带热饮食，切忌猪肉必再发也。服药当于未发前两①时，或发日清早空心，大忌发时服药，转为深害。节饮食，避风寒，远酒色，慎起居，无有不愈。

痛风诸痹，忌酸咸、鱼腥、面酱、酒醋等，肉亦助火，但可②量吃。

诸痛忌补气药。按：虚痛又宜大补。

血病忌多食咸。又曰：久视伤血，凡血少、血虚之人，针刺出血无多，皆忌。

自汗、多汗，大忌生姜。凡辛辣之味，并忌食。冬月不宜多出汗，自汗、盗汗诸汗，通用黄芪汤、牡蛎散、补中益气汤、双和汤。

脚气病一忌嗔怒，二忌大语，三忌露足、当风入水。虽夏日，常须着绵袜，冬倍令暖。凡饮食之后，暖行二三百步。每朝早饭饱食，午饭少食，夜饭不食弥佳。忌房事、酒面、牛羊鱼肉、葱韭蒜、菘菜、酥油、猪鸡鹅鸭，又最忌热药蒸泡。

疝病非断房事、慎厚味，不可用药。

痔疮忌生冷硬物、酒湿面、五辣辛热、姜桂、鸡肉、荞麦、冷药、房劳。

小便闭塞，人参、莲子各三钱，白果二十枚，茯苓三钱，

---

① 两：原作"雨"，据《杂病广要·外因类·疟》"服药节度"改。
② 但可：原脱，据《医学入门·外集·痹风》补。

甘草一钱，车前子、王不留行各三钱，肉桂三分，煎服。盖膀胱必得心包络之气下行，而水路乃能出也。又方，车前子五钱，肉桂三分，煎服，即通。

大便闭，肺气燥，熟地、玄参各三两，麻仁一钱，升麻二钱，煎，牛乳一碗，冲服。

温疟者，其脉如平，身无寒但热，骨节烦痛，时时呕逆，用白虎加桂枝汤。先热后寒者，小柴胡汤；先寒后热者，小柴胡加桂枝汤；多寒但寒者，柴胡桂姜汤。然虽多寒，其脉或洪实、或滑，此实热也，忌用桂枝；热虽多，其脉或空虚、或微弱，此虚寒也，忌用白虎。

麻木　夏月两手麻木困怠，用参、芪、白芍、柴胡、升麻、五味子、生草各①一钱，炙草五分，煎服，日二。于麻处频擦摩、曲伸之。

有自头麻至心而死者，有自足心麻至膝盖而死者，急用人粪烧灰，豆腐浆调饮，即止。又方，用楝子烧灰为末，每服五钱，酒调下，即止。

发狂见鬼者，正气虚而邪犯之也。人参一两，白术一两，半夏三钱，南星三钱，附子一钱，大剂灌之。

中风不语，或倒不知人，或自卧跌床下，气虚也，热也。人参一两，南星三钱，生半夏三钱，生附子一个，煎，大剂灌之。

---

①　各：原脱，据文义补。

中风宜分虚实闭脱　真正中风，平日自然壮盛，不畏寒热之人，既中之后，双目突出，手足乱舞，痰如黄结成块，大小便闭塞不通，不言语者，用瓜蒂散、皂角汤吐之法。用瓜蒂七个，或皂角一个，以水煎汤，吐之。此中上焦，故用小治之法。

中风若安静，平日人衰弱，临症之时，气息如无，大小便自遗，手撒眼闭，浮肿，作水鸡声不十分响者，乃气虚而脱症也。按：闭症宜苏合丸或紫金锭，脱症独参汤加南星、半夏。似非大剂，难于取效。

中蛇虫之毒卒倒，身必直撑，舌必外出，眼必开一缝是也。用雄黄一两，研末，水飞过，取水用之，而不用雄黄。加食盐少许，入滚水一碗，灌之。以鹅翎探之吐之，必吐出恶痰自愈。后用人参茯苓甘草白芷汤灌之，连用三剂。中恶中毒者，紫金锭乃祛痰之圣药也，怪病多生于痰。

远年头风，时常发者，用手指挨揿头上，有一处搯①着更酸疼者，以笔点之，用斑蝥一个，去头足翅，研末，安于所记痛处，盖以小蚬壳，用包头扎好，过夜起一小泡，以针刺出黄水，立效。

---

① 搯（tāo 涛）：叩、击。《验方新编》卷十七《头面部·远年头风》作"掐"。

眼中胬①肉　蛇蜕一条，以麻油炒黄不可焦，加绿豆三合，以水一碗，沙糖一碗，煎七分，食远服，立退。

鹅掌风癣　雄黄、甲片，火烧熏之。又豆腐泔水，洗手一月。

眼下空处，生疖出脓，日久成漏，以柿饼去皮取肉，捣涂之，十日全愈。

眼内起星　凡胡椒、韭菜、橘皮、菊叶、木鳖之类皆可，杵烂，绵裹塞鼻中，几次愈。

凡大人、小儿，其肚皮忽然青黑色，此败症也，急用大青烘燥研末，每服一钱半，酒调下，黑退即愈。

毛窍出血不止，用炒甲片穿山甲也研细，掩之，即止，再服补血汤。

凡男妇受水湿之气，其指麻木焮痛，取蜒蚰和银朱捣，擦之。

脚跟有一孔，有水流出，大痛。以人中白，煅研掺②之。

脚气攻注，急取大田螺数个，捣敷两③股上，便觉冷

①　胬：原作"努"，据《串雅内外编》卷一《截药内治门》"截障"改。

②　掺：涂抹。《集韵·覃韵》："掺，掺搓，扪也。"《类篇·手部》："掺，拭也。"《本草纲目·土部·百草霜》"齿缝出血"注："百草霜掺之，立止。"

③　两：此后原衍"足"字，据《本草纲目·介部·田螺》引《稗史》"脚气攻注"条删。

趋至足①而安。

沙木腿肿，以杉木屑煎浓汤，日日浸洗，自愈。<small>治腿肿，宜用杉木屑。</small>

凡行远路，脚底起泡②，水调生面涂之，一夜即平，面弃鱼池。又炒萝卜子末、白矾末二味，铺于鞋底上，行远路能不痛。

小肠疝气 荞麦面<small>四两</small>，葫芦巴<small>四两，酒浸、晒燥，勿炒</small>，小茴香<small>炒，一两</small>，为末，酒糊为丸桐子大，每服一钱，盐汤空心下，两月效。

诸疝初起 发寒热疼痛，欲成囊痈者，用鲜地骨皮<small>即枸杞子根皮</small>、生姜各四两，捣如泥，以绢包于囊上，其痒异常，一夕即消。

粪门暴肿，用带壳蜒蚰，捣研涂之，即消，内服防风通圣散。

湿热白浊 以六一散，开水调服三钱。<small>防风通圣方，见小儿门。</small>

小儿尿如米泔，以六一散，调服一钱半，立效。

小便不通，取三四年陈麦柴一把，水煎服。又薏米子根捣汁，酒冲服。

小便出血，溺管大痛，以淡豆豉五钱，煎汤温服。

---

① 足：原作"腹"，据《本草纲目·介部·田螺》引《椑史》"脚气攻注"条改。

② 泡：此后原衍"丁"字，据《本草纲目·谷部·小麦》删。

闪腰挫气，以番葡萄名琐琐葡萄①，一两，好酒煎服，日二。又法，以硼砂研极细，点眼睛四角，立愈。一法，以王不留行一钱二分，炒，研末，酒调下，立效。

人视一物如见有二物，凡物皆然，食姜米醋数日，即愈。

毛窍节次出血，不出则口鼻眼目俱胀合。以生姜汁并水各二盏，服之。

骤然手足心齐凸肿硬，以花椒、盐、醋，敷之。

大肠头②出　急用芝麻油盛盆内，以臀坐之，再饮火③麻子汁数升。

大腹上麻痹不仁　多煮葱白，食之。

膈气不通饮食开关秘方　荔枝一枚去核，将蜒蚰一条，放在荔枝肉内，再掺好冰片三厘于蜒蚰上，即将荔枝肉裹好，仍放壳内，以线扎好，令病人含口内，有冷涎水渗出，徐徐咽下。一时许，蜒蚰化完，无水渗出，即令吐弃，可进饮食矣。

腹中有物坚如石，痛如刺，牛膝二斤，酒浸，煎服。

眼目障翳　焰硝一两，铜器镕化，黄丹飞、冰片各二分，铜杓急炒收之，每点少许。

疯狗咬伤，将肉店内切肉板上油腻刮下，和洋糖贴伤

①　琐（suǒ 琐）琐葡萄：即琐锁葡萄。《本草纲目·果部·葡萄》："西边有琐锁葡萄，大如五味子而无核。"
②　头：原作"拖"，据《万病回春》卷八《奇病》改。
③　火：原作"天"，据《万病回春》卷八《奇病》改。

处，一日三换，三日即愈。

无名肿毒 活鲫鱼、生山药同捣烂，敷之，即愈。

春温症辨 凡春时及夏至以前，有发热而渴，不恶寒者，为春温。其症头项痛，腰脊强，脉浮，必须认清_{太阳}经发热。口渴，不恶寒，切忌发汗_{忌麻黄、桂枝等}，宜用柴葛解肌汤。芍药、黄芩、白芷、羌活、甘草、石膏、桔梗、姜、枣等，及葳蕤、柴胡等汤若是。

风温加薄荷、牛蒡、紫苏、荆、防等，切忌用发汗及苦寒之药。

痘烂遍身无皮，用茶叶拣①去粗梗，入滚水一溧，即捞起，再拣去梗，湿铺床上，用草纸隔一层，令儿睡上一夜，则脓皆干。

痘疮生蛆，经霜桑叶、野薄荷，煎汤洗之，其蛆自去。或先用艾条熏之，后以紫苏、甘草，煎汤洗之。禁用雄黄、矾石等药。

痘毒浸淫，或汤火等证，及疮腐不能生肌收敛，用当归、生地各一两，入麻油四两，煎，去渣，入黄蜡一两，熔化成膏，贴之。

一切疮疡溃烂疼痛 乳香、没药各五钱，滑石一钱，冰片为末，搽上痛止。

---

① 拣：原作"楝"，据《幼科证治准绳》集之六《痘疮》"秘传茶叶方"条改。

痘疮瘢①黯或凹凸肉起，用韶粉②、轻粉、乳香为末，猪骨髓熬膏，敷之，名减瘢散。

痘痒成疮，用败草散治之多年土墙③上稻草炙灰掺之，或再加别药。

治一切内伤外感，参苏饮。人参、紫苏、前胡、半夏、葛根、茯苓、陈皮、枳壳、甘草、桔梗、木香、姜、枣，煎服，或前方去参、前加芎、柴治之，或用香附、苏叶、橘红、甘草、姜、葱治之。

一切风寒，神白散。白芷、甘草、淡豉、生姜、葱白，煎服取汗。若遍身疼痛，似可加用羌、防。

逍遥散 散郁调经，肝伤血少之圣药。柴胡、当归酒拌、白芍酒炒、白术土炒、茯苓、炙草、薄荷、煨姜，煎服。加丹皮、栀子名八味逍遥散。

辨 脉

切脉宜究精微，此特举其大略，盖为不能诊脉者粗言之也

脉部位 左寸心与包络；左关肝与胆；左尺肾与膀胱、大肠。右寸肺与膻中；右关脾胃；右尺三焦、命门、

---

① 瘢：皮肤上生的斑点。《本草纲目·谷部·大豆豉》："下气调中，治伤寒、温毒、发瘢、呕逆。"

② 韶粉：即铅粉，又称胡粉、朝粉。古为辰州（今湖南沅陵）、韶州（今广东韶关）专造。

③ 墙：原作"墙"，据《世医得效方·小方科·疹疮》"败草散"条改。

小肠。

下指轻重　持脉如三菽之重，与皮毛相得者，肺部也；如六菽之重，与血脉相得者，心部也；如九菽之重，与肌肉相得者，脾部也；如十二菽之重，与筋平者，肝部也；按之至骨，举指来疾者，肾部也。轻手得之为浮，为表病；重手得之为沉，为里病。

呼吸辨寒热脏腑之病　凡人一呼脉二至，一吸脉亦二至，为无病。若一呼一吸脉来三至，则为迟，迟则为寒病在脏。若一呼一吸脉来六至，则为数，数则为热病在腑。

滑涩二脉　往来流利，如盘走珠之象为滑，乃气实血壅之候此阴虚也。往来艰涩，动不流利如雨沾①沙，如刀刮竹为涩②，乃气血俱虚此阳虚也。更有弦脉，按之不移，硬如弓弦，为气血不和，肝强脾弱，左弦甚，土必败。

虚实辨脉　虚者，正气虚也，无力也。但指下无神者，总是虚脉。浮而无力为血虚，沉而无力为气虚，数而无力为阴虚，迟而无力为阳虚。阴虚则金水亏残，阳虚则火土受伤。脉无力，即无神。实者，邪气实也，举按皆强，鼓动有力。

胃气为本　脉弱以滑，是有胃气。于邪脉中，得兼软滑徐和之象者，有胃气也。有力即为有神。

诊脉法　先每部诊之，又合六部诊之。凡见独大者

① 沾：原作"沽"，据《痰火点雪》卷三《痰火脉》"涩脉"改。
② 涩：原作"滑"，据《痰火点雪》卷三《痰火脉》"涩脉"改。

病，独小者病，独疾者病，独迟者病，独热者病，独寒者病，独陷下者病。_{察一独字，即可知某部病。}又如脉见洪者皆是心脉，见弦者皆是肝脉，见浮皆是肺脉，见缓者皆是脾脉，见石皆是肾脉。五脏之中，各有五脉，五脉互见而有独乖_{异也}者病。乖而强者，即本脏之有余；乖而弱者，即脏气之不足。此脏气之独也。

水肿，遍身浮肿_{华佗仙方}，大腹皮_{黑豆汁炒}、茯苓皮、桑白皮、陈皮各一钱半，姜皮八分，水煎服。如腰以上肿，宜发汗，加紫苏、秦艽、荆芥、防风；腰以下①肿，宜利小便，加赤小豆、泽泻、车前、萆薢、防己。大便不通，宜下之，加大黄、葶苈。腹中肿满，加萝卜子、厚朴、陈皮、山楂、麦芽。虚者，加参、术、茯苓。若阴水，加附子、干姜、肉桂；阳水，加连翘、黄柏、黄芩。挟痰者，加半夏、生姜，忌甘满及咸。既消之后，宜用理中汤健脾实胃，或以金匮丸暖命门，或六味加牛膝、车前清热，庶收全功。

治箭风_{俗名鬼箭}，甲片一钱，炒研，白微二钱，泽兰三钱，好酒煎服。

疮毒脓腐尽，用此掺上，平口收功，名生肌八宝丹。煅石膏三两，珠母_{露天大蚌，拾取左顾者半片，刮②去背后黑衣，安火上煅}，研细，炉甘石三两，以黄连二钱煎汁，煅淬研细，血蝎

---

① 下：原脱，据《医学心悟》卷三《水肿》"五皮饮"补。

② 刮：原作"括"，据《医方易简》卷五"生肌八宝散"改。

三钱，儿茶一两，赤石脂三两，煅，陈年丝吐渣一两，煅存性，冰片临用时，凡药五钱，加冰①片一分，研无声，如香灰式，瓷瓶收藏，神效。

跌仆擦伤、荫疮冻疮、钉鞋打伤、刀伤肿溃，红赤皮光，潮湿等，用广东羊皮金纸一张，剪刀剪②取，将金面贴伤处，一宿即愈，神妙。

黄疸腹胀 青黛一分，筛去石灰，生矾五分六厘，二味研细，分作七服包开。每早空心，用鸡蛋一个，去黄沥清，调送一服，药完病愈，亦奇方也。

千锤膏治蟮③攻头疔毒，麻油三两，以蓖麻仁四十九粒，安麻油内熬枯，不用蓖麻，松香半斤，以葱煮两日，晾干，铜绿二两，研细，猪胆汁三枚，先将松香熔化，乃下麻油、胆汁、铜绿熬匀，捣千余下，再烘烊倾入水，用手④拔百余遍，油纸摊贴，拔毒妙。

相舌辨症法 白胎者，邪火未盛也，用小柴胡汤。

舌黄色，心热也，黄连、栀子。黄而带灰色，胃热也，用石膏、知母。黄而淡红者，小肠、膀胱热也，用栀子。红而白者，肺热也，用黄芩、苏叶。舌黑而带红者，

---

① 冰：原作"水"，据此用法前药名"冰片"改。

② 剪：原作"煎"，《本草纲目拾遗》卷九《器用部》"皮金纸"作"翦"，旧同"剪"。据改。

③ 蟮：原作"瘟"，据《卫生鸿宝》卷二"千锤绿云膏"条改。蟮：曲蟮，或蛐蟮，即蚯蚓。

④ 手：原作"水"，据《卫生鸿宝》卷二"千锤绿云膏"条改。

肾虚而挟邪也，用生地、玄参、柴胡。舌红而有黑星者，胃热极也，用石膏。舌红而有白星者，心有邪也，用柴胡、黄连。舌红而有大红点者，胃热而带湿也，用茵陈五苓散；肉桂止可用一二分，不可多入。白而带黑星，亦胃热也，用石膏。舌黄而有黑者，肝经实热，用柴胡、栀子。舌白而黄者，邪入里也，用柴胡、栀子。舌中白而外黄者，邪入大肠也，用五苓散。中黄而外白者，邪在内而非外，邪在上而非下也，用天水散加柴胡、枳壳或五苓散亦可。根黄而尖白者，胃热而带湿也，用石膏、猪苓、泽泻。黄而隔一瓣一瓣者，邪湿已入大肠，急用大黄、茵陈下之。舌有红中如虫蚀者，水未升而火来乘也，用柴胡、黄连。红而开裂如人字者，邪初入心也，用石膏、黄连。根黑而尖带红者，肾有邪未散也，用柴胡、栀子。根黑而尖白者，火乘肾也，用石膏、知母、玄参以解之，不必问其渴与不渴、利与不利也。根黑而尖黄者，邪将入肾也，用手按之腹痛而手不可近者，急用大黄下之，否则用柴胡、栀子。纯红而尖独黑者，肾虚而邪火来乘也，用玄参一两，不可用石膏也。中心红晕而四边旁纯黑者，君相二火炎也，急用大黄、生地两许救之。中央灰色而四边微红者，邪结大肠也，下之即愈，不应则死，邪下以生地补之。中间独两晕黑者，邪将入肾也，用玄参一两加柴胡。外红而内黑者，火极似水也，用柴胡、栀子、大黄、枳实；若又见刺，则火亢之极矣。

总之，内黑而外白，内黑而外黄，皆前症也，与上同治，十中可生四五。惟舌中淡黑，而外或淡红或淡白，内或淡黄者，较前少轻，俱可以前药治之，十人可生八九。见舌有纯红而露黑纹数条者，此水来乘火，乃阴症也，其舌胎必滑，必恶寒，水下喉必吐。至纯黑之舌，乃水极似火，火极似水，俱不可治。

论气色 面上之两眉心以候肺①也，红则火，青则风，黄则湿，白则寒，黑则痛也。眼之中为明堂，以候心。明堂之下，在鼻之中，以候肝。肝之两旁，以候胆。鼻之尖上，以候脾。鼻尖两旁，以候胃。两颧之上，以候肾。肾②位之上，以候大肠。肝胆位下，鼻之两旁，以候小肠。肺之上为额，以候咽喉。人中为承浆，以候膀胱。五色之见，各出于本部，可照五色以断病，一如肺经之法。上焦寄于肺，中焦寄肝，下焦寄膀胱。

色要有神，色黄而有光彩是也。

劝种痘说 此集初成，本无痘症，畏其烦也。友言痘症险恶，然而人人所有，不能避也，勉劝增之，以便出痘之家一见心寒莫措，爰略举其凡。但方症虽存，奉劝爱惜儿女之家，及儿一二岁时，早为种痘无论，避其险毒矣。即早为之，节饮食，慎起居，择天时，避寒暑，症已善矣，病已快矣，人已逸矣。自种痘之法一开，实起天下万

---

① 肺：原作"膝"，据《石室秘录》卷五"六论气色"条改。
② 肾：原作"二"，据《石室秘录·伤寒相舌秘法·六论气色》改。

世儿女于水火而袵席①之矣。劝人早为儿女种之，请看后方，可知痘疹之险毒矣。

疟疾方　半夏、贝母、苍术、陈皮各二两，南星、槟榔、厚朴各一两半，细辛、丁香、甘草各五钱，雄黄一两。五月五日，于净室焚香，用蒜泥、神曲、姜汁为丸，勿入阴人手中，姜茶汤空心服下。大人用二钱，小儿八分，神效。

疟母痞块　人参三钱，蜜炙，茯苓、白术炒、白芍炒、归身各一钱半，陈皮一钱，枳壳一钱二分，莪术、三棱各六分，熟地三钱，甘草四分，水煎，临卧服。外再贴万通膏，无不效者。

万通膏末药方　肉桂三钱，当归、木香、五加皮、木瓜各四钱，川芎二钱，菖蒲三钱，公丁香七个，麝香一分，共为末，瓶收，勿泄气。用时加一匙于膏药上，贴患处。此膏治五劳七伤，筋骨疼痛，膈气，心腹痛，痞块疟母，头风，崩带，梦遗，疝痛，疟母，跌打损伤一切诸症。

童子痨神方　人龙即蚯虫也。廿一条，童便洗净，瓦上焙干，勿令黑色，研末，红枣不破皮者。三十个，去皮核，萝卜子一钱半，炒，研末，熟地五钱，煮烂杵，藕粉一两，川连六分，酒

① 袵席：卧席，借指太平安居的生活。《大戴礼记·主言》："是故明主之守也，必折冲乎千里之外；其征也，袵席之上还师。"

炒，上为末，杵丸如梧子大，每早白汤送下七粒，逐①日加增二粒，加至廿一粒为止，以后只服廿一粒，一料全愈。

喉蛾方 蒜头、轻粉二味捣，放大拇指背窝内，扎好，交昼洗去。如蛾生左边，放于右指上。如蛾生右边，放于左指上。双蛾双放，有痰则吐之法与牙痛同。

牙痛灸法 用蒜瓣独瓣者更效、轻粉一钱，同捣。以两手虎口交叉②，在大指尽处是穴。用蚬壳装药，盖好扎住，男左女右，少顷微觉其辣，即便揭去，随起一泡，立时痛止，终身不发，神方也！

凡男妇大小，胁肋臂腿间忽如火热，肿硬如石，痛不可忍者，急用糯米炊饭，少加食盐、葱管共捣罨上，过宿即松，一二次即愈。其饭渣须倾鱼池，与鱼食乃效。

手丫③枝痛，以通草屑为末，鸡子清调涂。

治九道出血方 人参、川芎、当归、荆芥炒黑、白茅根，煎服。

断乳奇法 山栀一个，辰砂、麝香、雄黄、雌黄各二分，轻粉一分，研末。待儿睡熟，用麻油调搽两眉毛上，即不思乳。按：仍以墨盖黑为妥。

四物汤 熟地补血，除脐痛，秋倍加、川芎治肝风血虚头

---

① 逐：原作"遂"，据《本草纲目拾遗·果部·藕粉》改。
② 叉，原作"义"，据文义改。
③ 丫：原作"子"，据《外治寿世方》卷三"手丫枝痛"条改。

痛，春倍加、芍药和血理脾，治腹中虚痛，夏倍加、当归和血，如血刺痛如刀割，非此不能除，冬月倍加。各二钱，煎服，治一切血虚。加生姜、薄荷，或加茱萸，神妙。加延胡、槟榔、川楝子、木香，名八物汤，治经行脐腹绞痛。加参、苓、术、草，名八珍汤。

用药须知所忌 寒热虚实，稍有乖睽，死生反掌。世人习用，往往不辨某症当去某药，犯其所忌，致病转增。即如肉桂，要药也，足冷者似亦宜之，而不知肺经热甚则气不下行，亦能足冷，若见足冷而用桂，岂不杀人？又如六一散，夏月常用也，而不知滑石之性渗泄重降，病有当发表者服之，必陷内而成败症，不特脾虚下陷者所当忌也。略举数条，俾知当慎。

人以脾胃为本，苦寒伤胃，滑利伤脾，如龙胆、山豆根、芩、连、二母、二枳、瞿麦、连翘、栀子、玄参、大力子、天麦冬、瓜蒌、花粉、二地、金铃、荆沥、石膏宜煨、梨子、厚朴，脾胃虚者忌之。

辛香之品，伐气耗血，如香附、白芷、青陈皮、干姜、吴萸、槟榔、大腹、砂仁、木香、菖蒲、威灵仙、益智、白蔻、薄荷、香薷、紫苏、防风、诃子、旋覆、莱菔子、苏合丸之类，元气虚者少用。

又如羌独活、白前、延胡、姜黄、蔓荆、石膏等，血虚少用。又如升麻、柴胡、川芎、干姜、吴萸、杏仁、川胡椒、郁金、葛根、藿香、紫菀、青黛、桂、附、芥子、沉香、萆薢、故纸等，阴虚忌之。又肾虚忌白术、车前、泽泻、麦芽等。又虚寒勿用丹皮、金铃、地骨等，虚火勿用射干、大黄、黄柏、槐子等。又淡渗之品，亡津伤阴，如猪苓、泽泻、琥珀、茯苓等，津液不足，肝肾阴虚者忌之。又如半夏、南星等，大燥血液，渴家、汗家、亡血均忌。又如苍术燥结，多汗者忌。青皮气虚，有汗者忌。麻黄，非冬月及在表，非真有寒邪，则忌。丹溪用麻黄，必以人参监之。即用麻黄于冬月，不过三四分而已，可多乎哉？茵陈治阳黄，阴黄则大忌。香薷无表邪则忌，内伤症尤忌。病有当发表者，忌酸涩之品。黄芪，有表邪则忌。人参，麻痘未出，热闷者忌。中满，勿用大枣、甘草，用茯苓则不满。甘草必用一钱，乃能至手足。目疾，勿用泽泻、猪苓、益母。虚人，勿点冰片。妊娠，勿用木通。小便不禁、通，俱忌茯苓。嗽、痢初起，忌诃子、肉豆蔻。泄忌滑利，如天麦冬、大力子、当归，痢反宜归。痰多，忌柏子仁、蔓荆子。癃闭，忌木瓜。

　　按：上俱系要药，如有必不可去者，酌少用之，或以他药监之，则无事矣。新法烧炭，不如勿用，为省事。

　　伤寒辨　伤寒有十六名，一伤寒，二伤风，三伤寒见风，四伤风见寒，五风湿，六中湿，七风温，八湿温，九温毒，十中暍，十一热病，十二温病，十三晚发，十四痓病，十五温疟，十六疫疠也。

类伤寒四症 乃痰饮，虚烦，脚气，食积也。

凡霜降以后至春分前中寒邪者，为伤寒，至春为温病。所谓先夏至日者为病温，后夏至日者为病暑，暑病多从口齿而入。

凡伤于风寒暑雨露等谓之外感，当发散表邪。伤于思虑劳倦喜怒等谓之内伤，当补中益气_{江浙之人}①，十有九虚加减用之。

外感内伤辨 辨恶寒也，外感虽近火不除，内伤则就暖即解。论恶风也，外感不耐风寒，内伤则偏恶些小微风。辨发热也，外感则发热无休歇，日晡转剧，直待汗下方退；内伤则时作时止，或自袒裸，亦便清凉矣。辨身痛也，外感筋骨疼痛，或百节皆痛；内伤但四肢不收，无气以动，困怠嗜卧而已。辨头痛也，外感常常有之，直待转筋入里方罢；内伤则有时而痛，有时而止。辨寒热也，外感寒热齐作而无间以甚，内伤寒热微而间作或不齐；又外感则手背热而手心不热，内伤则手心热而手背不热。外感则大渴，邪传入里；内伤不甚渴，邪在血脉。外感虽不能食而知味，内伤不知味。外感鼻塞流涕，声重气塞；内伤鼻息和缓，但不调。外感言语有力，内伤懒于言语。其脉候则人迎浮紧伤于风_{左手脉紧}，或洪大而数，皆外感也；气口紧盛伤于食，或滑而疾，皆内伤

---

① 人：原作"入"，据文义改。

也。阴虚则口中有味，阳虚则口中无味。劳力伤气，劳心伤血。

急救方[①]

霍乱之病，皆因饮食，非关鬼邪《千金》。或因冷、或冒寒、或失饥、或大怒、或乘[②]舟车，伤动胃气，令人吐泻并作。用药迟缓，须臾不救华佗。风湿暍三气之合成也，皆脾热之所生也。

干霍乱　吐利不得，壅闭正气，隔绝阴阳，喘胀而死，最急。急用盐汤吐之。多服藿香正气散加官桂、赤苓、木瓜、枳壳，煎服救之。或苏合丸，尤妙。不可用凉药，宜二陈汤加解散药川芎、苍术、防风、白芷之类。兼用姜盐汤，盐一两，生姜半两，同炒至色变，以童尿二盏，同煎至一盏，分二次服。急用吐法，针委中穴出血，服藿香正气散，必效。

绞肠痧，即干霍乱也。先浓煎艾汤试之，如吐，即是也。治法蚕蜕纸烧为末，热酒调服，立效。热酒不可饮，此方未妥。又法以手蘸温水，于病者膝弯内即委中穴打拍，有紫黑点处，以针刺去恶血即愈。患病之人两臂腕中有筋，必致黑色，用针刺出紫黑血即愈。即挑痧法也。

---

①　急救方：原书卷一作"急救兽伤虫毒"，《稿本》卷一作"救急附……并虫兽诸伤又神行急救时行痧疫立刻回生药酒"，可参。

②　乘：原作"秉"，据《古今医鉴》卷五《霍乱》"百沸汤"条改。

湿霍乱 上吐下泻是也。渴为热，宜五苓散更合益元散。不渴者为寒，宜理中汤。按：总如藿香正气之妙也。

劫药 八宝红灵丹，太乙紫金锭，苏合丸。上药，药店俱有。

霍乱后转筋 以盐填脐中，灼艾，不计其数，虽死可活。更用木瓜、吴萸、盐各五钱，同炒令焦，用百沸汤三碗，煎至二碗服。再研大蒜，涂两脚掌心，立效。

吐泻后转筋不止者，用木瓜四钱，吴萸二钱，茴香炒，一钱，炙草四分，紫苏七分，盐一撮，乌梅一个，同煎服。名木瓜汤。

劫法治转筋不止欲死，男子以手挽其阴牵之，女子则挽其乳近两旁牵之，此《千金》妙方也。

熨法 炒盐二碗，绢包放其胸前并腹肚上，以熨斗火熨之，气透即苏，再以炒盐熨其背，则十分无事。

针法 刺委中穴出血，或十指头诸经井①穴出血各穴见后。

灸法 霍乱转筋入腹，手足厥冷，以盐填脐中，大艾炷灸之，不计其数，立效。又法，灸气海二七壮。诸法不效，灸大椎即效。但有暖气者，灸承筋七壮，立苏。按：此穴止可灸三壮。

禁忌法 霍乱吐泻之时，切勿与谷食，虽米汤一呷，

---

① 井：原作"并"，据文义改。

下咽必死。必待过半日饥甚，方可以稀粥将息，切记！大忌饮食及热汤，不可饮热酒。

针灸各穴 委中穴，在膝腕内腘横纹中央动脉①，在曲䟵②内两筋两骨中宛宛，可出血，瘤疹皆愈。背面取之，于四畔紫脉上去血如藤块者，不可出血，血出则不止。

气海穴，在脐下一寸五分，一切气疾皆灸之可灸百壮。

大椎，背脊上第一节骨也。按：骨上不可灸，恐有误。

承筋穴，在胫后腨股中央，从脚跟上七寸，不可针。

华元化仙师云，十件危病，予以三十妙方救之。一霍乱吐泻见上，二缠喉风闭塞见痛咽喉，三吐血下血见血门，四砒霜毒见毒门，五尸厥，六中恶客忤，七脱阳见下③，八鬼魇鬼打，九孕妇横逆产，十胎衣不下俱见妇人方。

中恶客忤者 凡人暮夜或登厕，或出郊，或空冷屋忽见鬼物，口鼻吸着鬼气，蓦然倒地，四肢厥冷，两手握拳，口鼻出清血，须臾不救。此症与尸厥同，但腹不鸣，心腹俱暖，切勿可移动其尸，即令亲戚众人围绕打鼓④烧火，或烧麝香、安息香，直候记苏人事，方可移归华佗。

① 脉：原脱，据《针灸资生经》第一《足太阳膀胱经左右三十六穴》补。

② 䟵：《针灸资生经》卷一《足太阳膀胱经左右三十六穴》无此字。《针灸大成》卷三《马丹阳天星十二穴治杂病歌》作"䏶"。

③ 下：原作"上"，据文义改。

④ 鼓：原作"鼔"，据《医学入门》卷七《怪疾》"卒中恶忤"条改。

先用苏合香丸，姜汤化下三丸，苏后用他药，太乙神精丹尤好，且用朱犀散、备急丸。又急取半夏末或皂角末，吹两鼻中，即活。但心头温者，一日可治。又取故汗衣，须用内衣久遭汗者佳。男用女衣，女用男衣，烧灰为末，每二钱，百沸汤调下。又麝香一钱，研和醋二合，服之。又取葱黄心刺鼻中，入深四五寸，令目中出血，即活。又生姜汁、醇酒各半盏，同煎百沸，灌之。又韭汁灌口鼻中。又菖蒲捣汁，灌之。又黄丹一钱，蜜三合，和服。口噤者，折齿灌之。

鬼击鬼打鬼排　此等病，皆得之无渐，卒着人，如刀刺状，胸腹痛不可按，抑或吐衄下血，治法同中恶。

尸厥者，脉动而无气，气闭不通，故静如死也。卒然不省人事如死尸，但气不绝，脉动如故也，即中恶之类。治法亦同，用苏合丸、故汗衣灰。以竹管吹其两耳，即苏。血之与气，并走于上，则为大厥。厥则暴死，气复反则生，不反则死。尸厥之症，卒死，脉犹动，腹中气走如雷鸣，听其耳中如微语声者是也，用还魂汤主之。

还魂汤—名追魂汤　麻黄三钱，杏仁二十三粒，桂心、甘草各一钱，水煎灌服。口噤者，斡开口灌之，药下立苏。仲景。

凡尸厥、郁冒、卒死、卒中之类，皆当发表。仲景云郁冒欲解，必大汗出是也。又用硫黄散，硫黄一两，朴硝半两，研如粉，分作三服。每用酒一盏，同煎，觉焰起倾于盏内盖着，候温灌之。如人行五里，又进一服，不过三服，即苏。此方治尸厥不省人事。

鬼魇 凡人到久无人居之屋，睡中为鬼所魇，但闻其人吃吃作声，便令人唤醒，如不醒，乃鬼魇也。不急救则死，宜用雄朱散。牛黄、雄黄各一钱，朱砂五分，为末。每挑一钱，于床上烧之；次挑一钱，以酒灌之。

凡人为鬼魇卒死，不得着灯火照，亦不得近前急唤，以致杀人。但痛咬其足跟及大拇指甲边，并多唾其面，即活。如不苏者，移动处些子①，徐唤之。若元②有灯即存，不可吹灭。如无灯，切不可用灯照，仍用笔管吹两耳。又取半夏末或皂角末，吹两鼻。鬼魇卒死，血漏腹中，烦满欲死，雄黄末吹入鼻中。又酒调一钱服，一日三次，能化血为水。又生韭汁，灌口中。梦中被刺杀或被打，忽然吐衄下血，九窍皆出血，以升麻、独活、续断、地黄各五钱，桂皮一钱，为末，每二钱，白汤调下，日③三。

郁冒者 人平居无疾，忽如死人，目闭不能开，口哑不能言，亦云血厥。此由汗出过多血少，妇人多有之，用白微汤。白微、当归各一两，人参半两，甘草三钱，为粗末，每五钱，水煎服。又仓公散，用藜芦、瓜蒂、雄黄、白矾，等分为末，少许吹鼻中。

---

① 些子：亦作"些仔"，即少许，一点儿。

② 元：本，原来，后作"原"。唐宋人多此语，后人以"原"字代之。宋·陆游《示儿》："死去元知万事空，但悲不见九州同。"

③ 日：原作"田"，据《医学入门》卷七《怪疾》"鬼击吐血"条改。

客忤者，中恶之类也。多于道间门外得之，令人心腹绞痛胀满，气冲心胸，不治杀人。取百草霜五钱，研，温水调下。取盐如①鸡子大②，青布裹之，烧赤，研，纳酒中，顿服，当吐出恶物。

来复丹药店有，通治诸厥。凡卒急之症，有气厥、血厥、痰厥、食厥、中风、中寒、中暑、中湿之类，皆当详症治之。

卒死者，猝然暴死也。乘年之衰，逢月之空，失时之和，因为贼风所伤，是为三虚，则暴病卒死。黄帝曰：火气入于脏腑者，不病而卒死矣。又曰：赤色出两颧，大如拇指者，病虽小愈，必卒死。黑色出于庭，大如拇指，必不病而卒死。凡卒死者，口张目开，手撒遗尿，为虚，宜补气；目闭口噤，手拳，为实，宜发表。人见五色非常之鬼，遂令暴亡者，皆自已精神不守，元气极虚也。凡暴亡，不出一时，可救之。虽气绝肢冷，若心腹温，鼻微温，目中神彩不转，口中无涎，舌与阴卵不缩者，皆可活也。救卒死，或居寝卧，奄忽而绝，急割取雄鸡冠血，频涂其面，干则复涂之，并以灰营③死人一周。

卒死 狐胆腊月取者，温水研，灌入口中即活。

---

① 如：原脱，据《证类本草》卷四《食盐》补。
② 大：原脱，据《证类本草》卷四《食盐》补。
③ 营：居住，如《广韵·清韵》："营，居也。"引申为围绕，缠绕，环绕。《汉书·李寻传》："日中，为大臣欺诬，日且入，为妻妾役使所营。"颜师古注："营，谓绕也。"

又来复丹、苏合丸、备急丸药店有，皆治卒死，以姜汁、或酒、或童便调，灌下即活。又牛黄或麝香一钱，温酒调，灌即苏。惊怖卒死，温酒灌之。

脱阳症　凡人因大吐大泻之后，元气不接，四肢逆冷，面黑气喘，冷汗自出，外肾缩搐，不省人事，须臾不救，与伤寒阴阳易同症，急服大固阳汤。用大附子一枚，炮、切作八片，白术、炮姜各五钱，木香二钱半，煎服或灌之。须臾又进一服，神效。又桂枝二两，好酒煎服。又连须葱白二十一茎，酒煎服，阳气即回。又生姜一两，研，酒煎服。又葱，盐炒热，熨脐下气海，即愈。气海穴在脐下一寸五分，一切气疾皆灸之。

自缢死者，心下若微温，一日已上，犹可治。当徐徐抱下，解之，不可截断绳子。令安卧被中，急须按定其心，却捻正喉咙。令一人以手掌掩其口鼻，勿令透气，气急即活。又令一人以脚踏其两肩，以手挽其发，常令弦急，勿使纵缓。一人以手据按胸上，数摩动之。一人摩捋臂胫屈伸之，若已强直，渐渐强屈之。如此一炊顷，虽得气从口出，呼吸眼开，仍引按勿止仲景法。又法用手①厚裹衣物，紧填②谷道，抱起解绳放下，揉其项痕，仍搐药入

①　手：原作"乎"，据《杂病证治准绳·诸中门·五绝》"自缢死"条改。

②　填：《医学纲目》卷十七《五绝》作"顶"。

鼻，及以竹管吹其耳，待其气回，方可放手。若便后分①
泄气，则不可救矣_{仲景法}。又急刺鸡冠血，滴口中即活，
男雌女雄。又取鸡屎白如枣大，酒和灌鼻中，尤妙。又取
半夏末或皂角末吹入鼻中，得嚏即苏。须臾少与温粥清，
令喉润，渐渐咽下乃止。

五绝者，一自缢，二墙压，三溺水，四鬼魇，五产
乳。皆取半夏末，吹入鼻中。心头温者，虽一日，皆
可活。

救溺水死者，一宿尚可救。急急拯②出，先以刀挖开
口，放筷一只含之_{竹筷一只}，使可出水。然后解去衣服，多
灸脐中二三百壮，令两人以笔管吹其两耳。又取皂角末，
绵裹纳下部，须臾出水即活。又取鸭血，灌入口中。又将
醋半杯，灌鼻中。又用苏合香丸三丸，姜汤调灌。又取万
病解毒丹_{即紫金锭}一锭，冷水磨化，灌下即苏，溺死、缢死
皆效。又法取灶中热灰_{热沙亦可}一二石埋其身，只出头面，
水出七孔即活_{仲景}。又法将牛一头，将死者腹横覆在牛背
上，两边用人挟策③徐徐而行，则水自下，亦活。又法以

---

① 后分：指"肛门"，义同"下部"。辽·希麟《续一切经音义》卷六
"痔病"条："《玉篇》云后分病也。《集训》云：下部病也。《说文》云：后
病也。"《医学纲目》卷十七《五绝》无此二字。

② 拯：原作"极"，据《东医宝鉴·救急》"救溺水死"条改。

③ 挟策：持鞭、扬鞭。唐·蒋防《霍小玉传》："长安有媒鲍十一娘
者……性便辟，巧言语，豪家戚里，无不经过，追风挟策，推为渠帅。"宋·
曾慥《高斋漫录》："度支金郎中君卿，年十九时，与其兄君祐郊居，挟策野
外，遇田家有醉斗而伤者，仇人尤而执之。"

生人倒驮死人，即负持走，吐水即活。

救冻死　人遇寒冻死，四肢强直，口噤，只有微气者，用大釜炒灰令暖，囊盛熨心上，冷则易。口开气出，然后以温粥清，稍稍与之，或温酒、或姜汤灌之，即苏。若不先温其心，便将火灸，则冷气与火争，必死矣。又法用毡或秧①荐裹死人，以索系定，放平稳处，令两人对面轻轻滚转，四肢温和即活。

救饿死　凡人连日不得食，饥饿将死者，先以稀粥清稍稍咽下，令咽肠滋润。过一日，渐与稀粥啜之。过数日，乃与稠粥软饭，则活。若早吃饭及肉，则死矣。

入井冢卒死　夏月淘井，多致杀人，令人冒闷而死。即取井水噀②其面，并冷水调雄黄末二钱，服之。转筋入腹，痛欲死者，使四人捉住手足，灸脐左边二寸十四壮。又用生姜一两，酒煎服。又醋煮衣，如令热彻湿，裹转筋处。又浓煎盐汤，浸手足，洗胸胁间，即苏。古冢中、深井中皆有伏气，皆知治法。

人咬伤　荔枝核焙，研细掺之，外用荔枝肉盖贴，效过，不必他方。

犬伤人　凡春夏初交，犬多发狂。但见其尾直下不卷，口中流涎，舌黑者，即是狂犬。若被其伤者，九死一

----

①　秧：《急救良方·五绝死》篇无此字。《急救广生集》卷三"救冻死法"作"蒿"。可参。

②　噀（xùn迅）：含在口中而喷出。

生。急用针刺去血，以小便洗净，用胡桃壳半边，以人粪填满，掩其疮上，着艾灸之，壳焦粪干则易之，至百壮。次日又灸百壮，灸至三五百壮为佳《千金方》。疯狗咬人，即先口噙浆水洗净，或以热尿淋咬处，嚼生姜擦之。又用葱白，嚼烂涂之。又杏仁嚼烂，敷之，以帛扎好；或同马兰根研细，葱汤洗后，涂之尤妙。于患人顶心中有一红发，即当拔去，后服药乃效。

治狂犬咬，先口噙浆水洗净，然后再用防风、天南星等分为末，干贴之，神效。又仍杀所咬狂犬，取脑敷伤处，后不复发。狂犬伤或久复发，无药可疗，雄黄明者五钱，麝香五分，为末，酒调二钱服。服后必使得睡，切勿惊动，任其自醒。须利下恶物乃效，忌盐醋百日。

狂犬伤出毒法 蚯蚓屎封之，出犬毛，神效。又方，生麻油研豆豉为膏，如弹子大，常常揩拭所咬处，却掰开看豉丸内，若有狗毛茸茸然，此毒气已出。揩至无毛，方乃痊可。

狂犬咬人发狂，如狗叫，蛤蟆脍食之。又虎头骨、虎牙、虎胫骨为末，酒调二钱服。

禁忌 终身禁食犬肉及蚕蛹。三年之内，忌猪肉、鱼腥、毒物、房事，忌饮酒。宜常吃杏仁，以防其毒。杏仁能杀犬毒最妙，又常敷之。蟾蜍即蛤蟆也，狂犬咬发狂，作脍食之，勿令知，常吃韭菜汁。

狂犬咬人，当先针刺去恶血，仍灸疮中十壮，自后每日灸三壮，至百日乃止，忌饮酒，只就咬牙迹上灸之。常食韭菜，以渣封灸疮，永不再发。

狂犬伤毒不出，发寒热，速以艾灸外丘穴二壮_{外丘穴在}足外踝上七寸骨陷中。又灸所咬之处七壮，立愈。

马骡咬踢伤　益母草捣烂，和醋炒敷。又方用艾灸伤处，取马屎烧灰为末，敷之。

牛伤　牛触伤，肠出不损者，急送入_{以香油润肠，用手}_{送入}。以桑白皮或生白麻为线，连合肚皮缝上，糁①血竭末或百草霜末，血止立活。吃羊肉汤，十日愈。

猫咬伤　取薄荷叶，嚼烂涂之。又虎骨、虎毛，烧涂之。

鼠咬伤　猫毛烧灰，津唾调敷。又麝香涂之，或猫屎涂之。

蛇咬伤　中蛇毒咬昏困，五灵脂五钱，雄黄三钱，为末，酒调服二钱，以渣敷患处，即苏。又方五灵脂、雄黄、贝母、白芷，等分为末，酒调二钱服，亦良。又取雄黄末贴疮口，立效。治蛇毒，无有如雄黄、莴苣者。白矾火上溶汁，滴咬处，效。

蝎子咬　冷水渍之，即不痛。水微暖，又痛，再易冷水。又用白矾、半夏为末，醋调贴之，痛止毒出。

端阳日，日未出时，用明白矾一二斤，日中晒一日收

---

① 糁（sǎn 伞）：涂抹，粘。

取。每遇虫咬毒蚊子，可用津唾涂之，妙。

蜈蚣咬　人头垢涂之。独头蒜研涂。烟筒中烟油涂之。

蚯蚓伤　用盐汤浸洗，吃盐汤一杯。形如大风[①]，眉须皆落者，石灰水浸身，愈。

蚯蚓伤　鸡屎或鸭屎涂之。蚕咬苎麻叶，打烂涂之。

蜘蛛咬　腹大如孕，一身生丝，羊乳饮之，数日而平。蜘蛛咬，遍身生疮，取好酒饮之大醉，须臾虫于肉中，小如米，自出。又仙方，取蓝汁一碗，入雄黄[②]一钱，麝香少许，和匀饮之，垂死者立活。又用瓦松，擦之立愈。

蟅蟆伤　此名八角虫，以尿射人，如汤火伤面，火绕腰，取扁豆叶捣敷。又方乌鸡翎烧灰，鸡子清调敷。又方盐汤淋疮上，数日愈。又方犀角，水磨敷。又鸡屎涂之。又梨汁敷之。虎爪[③]伤，蚕豆叶捣敷，蚕豆亦可。

蜂叮人　嚼青蒿涂之。又薄荷贴之。又灰蓼头草擦之，醋雄黄涂之。又蜂房为末，猪脂涂。又人头垢及盐擦之。

蚕咬伤　苎麻汁饮之，又涂之_{苎近蚕子则不生}。屋上烂茅，和酱汁研敷。蜈蜂刺人，生芋艿擦之，能止痛。

蜗牛伤_{俗名硬壳蜒蚰}　咬毒遍身者，蓼子汁浸之。

---

①　风：原作"疯"，据《疡医证治准绳》卷六《蚯蚓伤》改。

②　黄：原作"香"，据《经验丹方汇编·兽虫咬伤》"蜘蛛咬"条改。

③　爪：原作"瓜"，据《奇效简便良方》卷四《损伤》"虎爪伤"条改。

蝼蛄①**伤**<small>即地狗虫</small>　石灰醋和涂之。

壁镜伤<small>即壁喜</small>　咬人必死。桑灰淋浓汁，调白矾末涂之。又醋磨雄黄涂之。

杂色虫　夏月有杂色毛虫<small>想即刺毛之类</small>，毒人生疮痒痛，骨肉皆烂。用豉一碗，清油半杯，同捣，厚敷伤处。经一宿取，见豉中有虫毛，埋土中弃之。用白芷汤洗后，海螵末敷之。又伏龙肝醋和作团，于伤处搓擦，其毛皆出在上，痛立止，神效。又蒲公英<small>春间，在地开黄花如小菊</small>根叶，取汁涂之。

凡诸虫毒伤者，用青黛、雄黄为末，新汲水调下二钱，外又涂之。又马齿苋捣涂。又麝香涂之。又小蓟或蓝叶捣汁饮，又敷之。误食蚂蝗子肚痛，用田中泥加雄黄为丸，白汤下。

蛇蝎蜘蛛咬　生鸡子敲一小孔，合咬处，立愈。

毒蛇尿在草木上，人若触之似刺割，便肿痛肉烂，手足指节堕落，研砒霜和胶清涂之。<small>想加雄黄更好。</small>

蛇骨刺人肿痛，烧死鼠灰末，敷之。

灸法　凡蛇蝎蜈蚣毒虫咬伤，于伤处灸五壮或七壮，即愈。

毒蛇咬　用蛇皮贴咬处，艾火灸其上，出毒即止。

凡蛇虫伤毒　贝母去心为末，酒调，尽量吃醉，以渣

---

① 蛄：原作"蛄"，据《太平圣惠方》卷五十七《治诸虫咬人诸方》"治蝼蛄咬方"改。

敷之，立愈。又益母草、扁豆叶汁服，外敷之。蛇最畏莴苣，可以莴苣、雄黄敷之。

咒法　先问被伤人是甚虫伤，即默念火德星君黑杀摄，吹在伤处，自然不痛。

蛇犬及狂狗咬　用蚯蚓粪和盐研敷，神效。

毒蛇及射弓、沙虱等伤人，眼黑口噤，手足强直，毒气入腹者，白矾、甘草等分为末，每二钱，冷水调下。

射弓及痉①气，发无常处，用白芥子作丸服之，或为末醋和涂之，随手有验。壁虎入耳，以鸡冠血滴耳内，即出。

一切毒虫咬，用大纸捻蘸麻油点灯，照熏伤处，其毒尽入油烟内去。蜈蚣咬，桑叶捣和醋敷，或鸡冠血，或用灯煤搽之，或芋梗擦之，止痛。

毒蛇咬　用好醋二碗服，令毒气不随血走。或吃清油一二杯，亦可。《疡医证治准绳·诸虫兽螫伤》及《卫生易简方·蛇虫伤》均如此句读。以头绳扎定伤处两头，次用白芷末半两，麦冬汤调下，立效。

蛇入人窍中　急以手捻定，用刀刻破，以辛辣物如椒等置所破②尾上，用绵系之，自出。切不可拔，拔之死不肯出。

狗咬伤　杏仁去皮尖，同马兰根研细。先以葱汤洗后，

---

① 痉：原作"痊"，据《卫生易简方》卷十《蛇虫伤》改。
② 破：原作"碗"，据《冷庐医话》卷二《古书》改。

用药涂之，至瘥无苦。杏仁又消狗肉积。

解　毒

太乙紫金锭一名万病解毒丹。凡城内大药店俱有，小店恐不道地，治蛊毒，恶菌、河豚、死牛马肉毒，山岚瘴气毒，诸药金石草木、鸟兽百虫一切诸毒。每服二钱，重者三钱，薄荷汤下。出门人多带为妙。又治自缢落水，鬼迷惊死，心头温者，并冷水磨服，灌下即苏。治蛇犬诸恶虫伤，以酒化服。又水磨涂伤处。

玉枢丹一名追毒丹，治法服法同上。即上紫金锭加雄黄、朱砂二味。凡入蛊乡，才觉意思不快，即服一锭，或吐或利而愈。诚济世卫生之实也。方用文①蛤、山慈菇、大戟、续随子、麝香。修合甚难。

禁忌　凡中毒之人，用药愈后，自后饮食，永不得吃冷。若饮食带冷，则鬼气承之，毒虫又生，竟不能效。

灸蛊毒法，于足小指尖上灸三壮，即有物出，神验。《千金方》。

菌毒　冬春少毒，秋夏有毒。马兰根叶，捣汁服。

枫树菌食之，令人笑不止而死，惟饮地浆最妙，人粪汁次之，余药不能救。野菌毒，浓煎金银花汁解之，鲜藤叶更妙。

---

① 文：原作"丈"，据《医学入门》卷六《杂病用药赋》"万病解毒丹"改。

河豚　子尤毒，急取芦根捣汁救之。又橄榄、芦根、粪清俱可解。

闭口川椒毒　戟①人咽喉，气闭欲绝，吃大枣三枚救之，或吃井水一二碗。

救诸中毒方　久则不效，过时则不救。

治法上宜吐之，不问何毒，多灌香油，吐利即安。鹅翎探吐之，下以解毒丸、靛浆利之。紧急者，只以芒硝煎甘草汤调服利之。大法甘草、绿豆，能解百毒。

解毒丸　治饮食中毒并百物毒，救人于必死。板蓝根四两，贯众去毛、青黛、甘草各一两，为末，蜜丸梧子大，以青黛另为衣。凡人少觉精神恍忽，是中诸毒，急取十五丸烂嚼，新水送下，即解。

砒霜毒　在膈上，则瓜蒂散吐之。在腹中，则万病解毒丹下之。又方急取黑铅四两，磨水一碗，灌服，即解想妙极。如无黑铅，急取青蓝汁一碗，灌之。又方随猪、狗、羊、鸡、鸭热血灌之。又方白扁豆、青黛、甘草各一钱，巴豆半个，为末，水调一盏灌之，毒随利下。又腊月猪胆，水和服之，立解。又冷水研绿豆汁解之生用。又人粪汁灌之。

按：前得一秘方，用生防风一两，为末，冷水调服，曾救多人。想服毒未久者，尚在上膈，可先吐之，然后

---

① 戟：刺，刺激。如《本草纲目·草部·大戟》："其根辛苦，戟人咽喉，故名。"

用药。

盐卤毒　按：前闻有一狐仙云，生豆腐浆灌之即解。想盐卤能凝人之血，得豆腐浆则凝浆成腐，可不伤人也。即生黄豆浆。先灌米泔水几碗亦妙。势垂危者，以活鸡或活鸭两三只，断去头，塞于口中，以热血灌下可解，多有得生者。

水银毒　饮地浆水，立愈。掘地成坑，以水倾注，搅成泥水，谓之地浆水。

花椒毒　气闷欲绝者，以地浆水解之。

杏子双仁者，有毒，能杀人，用地浆饮一二碗。

藜芦毒　吐逆不止，用葱白煎汤吃。

巴豆毒　用黄连、黄柏，煎汤，冷服。又黑豆或绿豆汤，冷服。又芭蕉根叶，捣汁饮之。

草乌附子毒　心烦躁闷，甚则遍身皆黑，煎绿豆、黑豆汁，冷服之。又甘草、黑豆汁，又防风、黄连，又童便、犀角，俱可。

金银铜锡铁毒　取鸭血，吃之。又生鸡子，吞之。又黑豆汁或水芹汁，饮之。水银能解金、银、铜、锡毒，服水银，即出。宜商。

斑蝥芫青毒　吐逆不止，用绿豆，或黑豆，或糯米，和水研，取汁服之。又蓝汁饮之。又猪肠服之。

硫黄毒　令人心闷，取猪、羊热血，饮之。又宿冷猪肉及鸭肉羹，冷饮之。

雄黄毒　防己煎汁，吃之。

水银毒　肥猪肉煮，冷食之。又猪脂，服之。

海菜毒　令人腹痛，发气，吐白沫，饮热醋即安_{其毒}狂走欲投水，似有祟状。

诸兽肉毒　犀角，浓磨汁一碗，服之。

诸鱼毒　吃冬瓜汁，最妙。鳝鱼毒，食蟹解之。鱼鳖毒，靛汁、陈皮煎汤，极冷服。

凡食鱼肉过度，食其脑，立消。还饮其肉汁，亦消。

蟹毒　生藕汁、冬瓜汁，并消。又紫苏、黑豆汁，并解之。蒜汁亦可。

食菜中毒　猪骨烧灰，和水服。葛根浓煎汁服。

食瓜毒或吃瓜果过多腹胀　桂心末服之，或加麝香。

烧酒毒　面青口噤，初觉便脱衣推身滚转之无数，吐之即苏。又以温汤裸体浸灌，常令温暖。若灌冷水，即死。又取生瓜取汁，灌之。葛根汁灌。

轻粉毒　生扁豆浸胖打汁，同地浆水灌之。

附子毒　生绿豆汁或田螺打碎，水调服。

钩吻毒_{俗名毛脚鸭儿芹}　叶与芹菜无异，惟茎有毛。误食杀人，用甜桔梗半斤，煎服。

木鳖子毒　发抖欲死，用肉桂二钱，煎服。或用香油一两，和白糖灌之。

铅粉毒　以沙糖调水服，或萝卜汁饮之。

半夏毒　饮食不下，用老生姜汁半杯，忍痛呷下，片刻立愈。

酒毒经日不醒，黑豆一升煮汁，灌之即醒。

烧酒醉死 急用生韭，沥水灌之。或取井底泥，掩心胸。或以青布蘸浸新汲水罨^①之又见上，葛根汁解之。

误食桐油，呕泄不止，急饮热酒解之。

过食白果，多成风醉，以白鲞头煎汤，服三次。

误食银锈^②，渐烂肠胃，延日垂死。以饴糖四两，熬为丸，不时以麻油送下。服完，再合，须至百日乃无患。

误吞铜物，多食荸荠、核桃，自能消化。又见痛明误吞各方。

吞铁物 用枥炭烧红，带红研细，以沙糖调服三钱，立愈。

小儿误吞针 将半生熟出芽蚕豆打烂，用韭汁和丸吞之。或用虾蟆眼珠一只，木通汤吞下，其针即穿于眼内，从大便而出。方系古传。

吞金器 胸膈痛不可忍者，以羊颈骨煅末，每服三钱，米饮下，过夜其金器即随大便取下，此妙方也。俗方白鸭血灌之。

---

① 罨（yǎn 掩）：被覆、遮盖。罨也是外治的一种方法。
② 银锈（yǒu 有）：见《本草纲目拾遗·金部·银锈》："一作釉。此乃倾银铺熔银脚也。凡熔银入罐，必多用硝及硼砂、黄砂以去铅铜杂脚，则成十足成色为纹银。其罐底所余黑色滓渣，名曰锈。有毒，不可误食，食能坠人肠，此物无入药用者，故纲目银下附乌银。虽无主治，尚列其名。而锈未及焉者，或以其毒而弃诸……"

鸭蛋不消，饮糯米泔水，立解。食鸡子发闷，饮醋即解。

蜒蚰入耳，以羊乳滴入，化水流出。又见痛方耳痛门诸虫入耳①。

臭虫入耳，鳖甲烧烟熏耳，虫立死，无害。后服菊花汤三日，杜火气。

---

① 又见……入耳：此 11 字混入正文，据文义移入注文。

卷　二

诸痛方

男妇小儿通治①

通则不痛，脉满为实。温则痛止，为虚。如因风而痛者，则抽掣恶风，或有汗而痛。因暑热痛者，或有汗，或无汗，则皆恶热而痛。因湿而痛者，则头重而痛，遇天阴尤甚。因痰饮而痛者，亦头昏重而痛，愦愦欲吐。因寒而痛者，绌②急恶寒而痛。各与本脏所属风寒湿热之气兼为之状而痛。气虚而痛者，遇劳则痛甚，其脉大。血虚而痛者，善惊惕，其脉芤。用是病形分之，更兼所见症察之，无不得之矣。

头痛　头痛耳鸣，九窍不利，是气虚。如气上不下，头痛巅疾者，是下虚上实，寒湿头痛也。有厥逆头痛者，大寒内入骨髓，脑逆故令头痛，齿亦痛。心烦头痛者，病在膈中，乃湿热也。太阳经痛，恶风寒，脉浮紧，用川芎、独活。少阳经痛，脉弦细，往来寒热，用柴胡、黄

---

①　诸痛方男妇小儿通治：此8字稿本卷三作"诸痛头，咽喉，目，口舌唇齿，耳，心胃腕腹腰肩脚气小腹诸淋臂膊背脊两腿两足等症"，其注文为诸痛之子目，可参。

②　绌（chù处）：原作"细"，据《杂病证治准绳·诸痛门·头痛》改。绌：不足，不够。引申为短，拘急。

芩。阳明经痛，自汗发热，不恶寒，脉浮缓长实，用升麻、葛根、石膏、白芷。太阴经痛，必有痰，体重或腹痛，脉沉缓，用苍术、半夏。少阴经痛，足寒气逆，为寒厥，脉沉细，用麻黄附子细辛汤。厥阴头疼项痛，或吐痰沫，脉浮缓，吴茱萸汤。三阳头痛用羌、防、荆芥、升麻、葛根、白芷、柴胡、川芎、芍药、细辛、葱白等。如阴症头痛，只用温中药如理中、姜、附等。眼黑头旋，风虚内作，用天麻。

偏头风　半边痛是也。左属风，荆芥、防风。血虚者，川芎、当归。右属痰，苍术、半夏，热加黄芩。

雷头风　头痛而起核块是也。用升麻、苍术各四钱，荷叶一个全者，水二盅，煎八分，食后服。

大头痛　头肿大如斗是也，是天行疫病。用黄芩、黄连各半两，人参三钱，橘红、玄参、生甘草各二钱，连翘、大力子、板蓝根、马勃各一钱，姜蚕炒、升麻各七分，柴胡、桔梗各二钱，共为末，时时调服。或加防风、薄荷、川芎、当归，蜜丸服之。如大便硬，加酒煨大黄一钱，以药末五钱，煎服，一日三次。即普济消毒饮。

眉棱①骨痛　防风、羌活各三钱，酒芩一钱，冬不用，甘草三钱夏用生、冬用炙，为末，每服三钱，水煎服。

头风屑　用泻青丸见儿科，竹叶沙糖汤化下。

---

①　棱：原作“梭”，据《文堂集验方》卷三《头痛》“头痛连睛痛”条改。

头重　用麻黄根炒，半钱，苦丁香半钱，红豆十粒，羌活、连翘各三钱，共为细末，鼻内嗒之。

头内如虫蛀响，名天白蚁，用茶子细末，吹鼻中。

头项强痛　用麻黄、桂枝、杏仁、甘草、防风、羌活、独活、川芎、干葛、白芷、藁本、柴胡、升麻各一钱，多加紫金藤，再用生姜二片，薄荷五分，煎服。

治八般头痛　用草乌、细辛各二分，黄丹少许，为末，吹入鼻中。

风热上攻头痛不可忍　片芩二两，酒拌炒三次，不可令焦，川芎一两，细芽茶三钱，白芷五钱，薄荷三钱，荆芥穗四钱，头巅及脑痛加细辛、藁本、蔓荆子各三钱，为末，每服三钱，茶调下。

治偏正头痛　川芎二两，香附四两炒去毛，为细末，每服食后，茶调服。

治头痛不忍者　用蒜一颗，去皮，研取汁，令病人仰卧垂头，以铜筷点汁入鼻中，急令搐入脑，眼中泪出，即瘥。

头痛连睛痛　用石膏、大力子炒，各三钱，为末，茶清调下。

治风寒在脑，或感湿邪，头痛脑晕，及眉棱①眼眶痛者，川芎三钱，细辛、白芷②各一钱，甘草一钱，姜三片，水

---

①　棱：原作"梭"，据《类方证治准绳·头痛》"小芎辛汤"条改。

②　白芷：《类方证治准绳·头痛》"小芎辛汤"条作"白术"。

煎，食远服。

凡头上不可用升药，宜用降火药。下病宜升，上病不可升也。

目　痛

目病宜先理脾胃，养血安神为本。阳虚则眼楞急而为倒睫拳毛，阴虚则瞳子散而为目昏眼花。在腑者除风散热，在脏者养血安神。内疾非服不除，外疾非点不退。

夏枯草二两，香附二两，甘草四钱，为细末，每服一钱，茶清调服。治目珠夜痛，或点寒凉药反痛甚者，最神效，四日愈。

凡治目最忌大黄、芒硝、石膏、栀子。犯则病愈剧。

补肝散，治肝虚目睛痛及羞明怕日，夏枯草五钱，香附一两，为末，每服一钱。要忌咸物，血病无多食咸故也。

治睛疼难忍者　当归、防风、细辛、薄荷，等分为末，每服二钱，麦冬汤调下。食后日午、夜卧各一服。

柴胡复生汤，治红赤羞明，泪多眵少，睛珠痛，常欲垂闭不敢久视。柴胡六分，苍术、茯苓、黄芩各半钱，薄荷、桔梗、炙甘草、白芍药各四分，羌活、独活、藁本、蔓荆子、川芎、白芷各三分半，五味子二十粒，水二盏、煎一盏，食后服。

当归养荣汤　治睛珠痛甚，余治同上。四物加羌、防、白芷。

决明丸 治畏日恶火，沙涩难开，眵泪俱多，久病不瘥者。羌活、独活、归尾酒制、炙甘草、五味子、防风各五分，石决明煅，三分，草决明、黄芩、黄连酒制、黄柏、知母各一钱，煎服。

白眼痛 多有赤脉，视其从上而下者，太阳也，羌活为使。从下而上者，阳明病也，升麻为使。从外走内者，少阳也，柴胡为使。

沙涩昏痛者，乃气分隐伏之火，脾肺络有湿热，用桑白皮散。

天行赤热者 七日愈，或二七日。火数七也。

暴风客热症 风热夹攻，火在血分也。

火胀大头症[①] 目赤痛而头面浮肿，皮肉燥赤也[②]。

羞明怕热俗作日**症**[③] 病源在心肝脾三经，火燥血热而已。

睑[④]**硬睛疼证** 风热肝虚血少，不能营运于[⑤]目络，水无所滋，火反乘虚而入，会痰燥湿热，血滞于脾肉，轻则内生椒疮，重则肿胀如杯，瘀血贯睛等症。治当敷退。睑，眼皮也。

---

① 症：《杂病证治准绳·目痕》"火胀大头证"条作"证"。
② 燥赤也：原脱，据《杂病证治准绳·目痕》"火胀大头证"条补。
③ 症：《杂病证治准绳·目痕》"羞明怕热证"条作"证"。
④ 睑：原作"脸"，据《杂病证治准绳·目痕》"睑硬睛痛证"条改。
⑤ 于：原作"子"，据《杂病证治准绳·目痕》"睑硬睛痛证"条改。

痛如针刺症 病在心经,实火有余也。鸡冠蚬肉①者,心之热。胬肉攀睛者,脾胃热毒,脾受肝邪也。

眵泪黏浓者,肺虚也,肺热也。肿胀如杯,用洗肝散。

洗肝散 治赤目肿痛难开,沙涩眵泪。薄荷、当归、羌活、防风、山栀、炙甘草、川芎、大黄各二两,为末,每二钱,水调下。

桑白皮散 治白睛肿胀,日夜疼痛,心胸烦闷。桑白皮、玄参、升麻、旋覆花去枝梗、赤芍、杏仁、甘菊、甜葶苈炒、防风、黄芩、枳壳、炙甘草,为末,每四钱,水一盏,姜一片,煎八分服。

朱砂煎 治白睛肿起,赤涩疼痛。朱砂、杏仁去皮尖、青盐各二钱半,牙硝、黄连各半两,研匀绵裹,以雪水浸一宿,滤久,入瓷器中。每用以铜箸点之。

洗眼汤 治白睛肿起,赤涩痛痒。青皮、桑白皮、葳蕤各一两,大黄、玄参、栀子、青盐各五钱,竹叶四十片,水煎,入盐淋洗。

治睛痛难忍者 白芷、细辛、防风、赤芍,等分为末,入沙糖二钱,同煎服。

治眼睛痛 乳香、没药、黄连、雄黄、盆硝,各等分为末,嗝鼻。

---

① 鸡冠蚬肉:是因热毒蕴结,血脉不通所致。以睑内长出紫色瘀肉,形如鸡冠,或如蚬肉为主要表现的外障类疾病。

眼涩痛不能视物 用熟羊头眼中白珠子二枚，于石上和枣汁研之，取如小豆大，安眼睛上，仰卧。日二夜三，不过三四度，痊。

治睑①硬睛疼去翳 蝉蜕、白术、黄连、枸杞子、苍术米泔浸炒、地骨皮、丹皮、龙胆草，各等分②，为末，每服一钱，荆芥汤下。

痛如针刺咽喉亦痛 煨大黄、甘草、当归、芍药、麻黄、荆芥穗各六钱，白术五钱，为末，每服二钱，生姜、薄荷煎服洗心散。又补肝散，人参、茯苓、川芎、五味子、藁本各一两，茺蔚子、细辛各一两半，为末，每服一钱，空心，米饮调下。

治红赤羞明，痒痛沙涩，名春雪膏。矤仁去油，四钱，龙脑五分，以矤研极细末，入龙脑和匀，用生蜜一钱二分，再研，点眼锐眦。

目痒极难忍 川乌炮、川芎、荆芥各五钱，羌活、防风各二钱半，为末，每服二钱，食后薄荷汤调下。

凡目赤不可具汤浴，并忌用汤洗足，汤驱体中热集于目，必丧明。

飞丝入目 青菜汁点之如神。石菖蒲搥碎，左目塞右鼻，右目塞左鼻，屡效。又头上白屑少许，揩之即出。

---

① 睑：原作"脸"，据《类方证治准绳》卷七《目痛》"二术散"条改。

② 各等分：此三字原脱，据《类方证治准绳》卷七《目痛》"二术散"条补。

尘物入目眯目　用生粟米七粒，嚼烂取汁洗之。藕捣碎，绵裹，滴汁入目中，即出。用豉二七枚，浸水洗目。用东墙上马齿苋，烧灰研细，点少许于眦头，即出。新桑根皮，洗净揉烂，入眼，拨之自出。猪脂煮，取水面如油者，仰卧去枕，点鼻中，不过三四次，与物俱出。

砂芒眯目　蚕沙，以新汲水空心吞下十枚，勿嚼破。又法，以貂鼠毛皮裘袖收之，即去。

麦芒入目　大麦煮汁，洗之即出。

竹木入眼　蛴螬捣涂之，立出。石灰入目，山栀浓煎，频洗。

凡目痛及眯目，取地肤子白汁，频注目中。

眯目生翳①　用瞿麦、炮姜为末，井华水服二钱，日二服。

风热目暗涩痛　车前子、黄连为末，食后温酒服一钱，日二服。

眼目赤烂　紧闭目，以防风、薄荷、荆芥、桑叶热汤频洗。五月取老黄瓜一条，上开一孔，去瓤，入芒硝令满，悬阴处，待硝透出，刮下点眼，妙。人乳入黄连炖，点之，妙。

拳毛倒睫　用木鳖子仁搥烂，以帛包作条，左患塞右鼻，右患塞左鼻，次服蝉蜕、甘菊、谷精草、防风散。

---

①　翳：原作"瞖"，据《本草纲目·草部·瞿麦》改。

眼睛突出一二寸　以新汲井水灌渍睛中，数易之，自入。

赤眼肿痛　以三七磨汁，涂四围，甚妙。

赤翳攀睛　海螵蛸一钱，辰砂半钱，乳飞，黄蜡和，临卧入少许眦中，天明洗去。

目为物所伤　四物加藁本、前胡、防风各七分，煎服。

通治目疾驱风退翳明目神方　蛇蜕微炙，一两，蝉蜕去头足翅，二两，羌活、当归焙、石决明用盐入东流水一伏①时取出，捣如粉、川芎各三两，防风、茯苓、炙甘草各四两，赤芍十三两，蒺藜炒，去刺半斤，苍术浸去皮，炒，十五两，共为末，服三钱，食后米汤或茶调服。忌食发风毒物。

凡有目疾者，服归脾丸最妙，日服三钱。

咽喉痛

咽痛皆火郁上焦，致痰涎气血聚结于咽喉也。

缠喉风症　其肿透达于外，且麻、且痒、且痛。

乳蛾症　肿于咽两旁名双蛾，一边肿者名单蛾。甚者宜蛾上刺血。

喉痹症　或有疮或无疮，初起通用荆芥、甘草、桔梗、连翘、大力子、防风、竹茹煎服，或加射干、栀子、黄芩之类。若肿达于外者，以韭根、地龙、伏龙之类敷

---

① 伏：原作"代"，据《类方证治准绳·痘疹余毒》"蝉花无比散"条改。

之。若生疮，白者多涎，赤者多血，大率与口疮同例，如蔷薇根皮、黄柏、黄连、青黛，煎咽亦好。

喉痹，乡村病皆相似者，天行之邪也。必先表散之，大忌酸寒之药，宜用甘草、桔梗、黄连、半夏、姜蚕、大力子、荆芥煎服。

水浆不入，牙关紧急，不省人事者，先用解毒雄黄丸。用雄黄研飞、郁金各一钱半，巴豆去皮出油，二粒，为细末，醋煮面为丸，如绿豆大，每用三丸，醋磨化灌之，即时痰出后，更用生姜汁灌之，再用上项药，无不神验。

玉钥匙　治风热喉痹及缠喉风。焰硝一两半，硼砂半两，白姜蚕二钱半，冰片少许，为末，吹入喉中，立愈。

玉屑无忧散　治咽痛语声不出，咽物有碍，或口舌生疮，或误吞骨屑，硬塞不下。玄参、贯众、滑石、砂仁、黄连去须、炙甘草、茯苓、山豆根、荆芥穗各半两，寒水石煅，一两，硼砂一钱，为细末，每服一钱，干掺舌上。

碧玉散　治咽喉肿痛，水浆不下，或喉①痹，重舌，木舌肿胀，皆可服。青黛、盆硝、蒲黄、甘草，等分，为细末，吹入喉中，细细咽下，或用沙糖为丸噙化。

备急如圣散　治时气，咽喉闭塞，水谷不下，不省人事。雄黄、藜芦去皮用仁、白矾飞、牙皂去皮弦，为末，鼻内嗜之。

---

① 喉：原作"痛"，据《卫生宝鉴·咽喉口齿门》"碧玉散"条改。

咽喉备急丹　青黛、芒硝、白姜蚕各一两，甘草四两，为细末，腊月牛胆一个，入药其中，阴干用。

咽痛不妨咽物，不宜用寒凉，用发声散。全栝楼一个，姜蚕炒，半两，桔梗炒，七钱半，甘草二钱，炒，为末，每用干掺喉中。若大肿痛，左右有红，或只一边红紫长大而水米不下者，用此药一钱，朴硝一钱匕①，和匀，吹入喉中。

治悬痈痛，不下食，用玄参一两，升麻、射干、大黄各半两，甘草二钱半，为末，用水煎含咽。悬痈俗名小舌头。

治喉中悬痈垂长咽中妨闷　用烧盐、枯矾研细，以箸点之即消。

治咽痛闭塞不通，毒气上攻，用马牙硝研细，绵裹一钱，含咽津，以通为度。

治风热客搏上焦，悬痈肿痛，用牛蒡子炒、生甘草各一两，为细末，每服二钱，水煎，含之良久咽下。

咽中如梗，噎塞疼痛，咽物不下，用射干、桔梗、升麻、犀角屑各三钱，木香、木通各半两，苏子略炒、诃子、槟榔、枳壳炒、赤苓、炙甘草各一两，为粗末，每服三钱，水煎服。

咽中有物如弹丸，日数深远，津液难咽，作渴疼痛。

---

① 匕：原作"七"，据《卫生宝鉴·咽喉口齿门》"发生散"条改。

即须深针其肿核之处，散尽毒气。用升麻、牙硝、黄芪、钟乳粉各一两，大黄微炒、炙甘草各半两①、生地五两，取汁和药，冰片、麝香各二钱半，共为末研匀，以生地黄汁更入炼蜜为丸，如弹子大。以绵裹一丸，噙化咽津，以咽喉通利为度，名含化龙脑丸。

咽喉中有物噎塞，吞不能入，吐不能出，用木香半两，紫雪、射干、槟榔、羚羊角屑、犀角屑各一两，玄参、桑白皮、升麻各一两半，为粗末，每服三钱，水一盏，煎至六分，去渣温服。

治咽喉食即噎塞，如有物不下，杏仁煎。用杏仁泡去皮尖，炒，半两，官桂、枇杷叶拭去毛，炙、人参各一两，为末，蜜丸如樱桃大，每用一丸，含化咽津，以瘥为度。此胆病也。

凡咽痛服冷剂反甚者，宜用姜汁。如生疮损了，又万不可用，必至辣痛不收。

咽痛用诸药不效者，是鼻中生一条红线如发，悬一黑泡，大如樱桃，垂挂到咽门而止，口中饮食不入。用牛膝根直而独条者洗净，入好醋三五滴，同研细，就鼻孔滴二三点入去，则丝断珠破，其病立安。

有人患缠喉风，食不能下，大麦糊粥咽之。

咽喉塞，鼻中疮出，食不下，用生鸡子一个，开头取

① 各半两：原脱，据《类方证治准绳·咽中如梗》"含化龙脑丸"条补。

白去黄，着米醋拌煨①，火顿沸起，取下，如此三次，饮醋尽，不过一二次，即痊。

冬月于临卧时，食生萝卜三五片，可无咽喉之疾。

诸物梗喉

苎麻根捣烂，丸如弹子大。如鱼骨梗，即以所伤鱼汤灌下。如鸡骨梗，即以所伤鸡汤下。又法，以犬吊其一足，取其涎，徐徐灌之，或冲入药内服。又法，硼砂，井水洗涤，含化，最能软骨。又法，用贯众浓煎一盏半，分三服，连进。片时，一咯其骨自出。细茶、五倍子，等分为末，吹入咽喉，立愈。又法，吃橄榄即下。或用橄榄核为末，顺流水下。稻芒、糠壳哽喉，将鹅吊一足，取涎，徐徐咽下，或用白饴糖多吃。

误吞 竹丝哽，以烂竹篱土内者，煎汤服。鱼骨哽，取本鱼生眼珠，以腐衣裹之，拼命吞之，即愈。吞碗丝，以绿苎麻梗烧了，当烟筒呼吸，其喉舌肿处即消。吞钉铁金银铜等物，但多食肥肉，自随大便而下。吞钱，烧炭末，白汤调服，或食荸荠，其钱自化。吞发绕喉不出，取自己乱发烧灰，白汤调服一钱。凡治哽之法，皆以类推。如鸬鹚俗名水老鸦治鱼哽，磁石治针哽，发灰治发哽，狸、虎治骨哽。凡卒然咽噎，用炭末蜜丸

---

① 煨：此后原衍"溏"字，据《杂病证治准绳·七窍门·咽喉》删。

含咽。

口舌生疮　宜凉膈散。

口疮烂　用导赤散合四苓散，各等分，煎服。

口糜烂　柴胡、地骨皮各二钱，连翘一钱，黄芩、薄荷各七分，煎服。

口舌生疮初起　炙草二两，藿香、石膏煅、栀子各一两，为末调服。

口舌疮连年不愈　玄参、天冬、麦冬，等分为末，蜜丸噙化。

口唇紧小不能开合，饮食不得，不急治则死，急用泻黄饮子。升麻、白芷、枳壳、黄芩、防风、半夏、石斛各一钱，甘草五分，姜五片，煎服。外用黄柏二两，五倍子、密陀僧各二钱，甘草二分，为末，水调后三味，涂黄柏上炙干，再涂再炙，药尽为度。然后将柏作薄片，临卧贴唇上，天明即愈。蛇蜕治紧唇重腭，烧为末敷。

舌肿大渐渐满口，不急治则杀人。百草霜、芒硝、滑石，为末，酒敷。又法，用紫雪二钱，竹沥和匀，频抹口中。蒲黄、竹沥涂舌上。又法，日砭八九次，刺出恶血妙。硼砂、牙硝治舌肿。

舌下肿如核大，破出黄痰后复发者，连翘一钱半，牛蒡子、真川连各一钱，天花粉、栀子仁各七分，枳壳、柴胡、荆芥、薄荷各五分，甘草三分，灯芯一团，水煎服。

口舌生疮菌　酸枣仁、茯神、人参各一钱，犀角、琥珀、朱砂各五分，冰片二分，为末，蜜丸，麦冬汤服。噙化最好，亦可时时搽咽。

舌忽肿大 百草霜、青盐，等分，为末，井水调涂舌上。

舌根忽生小舌，针刺去恶血，即愈。

舌上生疮或白胎如雪 先以生姜片蘸蜜水揩洗，再用薄荷汁和白蜜和匀，涂舌上。

舌胎辨症 舌本红而泽，舌上胎滑者，以丹田有热，胸中有寒，邪气相传入里也。寒变为热，则舌胎不滑而涩。若热聚于胃，则舌黄下之则去。黑者，热极也。舌色淡黑二三点，用补肾降火之药。

唇口肿赤者，热极也。唇口青黑者，寒极也。脾肺病久，则虚而唇白，肺主唇也。

小儿口舌疮难用药，以天南星取中心龙眼大，一块，为末，醋调，涂儿脚心，甚妙。或吴萸为末，醋涂脚心，亦效。乳母宜服凉膈散。小儿口疮，薄荷汁拭口内，西瓜水徐徐咽之。

口疮 先以布巾蘸薄荷汤拭口，再用黄柏、儿茶、白枯矾为末，掺之。又方，蒲①黄、青黛、硼砂、焰硝、甘草，为末，掺之。

凡治口舌疮，皆宜以布巾蘸薄荷汤，拭净后用药。

---

① 蒲：原作"治"，据《景岳全书》卷六十《口舌方》"碧雪"条改。

齿痛 其类有七，编短不及详，以非要症故也。略备数方。雄黄、乳香、胡椒、荜拔、良姜、细辛、麝香为末，用少许吹男左女右鼻中，立止。又樟脑、硼砂、青盐、焰硝为末，时时擦之。

牙痛动摇溃烂，欲变成骨槽风，出脓血骨露者，地骨皮、白芷、防风、升麻、川芎、当归、槐花、藁本、甘草各一钱，加姜三片，黑豆百粒，煎热漱，冷吐。

凡齿病者，忌脂麻油、干枣及桂心，犯之即重。凡齿病，皆由日月蚀未复圆时饮食所致。凡日月蚀未平时，切忌饮食。

急咽痹 治迟则咽塞而死，用猪牙皂角、白矾、黄连，等分，瓦上焙为末，以半钱吹入喉中，少顷吐出脓血，立愈。

咽喉口舌生疮者，以茱萸末醋调，贴两足心，一夜即愈。

锁喉风闭 凡遇此症，先于脰①项处搽香油，用钱一文刮之，如刮痧样，其痛稍缓好，乘势进药。或刺指少商穴及四腕、委中等穴。

喉风 用土牛膝根捣汁，加米醋少许，头一口嗽咯而吐去之，然后咯而服之，立效。咯音霍。

预防喉患 萝卜菜，初交冬时摊在屋瓦上，任他日晒

---

① 脰（dòu 斗）：脖子、颈。《说文解字·肉部》："脰，项也。从肉豆声。徒候切。"

雨打，不必盖。立春前一日收下，阴干二三月。切，用盐拌，蒸熟作菜，永无喉患。凡遇喉病，煎汤或研服，立愈。方系仙传。

皮肤痛不可以手按　用桑白皮二钱，干葛、柴胡、枯芩、玄参各一钱，地骨皮、天冬、麦冬各一钱半，甘草、木通各四分，姜三片，葱一寸，水二盏，煎八分，食远服，取微汗。

耳中卒痛　用磨刀铁浆滴入即愈。又用盐五斤蒸热，以耳枕之，冷复易之。耳红肿内胀，用经霜青竹箨露在外将朽者，烧存性，为末，敷入耳中，其疼即止。

耳内如有虫在内奔走，或血水流出，或干痛不可忍者，蛇蜕皮烧存性研末，鹅毛管吹之，立愈。

耳内出水成疮　用蚯蚓屎为末敷之，并吹入。又用枯矾、胭脂坯、海螵蛸为末，先以绵裹杖绞尽脓水，后用吹之。鸡屎白炒研敷之。耳出脓血，百草霜、锅底墨吹满耳，深入无苦，即自出。蝉蜕半两，烧存性，麝香五分，绵裹塞之。穿山甲烧存性，入麝香吹之。

耳内外恶疮及头疮肥疮瘑疮[①]　用黄柏半两，干马齿苋一两，为末，敷之。

耳出臭脓　用杏仁炒黑捣膏，绵裹纳入，日三四易

---

①　瘑（guō 锅）疮：生于手足间的疽疮。《本草纲目·主治下·诸疮上》："瘑疮生手足间，相对生，如茱萸子，疼痒浸淫，久则生虫。"《医宗金鉴·外科心法要诀·瘑疮》："瘑疮每发指掌中，两手对生茱萸形，风湿痒痛津汁水，时好时发久生虫。"

之，妙。

疳耳脓汁 用青黛、黄柏末搽之。鸡子黄炒油涂之，甚妙。又用出鸡卵壳，炒黄为末，油调灌之，疼即止。

耳中出血，蒲黄炒黑，研末掺入。凡人耳后发际搔痒，小窍出血，此名发泉。取多年粪桶箍，烧灰敷之，立愈。

百虫入耳 生油调铜绿，滴之。韭汁灌之，即出。川椒末浸醋，灌之。杏仁捣烂，取油滴入，非出即死。人乳滴之，即出。

蜒蚰入耳 芝麻炒研，作袋枕之。麻油作煎饼枕卧，须臾自出。

香油虫其足无数之虫入耳，用冰片、地龙、碙砂吹之，或以香物引之。牛乳少少滴入，即出。若入腹者，饮一升即化为水。

蚁入耳 穿山甲烧研，水调灌入。

蛆入耳 绿矾掺之，即化为水。蚤虱入耳，以菖蒲末炒热，袋盛枕之。蜈蚣入耳，炙猪肪掩耳，自出。蝇入耳害人，皂角、蠹虫研烂，同鳝鱼血点之。

蚂蟥入耳 取田中泥一盆，枕耳边，闻气自出。

水银入耳 以金枕耳边，自出。

水入耳中 薄荷汁滴入，立效。

耳中有物不出 弓弦打散，涂好胶，挂入耳中，徐粘引出。

耳中有物　如枣核等入耳，大痛不可动者，以火酒滴入，仰之半时，即可钳出。

头耳诸疮　并用肥皂煅存性，一钱，枯矾一分，香油调涂。

冻耳成疮　白敛、黄柏为末，生油调敷。生姜汁熬膏，涂。

耳足冻疮　橄榄核烧研，油调涂之。

心胃脘分治

心痛与背相控，善瘛，如从后触其心，伛偻者，肾心痛也。腹胀胸满，心尤痛甚，胃心痛也。如以锥针刺其心，脾心痛也。色苍苍如死状，终日不得太息，肝心痛也。动作痛益甚，色不变，肺心痛也。

胃病或满，或胀，或食不下，或呕吐，或吞酸，或大便难，或泻利，面色浮而黄者，胃之本病也。

左脉浮弦，或恶风寒者，有外邪，用藿香正气丸药店有。

按之痛止者，为虚，宜酸以收之。勿食辛散之剂归脾丸、参术散。

病久气虚血损，及素作劳羸弱之病患心痛者，皆虚痛也。

死血作痛①，脉必涩，作时饮汤水下或作呃。

虫痛，面上白班，唇红能食，或食即痛，或痛后便能饮食，口中沫出。

治九种心痛　草果、延胡、五灵脂、没药，等分，为末，酒调服。

心腹冷痛　丁香百枚，白芍酒炒，二两，良姜一两，炙甘草半②两，为末，每服二钱，陈米汤下。爱吃热者是冷，宜炮姜、白术、附子、人参等。

积热攻心，暑毒入心，面目赤黄，身热烦躁，为热心痛。用金铃子、延胡各一两，为末，酒调下。痛止，服枳术丸，宜山栀、黄连等。

心腹并痛　用附子、良姜各等分，各炒为末，入盐少许，每一钱，米汤下。二药必须各炒，若同炒则无效，名二炒丹。又延胡、胡椒，等分为末，每二钱，温酒下。

诸痛不可用补气药，气旺则愈痛，痛急则服苏合丸半粒。

心痛虽日数多，不吃饭不死；若痛止便吃物，即还痛，必须三五服药后，方可吃物。若不忌饮食，痛必大作。

心胃痛，宜用葱、姜二物捣烂作饼，炙热贴脐，以熨

---

① 痛：原作"气"，据《杂病证治准绳·心痛胃脘痛》改。
② 半：原脱，据《世医得效方》卷四《心痛》"鸡舌香散"条补。

斗火熨饼上。

腹痛 中脘痛，太阴也，用理中汤。脐腹痛，少阴也，姜附汤。小腹痛，厥阴也，吴茱萸主之。大约大腹痛多食积外邪，脐腹痛多积热痰火，小腹痛多瘀血及痰或尿涩。

寒热虚实辨 绵绵痛而无增减者，寒也。时痛时止者，热也。其痛有常处而不移动者，死血也。痛甚欲大便，利后痛减者，积也。腹痛脉滑，小便不利者，痰也。用川芎、苍术、香附、白芷为末，姜汁和汤，服时磨木香汁妙。

凡腹痛按之痛者，为实。按之不痛者，为虚。按之痛，重按却不痛者，此是气痛，乃虚寒证也。若重按愈痛而坚者，积也。

诸痛呕吐 寒宜理中汤，上热下寒者用黄连汤。黄连二钱，人参二钱，半夏一钱二分，炮姜、桂枝各一钱，甘草五分，姜、枣煎服。

诸般腹痛一服立止 苍术、香附炒、白芷、川芎、赤苓、栀子炒、滑石、神曲炒，各一钱，炮姜、陈皮各五分，炙甘草三分，水煎服。

腰痛有十 肾虚者，用青娥丸药店有。

挫闪腰痛 延胡、当归、桂心、杜仲，等分，姜汁炒为末，每二钱，酒下。又方，用神曲如拳大一块，烧令通赤，好酒二大盏，淬酒中，便饮之，令尽，仰卧少顷即安。

或以此酒，吞青娥丸更妙。

腰痛药宜菟丝子、牛膝、蒺藜、续断、威灵仙、破故纸、杜仲、胡桃、芡仁、芝麻、猪肾、橘核、五加皮等。

痛风 即痛痹。其症短气自汗，头眩欲吐，手指挛曲。其痛如掣者，寒多；其肿如脱者，为湿多；肢节间黄汗出者，为风多。身体瘣①瘰，彻骨疼痛，须大作汤丸治之。痛风多属血虚，多用芎、归佐以桃仁、红花、薄、桂、威灵仙、甘草、黄柏、牛膝、苍术、姜汁。在上加羌活、桔梗、桂枝，在下加防己、木通。活络丹治一切痛风，筋脉拘挛沉痛，温酒下。

肩臂痛 宜先灸之，或用万应膏加肉桂、麝香贴患处。宜作左右开弓势，早、午、夜各三次。

脚气痛 外症全类伤寒，但初起脚膝软弱，顽痹转筋赤肿为异耳。脚气皆由气实而死，故不得大补，亦不可大泻。纵甚虚羸，亦须微微通泄，亦宜时取汗也。治要疏导大便而淋洗，宜羌活导滞汤、当归拈痛汤、二妙丸。最妙以三棱针数刺肿上出毒血，则肿消痛止。或刺爪甲端，多出黑血。最忌热药蒸泡，恐逼邪入经络也。早饭饱食，午饭少食，夜饭不食弥佳。夜食则血气壅而增痛矣。

---

① 瘣（huì 会）：瘣，结块；肿瘤。

脚气湿气，皆从足心涌泉穴起，朝夕常以两足赤肉更次用一手握指，一手摩擦，多时觉足心热，即将脚指略略动转，脚力强健，自[①]无痿弱疼痛诸疾矣。

脚气药 牛膝、石斛、苡米、威灵仙一味为末，每二钱酒下，数日能步履、何首乌、蓖麻叶脚气肿痛，取叶蒸裹之，日三易，即痊、松节、五加皮、桑枝、川椒、槟榔炒、鳗鱼、鲫鱼、生栗、木瓜、黑豆、赤豆、紫苏。

小肠气痛 病在小腹，腹痛不得大小便，名曰疝。得之寒，亦有得之湿热者。苏叶一斤，杉木炭一升，煎浓汤熏洗，妙。

疝痛劫药能劫疝止痛 山栀四十九枚，烧半过，大附子一个，炮熟，锉作二钱，水一盏，酒半盏，煎至七分，入盐一撮，温服，名仓卒散。又乌头、栀子并切，炒，研末，顺流水入姜汁调服。又方，桂枝、山栀炒、川乌切炒，为末，姜汁糊为丸，姜汤下三四十丸，大能劫痛。鲜苏叶揉软包之。

疝刺痛不可忍者服之神效 乳香、没药、当归、白芷、川芎、芫青制，各一钱，为末，每服三分，甚者五分。先点好茶一盏，次掺药末在茶上，不得吹搅，立地细细嚼之。名神圣代针散。

治男子七疝，妇人带下瘕聚，痛不可忍，皆任脉所

① 自：原作"白"，据文义改。

主，治法同。用川楝子炒、茴香、山茱萸、吴茱萸、食茱萸、青皮、陈皮、马兰花、芫花各一两，为末，醋糊和丸，温酒下五十丸。

治诸疝及外肾肿胀痛一服立应　乳香、没药、木香、附子炮、茴香盐炒、川楝肉、延胡、全蝎炒、人参各一两，为末，酒糊丸梧子大，空心酒下百丸。

禁忌　凡疝病，非断房事与厚味，不可用药。

导引法，坐舒两足，以两手捉大指拇，使足上头下极挽五息止，引腹中气遍行身体，去疝瘕病。

瘄疝在妇人则为阴户突出，名曰阴瘄。又治小儿偏坠，无有不效，名马兰花丸。橘核炒、海藻盐酒炒、昆布盐酒炒、海带盐水洗、桃花麸炒、川楝子炒、马兰花各一两，槟榔五钱，为末，酒糊为丸梧子大，盐汤或酒下六七十丸。此方治四种瘄疝，卵核肿胀偏有大小，或硬如石，小腹绞痛，甚则囊肿溃烂出黄水。在妇人则阴中突出，如菌、如鸡冠等症，乃肝郁胃虚下陷，宜先服补中益气汤、逍遥散，又服此丸。

阴内如菌突出　用藜芦为末，猪脂调敷，一日一易，努肉自入。

阴肿痛极，便秘欲死。用橘皮、枳实各四两，炒香热，绢袋盛，分两包，遍身从上至下及阴肿处，频频运之，冷则换温者，直至喉中有枳实气，即效。又用四物汤加柴胡、栀子、丹皮、龙胆草煎服。

妇人阴户内，不论何病，总宜逍遥散。

妇人阴门边生疮，作痒作痛不止者，用蛇床子一两，花椒三钱，白矾三钱，水十碗，煎五碗，熏之洗之，五日愈。

妇人儿门内诸暗疾　当归一两，栀子三钱，白芍五钱，柴胡一钱，茯苓五钱，楝树根五分，煎服。如有火加黄芩，寒加桂枝，有痰加白芥子。

产门内生虫　鸡肝一付，以针刺无数小孔，纳入户中，则虫俱入鸡肝之内矣，三付全愈。后用白芍、当归各五钱，甘草三钱、栀子炒，三钱，陈皮五分，泽泻三钱，茯苓三钱，白术五钱，煎服四剂。

产门外生疮久不效者　炒黄柏、炒白微各三钱，轻粉五分，蚯蚓屎炒，三钱，冰片五分，麝香三分，儿茶、铅粉、樟脑各三钱，乳香去油，三钱，为末糁之，兼治各色之疮，俱神效。

淋痛　淋病，小便如粟状，小腹弦急，痛引脐中，皆肾虚而膀胱有热也。大凡小肠有气则令人胀，小肠有血则小便涩，小肠有热则小便痛。痛者为血淋，不痛者为尿血。败精结者为砂，精结散①者为膏，金石结者为石淋。皆不可用补药，又禁发汗。

劳淋者，苦倦虚损，小便不出，小腹急痛，宜四物加

---

① 散：原作"败"，据《丹溪心法·淋四十三》改。

知母、黄柏、滑石、琥珀、甘草梢。

血淋者，时下血，疼痛满急，宜四物加知、柏、泽泻、茯苓、甘草梢或用导赤散。

热淋者，便赤色，脐下急痛，宜八正散_{见癃闭}、导赤丸，或益元散加木香、槟榔、茴香各一钱，为末，空心服。

气淋者，小便涩滞，常有余沥，小腹胀满，宜沉香散。葵子、赤芍各七钱半，沉香、石韦、滑石、当归、王不留行各五钱，青皮、陈皮、木香、甘草各二钱半，为末，每二钱，空心下。气淋，气不可忍者，用通秘①散。附子、陈皮、赤苓各等分，煎服。

石淋者，尿下砂石，令人闷绝，用枳壳散、益元散煎水，吞来复丹为妙。久服则大便通泄，石块自小便出，益元散专主石淋。治砂石淋痛割，滑石、石膏各五钱，石韦、瞿麦、木通、葵子各②三钱，为末，每二钱，葱白、灯心煎③汤，蜜二匙下。砂石淋急痛，用硼砂、琥珀、赤苓、葵子、陈皮各三钱，为末，每用二钱，以葱白二茎，麦冬廿④一粒，蜜二匙，煎汤服。

膏淋者，尿出如膏，热中涩痛。麝香五分，葱白一根，

---

① 秘：原作"祕"，据《丹溪心法·淋四十三》"通秘散"条改。

② 各：原脱，据文义补。

③ 煎：原脱，据《古今图书集成医部全录·淋浊遗精血汗门》"滑石散"条补。

④ 廿：原作"甘"，据《古今图书集成医部全录·淋浊遗精血汗门》"硼砂散"条改。

同捣取汁，儿茶三钱半，琥珀二分，为末，调百沸汤，入葱汁，空心同服，如神。又方，用白苓一两，桑螵蛸炙、鹿角胶珠、秋石各五钱，为末糊丸，人参汤下。

砂淋者，茎中有砂，涩痛，轻则为砂，重则为石。用海金沙七钱半，滑石五钱，为末，每二钱，以木通、麦冬、车前子煎汤，入蜜服。又方，用石首鱼头中骨五对，火煅为末，滑石五钱，为末，分作二服，木通汤下。又治砂石淋，每尿时器中剥剥①有声，痛楚不堪，用杜牛膝即虎杖根一两，水五盏，煎耗其四，留其一，去滓，以麝香、乳香各少许，研调服之。又方，用瓦松煎汤，熏洗小腹，约两时即通。淋疝又见小儿门，参看可也。

冷淋者，必先寒战，而后小便。用生附子、滑石各七分，木通、制②半夏、瞿麦各一钱二分，姜七片，灯心一团，煎服时加蜜少许。

诸淋通治 散热利小便，只能治热淋、血淋。其砂淋、石淋、膏淋，必须开郁古方用郁金、琥珀行气青皮、木香，破血蒲黄、牛膝滋阴黄柏、生地。

治少腹痛用青皮、黄柏。治淋用大黄蜜浸一宿、玄参、细辛、芒硝 、赤苓、黄芩、甘草梢、当归、栀子、海金沙、地肤草汁、冬瓜汁。

通治小肠膀胱积热，或癃闭不通，或遗尿不禁，或

---

① 剥（bāo 包）：象声词。
② 制：《医学入门》卷六《杂病用药赋》"生附散"条无此字，可参。

白浊如泔，或膏淋如脓，或如栀子水，或如砂石、米粒，或如粉糊，俱热证也，用郁金黄连丸悉主之。滑石、白苓各四两，黑牵牛子头末三两，黄芩、大黄、琥珀各二两，郁金、黄连各一两，为末，水丸梧子大，沸汤下五七十丸。

妇人产后诸淋通治神方　白茅根五钱，瞿麦、白苓各二钱半，葵子、人参各一钱二分半，蒲黄、桃胶、滑石各七分，石首鱼头中骨四个，煅，甘草五分，紫贝二个，煅，各锉，分二剂，入姜三片，灯心廿茎，空心煎服，或研为末，用二钱，木通汤下。

小儿胎毒成淋　用紫雪和黄柏细末，丸梧子大，晒十分干。先与二百丸，经二时又以三百丸作一服，以热汤下，以食物压之。半日淋下后，又以陈皮、桔梗、木通煎服。

茎中痒痛　用八味丸加车前子、牛膝煎服。想是用知柏八味丸也。

茎中痛不可忍　川楝子肉、甘草梢各一钱，玄胡索七分，人参五分，赤苓四分，琥珀、泽泻、柴胡、当归尾、青皮、黄柏各三分，灯心一团，空心煎服。

头痛　风入太阳，用川芎一钱，细辛一钱，白芷一钱，柴胡、半夏、甘草各一钱，芍药三钱，煎服。又方，蔓荆子、白芷、甘草、半夏、细辛各一钱，川芎五钱，煎服。又方，用蓖①麻子一粒捣碎，同枣肉丸如黄豆大，外用丝绵裹之，纳鼻孔中，少顷必有清涕流出，即将丸药取出，头疼即愈。不可久放鼻中，必致脑髓流出，反成不救之症，慎之。

头痛用川芎、沙参各一两，蔓荆子、细辛各二钱，水二碗，煎八分，加酒半碗，兼治脑痛。乃肾水不足，邪火冲入于脑，终朝头晕，法当大补肾水。若止治风，则痛更甚也。六味加芎、归、麦冬、玄参、玉竹治之。

脑痛用柴胡、麦冬、郁李仁各五钱，白芍三两，辛夷、桔梗各三钱，甘草一钱，水二碗，煎汤，入酒一碗饮，一醉而愈。量好者再饮之，饮酒必以醉为效。风入胆，胆应脑，脑热则鼻下清水。

目痛火眼，黄连一钱，花椒七粒，明矾三分，荆芥五分，姜一片，一日洗七次。

虚火之眼，红而不痛不涩，无眵是也。有实火者，红肿如含桃，泪不出，酸痛羞明，多眵是也。虚火、实火，以此辨之。

虚火眼　人乳半杯，生地二钱，玉竹五分，明矾半分，煎汤，一日洗七次。又方，柴胡、防风各二分，黄连三分，花椒三粒，明矾一分，水半盅②，饭锅上蒸，一日洗三次，二日止痛。按：此方可治实火。又方，人乳半大杯，黄连三分，

①　蓖：原作"草"，据《石室秘录·吸治法》"论头痛"条改。
②　半盅：原脱，据《石室秘录·上治法》"目痛"条补。

大枣一枚，明矾三分，人参三分，煎二沸，日洗七次，三日愈。

目痛 柴胡、当归、甘菊、荆芥、防风、半夏各一钱，白芍三钱，栀子、白蒺藜各二钱，甘草五分，煎服想亦可洗。

目痛而涩，无泪而红赤者，非热也，乃肾水亏而虚火冲上耳。用六味汤加柴胡一钱，白芍三钱，当归、甘菊各三钱，煎服。

目肿而痛，如针刺一般，宜直散肝胆之郁火。用柴胡、炒栀子、白蒺藜各三钱，甘草、半夏各一钱，煎服。

胬①肉扳睛，睫毛倒生，用甘菊十两，白芍一斤，当归半斤，柴胡四两，丹皮三两，葳②蕤一斤，沙菀一斤，草决明四两，茯苓十两，麦冬、天冬各十两，枸杞子一斤，为末，蜜丸。每日饥时服一两，三料愈。能断欲者，一料可也。

喉痛假热辨 喉门肿痛，痰如锯不绝，水滴不能下咽，人以为热也。然而痛虽甚，至早少轻；喉虽肿，舌必不燥；痰虽多，必不黄不成块，此乃假热之症也。急须刺其少商之穴，出血少许。急以附子一钱，熟地一两，山萸四钱，麦冬、五味子、牛膝各三钱，茯苓五钱，煎服。盖少阴

---

① 胬：原作"努"，据《辨证奇闻·目痛》改。
② 葳蕤：原作"萋葵"，据《石室秘录·长治法》"论胬肉板睛"条改。

之火如奔马，凡肾水大耗，元阳不能下藏，无水以养火而火必上越，结成肿痛，状似①双蛾，实非蛾也，妄治必死。少商穴在手大指端内肉②，去爪甲角如韭叶，出血以泻诸脏之热。

阴虚双蛾，附子一钱，盐水炒，用一片含在口中，立时有路，后以八味丸一两服，白汤送下。有日重夜轻者，山豆根、桔梗各三钱，半夏、甘草各一钱，煎服。

口舌生疮者，心火郁结也，黄连三钱，菖蒲一钱，水煎服。

心痛 贯众、乳香、白芍、炒栀子各三钱，甘草五分，煎服。此方专治火痛、呼号口渴者效。

心痛 苍术二钱，白芍五钱，当归一两，肉桂、良姜各一钱，水煎服。此方治寒邪犯包络。散肝邪，即所以散包络之邪也。

辨症 寒邪之犯，必恶寒，见水则仇雠③，以火煨之则快是也；热邪之犯，见水喜悦，手按之则痛甚。治宜辨清，不可误也。

心痛有呼号不能安于床席者，肝经热也，急泻肝以救包络之焚。用白芍一两，当归、炒栀子各三钱，生地五钱，甘草一钱，陈皮八分，煎服二剂。胃寒而痛者，在心之上；

---

① 似：原作"以"，据《石室秘录·逆医法》"论双蛾"条改。

② 肉：《外科大成·针砭灸烙烘照蒸拔等法·针》"针少商穴法"条作"侧"。

③ 雠（chóu 仇）：原作"雠"，据文义改。

脾寒而痛者，痛在心之下与左右也。

腹中疼痛欲死，手按之转甚者，乃火挟痰与食也。用甘草一钱，白芍五钱，茯苓、栀子各三钱，柴胡、枳实各一钱，山楂一钱半，煎服。

腹痛手不可按者，川枳实一两，白术二两，马粪五钱，炒焦，酒煎服。马粪最能安痛，又能逐邪而化物，愈久愈妙，最宜多备，炒焦用。

臂痛肩膊痛　当归三两，白芍三两，柴胡五钱，羌活、半夏、秦艽①各三钱，陈皮五钱，附子一钱，白芥子三钱，水六碗，煎二沸，入酒二碗服，以醉为度，此肝气郁也。亦有从痰治者，宜审脉及症，消息之。

背痛者，膀胱之气化不行，故上阻滞而作痛，治当清其膀胱之火。盖膀胱借肾道而行，所以背脊作楚耳。用熟地一两，薏苡仁五钱，茯苓、芡实各五钱，泽泻、车前子各三钱，桂心三分，煎服。

背脊骨痛者，肾水衰耗，不能上润于脑也。黄芪、熟地各一两，山萸、麦冬各四钱，五味子一钱，白术五钱，茯苓三钱，防风五分，附子一②分，煎服。金旺则生水，必多服，乃能取效。

腰痛用白术、薏仁各三两，芡实二两，煎服。此乃脾湿之故。

① 艽：原作"艽"，据《石室秘录·完治法》"论两臂肩膊痛"条改。
② 一：原脱，据《石室秘录·长治法》"论背脊骨痛"条补。

腰痛不能俯者，水湿也。用柴胡、泽泻、猪苓、白芥子各一钱，防己二钱，白术五钱，山药三钱，甘草五分，肉桂三分，煎服。轻者四剂，久病二月有效。

腰不能直者，风寒也。用逍遥散加防己一钱，煎服。如久病则改用白术二两，杜仲一两，合逍遥散，酒煎服。逍遥散见妇人方。

腰以下痛，两足痛，肾虚加湿也。用黄芪半斤，防风、茯苓各五钱，车前子三钱，薏仁五两，杜仲一两，肉桂一钱，水十碗，煎二沸，取汁二碗，入酒二碗，一醉而愈。此由风入四肢及头上、背间、腰下也。

手足痛，肝木郁也，用逍遥散加炒栀子、半夏、白芥子各二钱，煎服。

两腿酸痛，此湿气入于骨中而皮外无湿也。用薏仁二两，茯苓三钱，芡实一两，肉桂一钱，牛膝二钱，萆薢一钱，煎服。须久服乃效，或丸服。

两足弱不能步履，气虚不能运用也。用补中益气汤加牛膝、石斛、人参各①三钱，黄芪一两煎服。

两足骨中寒痛，用薏仁一两，白术五钱，芡实、杜仲各三钱，茯苓一两，萆薢一两，肉桂、牛膝各一钱，煎服，三月不可改方。寒湿集于双足，将成痉也。又方，白术四两，薏仁半斤，山药半斤，车前子一两，牛膝三两，生黄芪十两，

---

① 各：原脱，据《傅青主男科》卷下《麻木门》"足弱"条补。

杜仲四两，肉桂一两，为末，蜜丸，饭前酒下一两，一料必效。

疝痛，沙参一两，橘核、肉桂、柴胡各一钱，白芍五钱，陈皮、吴茱萸各五分，煎服。孙真人治疝用此，乃肝之病也。

阴肿如斗，取诸葛菜洗去泥，打烂封之，神方也。

外科方

欲①发痈疽之候　凡发热憎寒，头痛恶心，筋脉拘牵，气急烦闷，或病渴多年，皆是欲发痈疽也。愤郁不遂志欲之人，多有此疾。人患口干，必主痈疽，吃金银花汤最妙。

热胜则阳气内郁，故而红肿，皮肤微高，气面坚厚，或痛或痒，谓之肿。有因风寒而得，则肿硬色白；有因热毒而得，则燉肿色赤。血涩不通，风邪内作，即无头无根；气血相搏作者，即有头有根。疽发深而不痛者，胃气太虚，因虚而不知痛也，必死。小按即痛者，病势浅；大按乃痛者，病势深。男以左边为重，女以右边为重。

肿高而软者，发于血脉；肿下而坚者，发于筋脉；肉色不变者，发于骨髓。阳症有热，则气血行而生肌；阴证

---

① 欲：原脱，据《东医宝鉴·杂病篇·痈疽》"痈疽欲发之候"条补。

无热，则气血滞而不敛。未溃而痛者，泻之；已溃而痛者，补之；其有秽气所触者，和解之；风冷所逼者，温散之。

痛者，气血郁积，蒸肉为脓也。脓溃则肿退皮宽，痛必渐减。而反痛者，此为虚也。

痈疽发于内者，当审脏腑。如中府在乳上三肋间，动脉应手隐隐而痛者，肺疽；上肉微起者，肺痈也。巨阙属心，期门属肝，章门属脾，京门属肾，中脘属胃，天枢属大肠，关元属小肠，若有上证，仿此辨之。

少阳厥阴二经，血少，肌肉难长，妄用驱毒利药，以伐其阴分之血，必死。

辨脓法 但以手掩肿上，热者为有脓，不热者为无脓。按而后痛者，其脓深；按之即痛者，其脓浅；按之软而即复者，有脓；按之强而不复，无脓也。按之坚硬者，未有脓也；按之半软半硬者，已有脓也，宜急破之。中央脓处软，四旁肿肉硬。重按乃痛，脓之深也；轻按即痛，脓之浅也。

肿硬脓稠者，为实；肿软脓稀者，为虚。败脓不去，加白芷，不可用白术，术能生脓也。醋和雄雀①屎，敷痛头上如小豆大，其头即穿。

辨晕 真晕生于疮口之傍，如红筋之状，见晕则非美

---

① 雀：原作"崔"，据《肘后备急方·治痈疽妒乳诸毒肿方第三十六》改。

症矣。一晕、二晕、三晕尚可，四晕必死。

治法大略 初发，则表者散之，里者下之，火以灸之，药以敷之。刘涓子法曰，补填脏腑令实，勿令下陷之邪蔓延。外以火灸，引邪透出，使有穴归着而不乱，则可转死回生，变凶成吉矣。

仙方活命饮 治一切痈疽毒肿，未成者则内消，已成即溃，排脓止痛消毒之圣药也。金银花五钱，归尾、皂角刺、陈皮各二钱半，乳香、贝母、天花粉、白芷、赤芍、甘草节各一钱半，防风七分、没药五分，穿山甲炒，五分。热肿甚者加大黄三钱或五钱。在上酒炒，中酒洗，在下则生用，酒三碗、水一碗入瓦罐封口。煎二碗服后，再饮酒二三杯，以渣敷患处，侧卧而睡。忌酸物、铁器。毒在上背，角刺为君；在腹，白芷为君；在四肢，银花为君。予每用此方治外症，以时随症加减分两。自初发以至收功，用至五六剂者，无有不效。但虚人无火，则不用大黄；溃后不用角刺、甲片，其余则不敢增损。虚证溃后，酌加参、芪。外症只此一方足矣。倘有加减，不过地黄、川芎、连翘、山栀、芩、连、生赤首乌等。阴症恐侵脏腑，不过苍术、地骨皮、芪、术、桂皮少用、四君随症施治，总以此为准。

飞龙夺命丹　梅花点舌丹 治一切发背、痈疽、疔疮、恶疮。服之便起发有头，不痛者便痛，已成者即愈，此乃恶证中至宝也。每服先以葱白三寸，病人嚼烂，吐在手心，男左女右，将药丸在葱内以热酒二三盏送下，被覆约人行五里之久，再以热酒数杯助药力，发热、汗大出为度。如无汗，再服一二丸药店有，不备方。

痈疽因积毒在脏腑，当先助胃壮气，使根本坚固，再以行经活血药为佐，参以经络、时令，使毒气外发，可以内消，此治之宜早也。始觉患起高肿五七日，忽平陷者，是内攻之候，急以内托散治之。用人参、黄芪盐水浸，蒸焙、当归酒洗、厚朴姜制、桔梗、肉桂、川芎、防风、白芷、甘草等分为末，每三钱，木香酒调下，加白芍药。

替针丸 治脓成未破或脓出不快，白丁香一十粒，硇砂末、没药、陈仓米各①二分半，研匀，以饭米丸，如粟米大，贴疮上，即溃脓出想用末药亦可，好肉易生。

涌泉膏 治痈疽软而疮头不破，或已破疮头肿结无脓者。用斑蝥去毒，焙为末，研②和蒜膏，如小豆许，点在膏药中，视疮口处贴之，少顷脓出，即速去药。

痈疽破穴后，误入诸毒水，臖③痛，用沙糖、糯米粉各④七钱半，生甘草末三钱，入熟水少许，摊贴，毒水自出。驴、马汗一切毒水皆治之。

---

① 各：原脱，据《疡医证治准绳·溃疡·取脓》"替针丸"条补。
② 研：《仁斋直指方论·痈疽证治》"涌泉膏"条作"揉"。
③ 臖（xìng 兴）：肿起，肿病。《医宗金鉴·外科心法要诀·疥疮》："臖肿作痛，破津黄水，甚流黑汁。"今特指淋巴结肿大。
④ 各：原脱，据《仁斋直指方论·痈疽证治》"去水膏"条补。

排脓生肌法　疮不内敛，由于肌肉不生，腐肉不去，皆由脾胃不壮，气血不旺，必以补托为主，用十全大补汤四君、四物、芪、桂有回生起死之功宜分经络、合时令加减之。

脓水出多，心烦少睡，托里圣愈①汤。二地、参、芪、芎、归各三钱，煎服。

疮口深大方　用深山黄牛粪塞满疮内，藤纸贴上，三四日后去之，妙。深山牛吃百草，故入药。又，白芷、大腹皮、露蜂房煎汤，淋洗拭干，以黄桑叶晒干为末，散②掺其中。常服内托散见上，饮酒，食肥肉，自然生肌易合。

去恶肉方　恶肉不去，好肉不生，疮口不合。用雄黄一钱，枯矾三钱，生矾六钱，研细筛过，再研三，干研，勿使染尘。掺膏药上贴之，恶肉自去。亦可打条去管。

巴豆、雄黄，只去恶肉，不伤良肉。有死血不去，白丁香上之。

去恶肉，生好肌，用鹿角细末，醋熬为糊贴之，妙，名鹿角散。

洗法　脓血燉聚之时，所赖朝夕洗疮，外舒其毒。才觉有脓，即暖醋蒸熨而破之；才见恶肉，即煮药荡而去

---

① 愈：原作"俞"，据《外科心法要诀》卷二《溃疡主治类方》"圣愈汤"条改。

② 散：《普济方》卷二百九十《诸疮口不合》"痈疽疮口深大方"条作"撒"。

之。万不可误，迟则毒侵筋骨矣。_{凡洗，可先熏之。}

凡疮肿初生一二日，急用药汤淋射之_{通肌表，发散，和}
_{气，使之内消也。}在四肢者，浸渍之；在腰腹背者，淋射之；
在下部者，浴渍之。如药二两，用水二碗，煎一碗半，以
绢帛蘸药水，渫渍患处，稍凉则急令再温，勿用冷者。日
用五七次，以肿消痛止为验。

凡疮有口，用此汤洗。猪蹄两只，煮软，澄去上油下
滓，用清汤加白芷、生甘草、羌活、黄芩、芍药、露蜂
房、当归各一钱，投汁中再煎十数沸，以帛温洗恶物令净，
避风及秽气触冒。

解毒汤　治痈疽已破未破，皆宜洗之。溃烂，最要洗
净，然后用药掺贴。黄柏、泽兰、甘草、荆芥、赤芍、大
黄、白芷、当归、独活各二钱，锉细，入葱白五根，大枣五
枚，去核，水三升，煎，乘温熏洗。如溃烂者，入猪蹄一只
同煎，可免干痛。_{一名水师精明。}

洗毒汤　洗一切疮肿。苦参、防风、露蜂房、甘草各
三钱，煎洗。

去疮中脓血毒水，用桑灰淋汁浸洗。

盐汤温洗痈疽肿毒，日洗二三次，最妙。

掺贴法　凡疮肿初生，似有头者，即贴温热药引出热
毒。于四畔赤焮处贴生寒药，折伏热毒，驱邪逐恶。

贴膏药法　疮口有脓血不净，须用药汤洗净拭干后，
却用膏贴之_{须俟水气干，然后贴之。}后有脓血水流出，用纸揩

之，一日一换；脓血水止，则二三日一换。凡掺贴之药，须研极细，则不痛。

鲫鱼膏 鲫鱼一尾，甘草节八钱，麻油十二两，巴豆一两二钱，桑枝为箸，铅粉收之。

乳香膏 治背疮初发，赤肿而高。乳香一两，青薄荷叶四两，研匀敷之。如干，新水润之，令热毒消散①减痛，免牵引。按：疮疖初起，即于半夜，用不语津唾时时涂，日间亦时时涂之，即消。又用盐擦之，日三次，亦消。又用蟾酥麝香丹，或用京都灵宝如意丹，或用好痧药，或用八宝红灵丹少加蟾酥，或用梅花点舌丹②，俱研碎，用津唾调半分，安膏药上，贴之，无有不散者。如发寒热者，服仙方活命饮，二三贴即散。芙蓉花叶，敷之亦散。

疔疮 紫金锭见毒门涂之，服飞龙夺命丹见上。

洪宝膏，治一切肿毒，散血消脓。天花粉三两，白芷、赤芍各二两，郁金一两，为末，茶调搽之，干则换新者。

凡疮疖破头后，俱用升药药店有，安少许膏药上，贴之，自能提脓。至三四日后，脓根拔出俗名脓枣头，少加熟石膏于升药内，匀如桃花色，放膏药上贴之，直至生肌，神效无比。

---

① 散：原作"敢"，据《刘涓子鬼遗方·刘涓子治痈疽神仙遗论》"乳香膏方"条改。

② 丹：原作"内"，据文义改。

升药提过之后，用此呼脓长肉。煨石膏一斤，东丹①一两，研搽。又治烂腿臁疮。

流注初起，宜葱熨法。

红丝疔　疔有一条如红线直上者，急用碗锋于红线所至处刺出毒血，又刺断其丝，然后以蟾酥、乳香等膏于正疮内涂之，否则必殆。此疔多生于手足面部，不急治则死。或紫金锭半锭，淡酒化下，外以凉水涂之，一日三次。惟已溃者忌服之。

金银酒　治一切痈疽、背痛、恶疮，不拘发在何处。初发服此，百发百中。金银花藤捣烂，入酒调和，涂敷四围，留中心一孔。又取五两搥碎，生甘草一两，入砂瓶内忌铁器，水二碗，煎至一碗，入好酒一大碗，煎三沸，分三服，最妙。或加当归、黄芪各二两，尤妙。治小疖俗名热疖头，另有方在汤火伤门。

白凤仙花治痈疽发背，取花连根叶捣烂，先以米醋洗患处，后敷之，一日一换，如神。

鬼馒头叶　取汁和蜜饮数碗，以渣敷之，治背疮效。

茨菇　取根茎捣，敷肿毒即消。煎服亦效。

脂麻油　痈疽毒疮初起，使毒不内攻，麻油一斤，煎十余沸，候冷，入好酒二碗，分五次，一日一夜吃完，此神仙截法。

---

① 东丹：又名铅丹、黄丹，橙红粉末细腻，辛寒有毒，外用于拔毒生肌膏药中。

甜瓜子 最为肠胃腹内痈要药。为末，酒服二钱。

蜀葵花 诸痈疮肿毒，痛不可忍，葵花根烂捣贴之，立效。黄蜀葵花叶，入盐研烂，敷之亦效。

葫[①]，小蒜也，治痈毒疮肿，叫呼不得卧。取独头小蒜细捣，麻油调，厚敷，干则易，神效。又芙蓉叶末，醋调敷。

商陆根和盐，敷恶疮效。马兰头汁，治火丹圣药，冬用根调六一散敷。

苎根叶 痈疽未成脓者，苎根叶捣敷，日数易，肿消。

醋 醋磨京墨，四围敷之。生姜、猪胆同涂，痈肿即消。

赤小豆 治痈肿法，赤小豆末、鸡子清调涂，治一切肿毒。

荆芥 捣烂和醋敷疔，神效。又煎服之。

人屎，痈疽欲死，取野人干屎，烧存性，醋和如泥，敷肿上，干则易，甚良。又治疔肿，封其上，一日根烂。人有生疔走黄者，以此灰酒调服。

舌菌初起 用犀角、黄连、大黄、朴硝、硼砂、蒲黄、百草霜为末，掺之；内服导赤散、逍遥散加减，效过多人。

---

① 葫：大蒜的别称。弘景曰："今人谓葫为大蒜，蒜为小蒜，以其气类相似也。"

发背诸痈肿，未有头者，用湿纸贴上，先干处便灸之。痛者灸①至不痛，不痛者灸至痛。

恶毒痈肿连阴及小腹痛不可忍者，用茴香苗叶打汁一升服，日三四，渣敷肿上。冬月根亦可用，极验。

治诸肿毒，用大黄末、飞丹，米醋调涂。又肿未成脓，白牡蛎末水调涂，干更上。又，凡肿毒已溃、未溃，用鲤鱼烧灰，醋调涂，未消再涂。

一切痈疽发背，用冬瓜一大块合疮上，热即易之，瓜未尽而疮已敛小矣，即用膏药治之，此法神妙。

一切痈疖内攻未出脓者，用葵子，水吞三五枚，遂作窍出脓。一方吞葵子百粒，当日疮头开。

治痈肿、喉痹、蛇虫、狂犬等毒，并用紫荆煮汁服之，亦可洗。

鹿角胶一片，水浸软，贴肿当头，肿溃脓自消也，妙。

一切痈肿发背，初出疼痛难忍，用栝楼根为末，每服三钱，井水调下。又，以唾调贴之。又方，背疽有脓，用瓜蒌、马齿苋、蛇皮、灯草、胡桃肉共研，以水搅匀。地上掘一坑，量疮大小，深五六寸，置药在内。令患人以疽封坑仰卧，四边拥好，不令透风，须臾脓水追入坑内，其疮便回，大妙。想此法治各疮俱妙。

---

① 灸：原作"炙"，据《针灸资生经·发背》改。

乳痈 地黄汁敷之，一日数次，效。痛不可忍，用蜂房烧灰为末，每服二钱，水一盏，煎六分，食后服，成脓后乃可用。又蛤粉、藕粉各三钱，调服。按：蒲公英、生甘草、银花、黄芪各五钱，煎服。加酒一杯，渣敷，必效。

治痈肿疮疖用蜂房、蛇蜕炙干，必先洗净、女子发三味，先以油熬槐、柳、桃、梅、桑条，约味出滤去，下前三味，熬成膏，用帛摊贴，效。臁疮用蜡纸摊。又方，陈小粉炒黑研细，以醋调贴。

痈疽疔肿，用紫花地丁、苍耳末，酒调四钱服，效，亦疗黄疸。如鲜者，打汁更妙，渣敷。

痈疽发背，痛不可忍，用粪缸内底上青泥，取出阴干为末，以新汲水调敷，其痛立止。

痈疽肿毒，用黄蜀葵花，盐掺收入瓷瓶密封，经年不坏。每用，患处敷之。若无花，根、叶皆可。赤小豆为末，醋调敷即消。

脓水不干，用白龙骨二分、寒水石三分、黄丹一分，为细末，掺疮口。

疮内有脓不能自出，用白芍三钱、川芎一两、白芷一两、轻粉三钱，为末，疮平者掺，深者用纸捻蘸药入疮口内。

生肌用白敛、赤敛、黄柏俱炒，各三钱，轻粉一钱，为末，先用葱汤洗净，乃上药。

生肌散，寒水石盐泥包煅，黄丹水飞，炒为末用，掺上生肌。又见便易。

肺痈吐脓，用桔梗一两半，炙甘草半两，每服七钱，水二盏，煎一盏，空心服，须臾吐脓为效。又见小儿。

肺痈喘急，坐卧不安，用桑白皮炒、甜葶苈隔纸炒，各一两，为粗末，每服三钱，水一盏，煎六分，食后服，以利为度。

便毒①俗名黄烟块痈胀，想亦可治初觉肿痛，即用铁秤陀于上按摩数次，自消散。又方，胡桃七个，烧存性为末，食前酒调服，不过三次消。又方，用冬葵子为末，每二钱，酒调三两服，即愈。又方，用皂角不蛀者，烧存②性为末，酒调七分服，立效。又方，用皂角子七个，水吞服，亦效。又方，用大黄三钱，煅牡蛎一钱，栀子、炙甘草、地龙去土，各五分，水盏半，煎一盏，温服，以利为度。凡痈疖无头肿，服此宣通立愈。又方，用黄柏、黄芩各一两，地骨皮半两，乳香、没药各二钱，为末，井水调，摊纸上，贴之。凡痈疖贴此，消毒止痛妙方也。

疔肿垂死，用菊花叶打汁，入口即活。冬用根，菊最治疔毒。又方，用磁石俗名吸铁石为末，好醋和，封疔上，根即立出。

疔疮 用蝉蜕、僵蚕为末醋调，涂四围，留疮口，俟

① 毒：《儒门事亲·治一切恶疮方》"便痈方"条作"痈"。
② 存：原作"在"，据文义改。

根出稍长，然后拔出，再用药涂之，大有功效。僵蚕能拔疗根。苍耳茎叶，烧存性，和雄黄醋调，涂疗上，干则易，不过十度，即根出。

鱼脐疗 疮头黑深，形如鱼脐，破之渗出黄水，四畔浮浆者，毒尤甚。用丝瓜叶、连须葱白、韭菜共打汁，酒和服，其渣贴患处胁下。如在脚者，渣涂各疮胯。在身中，贴心脐，并以帛扎住，候肉下红丝皆白，即愈。

脱疽疗 久患消渴之余，多有此症。发于足傍名曰厉疽，发于足指名曰脱疽，赤黑者死，宜急斩之。治法先以隔蒜灸，内服仙方活命饮。重者色黯，先灸，更服赛命丹及补药，庶可保生。赛命丹即飞龙夺命丹加减。外治用桐油及无名，异煎一沸，入川椒一勺，剪蓼叶在内同煎，浸七日后，单以此药贴疮上即安。

疗疮不出者，用巴豆半粒，磁石末，以葱和蜜为膏，敷疗上，自出。

瘰疬方 用夏枯草煎膏饮，渣敷。又用旱莲草汁饮，渣敷。夏枯草、甘草加香附、远志、贝母，用十全大补汤，圣药也。

卒得恶疮人不识者，用牛膝根打烂，敷之。又苦竹叶烧灰，鸡子清搽诸疮。治一切疮，皆先洗净，而后用药。

大风疮五死：一皮死，麻木不仁；二肉死，割切不痛；三血死，溃烂成脓；四筋死，手足脱落；五骨死，鼻梁塌，眼断，唇翻，声哑。

洗法治满身疮烂，地骨皮、荆芥、苦参、细辛各二两，河水煎，熏洗，以通身出血为效。又治遍身癞疮，以桃、柳、桑、槐、楮五般枝煎浓汤①，浸坐没颈一日，浴汤如油，即安。

疮烂遍身，敷药用贯众、寒水石、硫黄、枯矾各二两，蛇床子二两，藓皮、朴硝各②五钱，为末，腊猪油调敷。一方加滑石、地肤子、白芷、白微、鳖甲、大黄、百部。

天疱疮<small>一名杨梅疮</small>，形如鼓钉黄豆者，属脾，多生满面；形如绵花者，属肺，多生毛发；形如紫葡萄，按之紧痛者，属肝肾，多生于尻臀两阴筋骨之处。形如鱼疱，内多白水，按之不紧者，为天疱。初起即服防风通圣散<small>去麻黄不用</small>。一贴去内毒，再一贴去硝、黄发汗，以去外毒，以后用加减通圣散丸。防风通圣散，大黄、硝、荆芥<small>麻黄不用</small>、栀、芍、翘、甘、桔、芎、归、滑石、薄荷、芩、术、石膏、姜、葱，煎服，渣敷。亦可为末，搽之。

洗法治杨梅疮烂 防风、苍耳子、地骨皮、荆芥、苦参、细辛各三两，熏洗，以通身出汗、出血为效。又方，苦参、蛇床子、白矾、荆芥，煎汤，浸洗。又桃、柳、桑、槐、楮，浓煎浴。

搽药治杨梅天疱，遍身疮烂，杏仁十四粒，针挑火上烧半生半熟，轻粉一钱，冰片二厘，为末，猪胆汁或香油调搽。

---

① 汤：原脱，据《串雅内外编》卷二《洗法门》"五枝浴"条补。
② 各：原脱，据文义补。

忌食牛肉、鸡、猪、鱼、生冷及酒、面、茶、油腻、辛热及盐。

瘰疬 妄用刀针割破，必死，切记。又忌毒药点。服前药，又用白胶香、螵蛸、降真香为末，掺患处，外以水纸掩之，一夕而退。又未①破者，蜜蜂二十一个，蛇蜕七分半，蜈蚣二条，端午前收者，用香油四两，同熬成，入光粉二两，以桑枝七条，急搅匀，候冷，出火气，七日收好。每用摊贴神妙，只贴便消，不必服药。

结核者，火气热甚，在皮里膜外，多是湿痰流注，用二陈加酒大黄、桔梗、柴胡、连翘煎服。又海带、青皮、贝母、陈皮，常服亦可。

结核在臂 二陈加连翘、防风、川芎、酒芩、苍术、角刺、僵蚕煎，入麝香少许服，太阴、厥阴之积痰自消。

痰核瘿气久不消 海带、青皮、陈皮、贝母，为末，蜜丸，食后嚼化。又外用生南星，醋磨涂之。

瘿瘤 瘿有五，瘤有六，皆气血凝滞而成。通治有蜡矾丸，先须断厚味。海带、海藻、昆布、蛤粉等，皆圣药也。

头上生疮如癞，用防风通圣散见上为末，酒浸焙三次，食后白汤调服，日三。又盐汤温洗，用一上散敷之，效。

一上散，治头疮，又治疥癣痛痒。蛇床子炒、贯众、

---

① 未：《医学纲目·痈疽所发部分名状不同》"败散瘰方"作"巳"。

白胶香、寒水石各一两，枯矾、黄连各五钱，雄黄三钱半，硫黄、吴萸各三钱，斑蝥十四个，炒去足翅，为末，腊猪脂或香油调。先以苍耳煎汤，洗去痂，后掌中擦药，鼻嗅二三次，却擦疮上，一擦即愈。

小儿癞头及身上诸疮 黄连五钱，蛇床子、五倍子各二钱半，轻粉三分，为末，荆芥汤洗后，油调服名连床散。

臁疮色紫黑，先以针刺去恶血，冷水洗净，乃贴膏药。忌日光、火气、阳气。如有黑肿未尽，再去血，以紫黑血尽为度。

臁疮臭烂，先以海桐皮、石榴皮煎汤洗，后牛蒡子半两，研末，烧熏之。无海桐皮则以地骨皮代之。槐枝、葱白、川椒煎汤洗，拭干，方贴膏药。

臁疮取虫法，用生鳝鱼数条，以清油涂腹下，置疮上盘屈，以帛扎定。少顷痒不可忍，然后取，视腹下有小窍，皆虫也，未尽再用。脚上小烂疮，鲫鱼膏洗净用药水洗贴之。

臁疮用降真香烧存性、五倍子焙、麝香为末，先洗疮净，后敷之。

臁疮并脚腿血风疮，用老松香如琥珀色者，瓷器内熬过，令冷为末。以清油或腊猪油调成膏，用青箬叶一斤，随疮大小，以针于光面上密刺眼，将膏涂在粗面上，油纸裹之。先用飞盐、葱、椒煎汤洗疮净，却将箬光面贴疮，绢帛扎好，至五日再洗换药。忌油、面、发物，甚验。又方，用猪胆、黄蜡熬成膏，贴。又方，血竭末敷，以干为度。

臁疮并脚上疮流黄水，用大黄、黄连、黄柏、轻粉、白矾、淡豆豉①、伏龙肝为末，以花椒熬油，调敷，效。外用油纸包疮上。

臁疮久不愈，用老松香、樟脑、黄丹炒，旧船石灰、轻粉、川芎、白芷、螵蛸为末，镕化松香，加清油和之，作隔纸膏贴，三日一换。或单用白芷、川芎、螵蛸三味，煎汤洗，亦效。脚上疮久不愈，五倍子末掺之。

臁疮用乳香、没药、赤石脂、黄丹各②二钱，石膏一两，为末，桐油调作隔纸膏贴，效。又方，用桃、柳、槐、橘、桑枝各一把，煎汤洗疮。又用米泔洗过挹干后，以净黄蜡镕开，捻成薄饼子如疮口大七片，每日一洗一换，七日必愈。又用槐、椿、桃、楝、柳条、荆芥熬汤，时洗浥干，用生黄蜡于纸上③，量疮大小，摊成十个，都拴在疮上。三日一次洗疮，除去着疮蜡纸膏一个不用，一月必愈。

凡脚上疮肿，新定一洗法屡验。用苦参一两，桑白皮五钱，生甘草、黄柏、当归尾、白芷煎汤熏洗，无不止痛消肿者。价轻药易，可以便人。

---

① 豉：原作"鼓"，据《卫生易简方》卷九《疮》改。

② 各：原脱，据文义补。

③ 上：原作"土"，据《普济方》卷二七六引《德生堂方》改。

冷臁疮，用鹿角灰、油发灰、乳香为末，清油调敷。

臁疮成白，久不干好，沙糖屑唾津调敷，日三次，三日愈。

治诸疮，用马勃封贴，甚良。又方，蒲公英捣贴之，治恶疮、恶刺。

疖毒初起一二日内，用肥皂醋煮，捣涂即消。此方[①]可便村居。

一切毒疮并人食毒物，用硼砂、甘草各四两，入瓷瓶内，以香油一斤，浸之。遇有患者，令服油一小盏，立效。愈久尤佳。

一切恶疮痈肿，用猪胆、姜汁、醋、好京墨，浓磨，以鸡翎扫之，效。

蛇头疮，用生黑豆为末，却将大栀子壳一个，入末于内，笼缚在指头上，即愈。

多年疮口不干，用冬瓜叶焙为末，贴之，效。

面上生疮　用曼陀罗晒干为末，少许贴患处。想用花亦可。

遍身热毒疮痛，粘不得衣被者[②]，用菖蒲日干为末，铺于席上。令患人卧其间，仍以被覆，五七日可愈。又有茶叶卧法，见痘疮。

---

① 方：原作"万"，据文义改。
② 粘不得衣被者：《卫生易简方》卷九《疮疖》作"贴着衣被不得睡"。

疮疥癣杀虫，用酸泔洗之。

诸般恶疮，追毒去死肉，用白矾二两，黄丹一两，硇砂三钱，为末同炒，去尽水为度，贴上。

治疮毒呕吐恶心，用干胭脂半钱，绿豆粉三钱，研匀，新汲水调下，只一服，立止。

一切疮生肌，用白及、白敛、黄柏、黄连、乳香、麝香、黄丹，为末掺之。

治恶疮，用雄鸡屎，阴干，烧存性，为末，香油调敷。又方，用燕窝内外泥粪研细，以清油调搽。又鲫鱼膏贴之。

治豌豆疮，用芜菁根捣汁，挑疮破搽上，根即拔出。

恶疮、疥癣、风疹，用青蒿煎汤洗，能杀虫。樟脑亦杀虫。

鱼脐疮，痛不可忍者，先以针刺疮上及四畔作孔，用莴苣汁滴入孔中，痛即止。莴苣不可多食，令人昏目。

鱼睛疮，遍身赤白，头出水，发憎①寒，朱砂、蟾酥、白面研末，放疮口内。

疮疖痛肿表毒②，药用牡蛎、大黄、栀子为末，每五钱，煎服。

风疮用桔梗、防风、地榆、薄荷、荆芥为末，每五钱，茶调下。

---

① 憎：原作"增"，据《卫生易简方》卷九《疮疖》改。
② 毒：原脱，据《卫生易简方》卷九《疮疖》补。

治诸疮，用紫草、黄连、当归、麻油各①二两，熬枯去渣，刀黄蜡、大枫子油冷搽。

恶疮有虫久不瘥，用柏节烧油涂之。

恶疮连痂痒痛，用扁蓄捣烂封之，痂落即痊。

一切疮肿，用紫荆木煎汤洗，除血长肤。又用山慈姑茎叶捣为膏，入蜜贴之，候清血出，效。

游风、热毒、风疹、疥癞，用苦楝皮煎汤浸洗。丹毒见小儿方。

风热湿疮痒，用马齿苋烂研，入青黛涂之。

恶疮脓水不瘥者，用黄蜀葵花末涂之。服之治诸淋，亦效。

疮上有风，水肿，疼，秘涩，用葱叶、干姜、黄柏煮汤浸洗，立愈。

治五般疮癣，用韭根炒存性，研末，猪脂调敷。

诸疮中风寒水肿痛，用韭白捣敷，能生肌。

反花疮，用马齿苋烧灰，猪脂调敷。

肺毒疮如大风疾，用桑叶蒸一宿，日干为末，每服二钱。

一切热毒疮，蚯蚓屎和盐、醋调涂。马兰汁调六一散，亦治丹毒。

治卒中痼疮，其疮常对在两脚，用桃叶无则用皮杵烂，

---

① 各：原脱，据文义补。

醋敷。

治恶疮，用鲫鱼骨烧灰，敷之。

多年恶疮，或痛痒㷿①烂，用马粪研，并齿末敷上，效。

历疡风并鼠瘘，用途中死蜣螂杵烂，封之。又乌贼骨醋磨，先以布擦，肉赤即敷之。_{瘘即漏字。}

鼠瘘肿核痛未成脓，用柏叶杵烂，敷之。又炒盐热，置肿上熨，令热气下即消。

治诸瘘用泔水温洗，以绵拭水，取葵菜微火暖，贴疮引脓，不过三百叶，脓尽即肉生。忌房事、鱼、蒜、发物。_{瘘音漏。}

诸般瘘疮作孔穴，多年不瘥者，用龙葵根、小蒜、楼葱、附子、雄黄、赤小豆、麝香为末，醋和作饼，贴疮上，以艾灸之，饼子焦黑即痊。

又方，用巴豆烧灰为末，贴疮孔内，膏药封之，大妙。

疮内恶肉，用乌梅烧灰为末敷上，恶肉立尽，极妙。_{想敷鸡眼亦妙。}

一切疮有烂死肉，用地榆末掺之，死肉自去，止痛生肌。亦治金疮。

恶疮久不效，用豆豉②炒为末，以腊猪油调涂。

① 㷿（biāo 标）：脆，《集韵·宵部》："㷿，轻脆也。"
② 豉：原作"鼓"，据《卫生易简方》卷九《疮疖》改。

舌上生疮，胸膈痛，以豆豉末口内含一宿，即愈。

一切瘘疮，用松脂为末，填孔中满，每日填三次，十余日效。

一切恶瘘疮中有息肉如蛇出，用硫黄末掺之，其肉即缩。

治瘘以温散风冷为急，收水次之，生肌又次之。

凡漏疮，孔中多有秽恶，常须避风洗。用白芷、蜂房、大腹皮、苦参，煎汤熏洗，干则取东向石榴根皮为末掺，以杀淫虫。

取漏虫法见臁疮，用鳝鱼，忌房劳，戒怒气，否则核大而水多。

熏漏疮方 艾叶、五倍子、白胶香、苦楝根，如烧香法，置长桶内，坐其上，熏之。

先虽积热，久则为寒，宜用附子灸法、硫黄灸法。脓水不绝者，皆灸。冷漏多在腿足之间，内踝上二寸，灸三壮。在上则灸肩井在肩上陷罅①中、鸠尾。

下疳疮，用川楝子、黄连、瓦松、川椒、葱根、艾叶煎汤浸洗，立效。又方，甘草、赤皮葱、黑豆、槐条浸洗，日三。又治阴蚀诸般恶疮，蛇床子、地骨皮、大蓟、麻黄、荆芥、防风、枯矾、葱白，煎洗。

洗下疳阴蚀，用黄柏、黄连、当归、白芷、独活、防

---

① 罅（xià 下）：缝隙，裂缝。如云罅、石罅、罅缝。《说文》："罅，裂也。"

风、朴硝、荆芥，入铜钱五十文、乌梅五个、盐一匙，煎汤，日洗四五次，敷药。

治下疳湿疮 黄柏以瓷锋刮取末、蛤粉为末掺之，妙。又鸡抱卵壳名凤凰衣、煅黄丹各一钱，轻粉、冰片各[①]二分，为末掺或鸭子清搽。

白田螺壳溪港中陈久者，煅，入轻粉、冰片、麝香，香油调搽。

下疳妬精疮诸方通治 黄连、款冬花为末，敷。

浸淫疮者，初生甚小，先痒后痛，汁出浸淫，湿烂肌肉，延至遍身则杀人，四肢流入口者不可治。用苦楝根烧存性，为末，猪脂调敷。湿则掺之，先用苦参、大腹皮煎汤洗之。又见小儿方。

小儿浸淫疮，用苦瓠二两，蛇蜕烧灰、蜂房微炒，各五钱，梁上尘一合，为末，油调摊帛贴之。又胡麻生嚼喂，敷之。小蓟捣烂，新水调敷。鸡冠热血涂之。燕窝中土，水和涂之。

下疳 灯心灰入轻粉、麝香掺之，立效。又用橄榄烧存性，为末，油搽。肿不消者，用防风、荆芥、甘草、牛膝，煎汤熏洗。又用益元散加荆芥、防风、何首乌，煎汤浸洗。女子阴户疮痛痒，同此治。

漆疮 用蟹汁涂之，或用杉木煎汤洗，效。

---

① 各：原脱，据文义补。

冻疮烂痛，生附子为末，面水调敷。

冻耳成疮，黄柏、白敛为末，盐汤洗后，敷。

冻疮皮烂，痛不可忍，大黄研细末，水调涂，痛立止。

葡萄疮，疮头如葡萄色，四围肿起，先追脓尽，次用冰梅掩之，神效。

人身发天行斑疮，一身周匝如火疮，皆戴白浆，不治则死。瘥后疮班黯，一岁方灭。取好蜜煎升麻，数洗拭，涂之。又煮葵菜叶，以蒜荠啖之，数日即止。

小儿耳后月蚀疮，随月盛衰故名。胡粉①炒、黄柏、白矾、黄连、黄丹、轻粉各二钱，干胭脂一钱，麝香少许，为末，香油调涂。又黄连、枯矾末敷，妙。

口上腭生疮，初发如莲花，根蒂小而下垂乃大。治法以钩刀决其根，烧铁烙以止其血，次以雄黄、轻粉、粉霜、白芷、白敛为末敷之，以槐枝枕其牙颊间，无使口合。一两时许，疮瘢定合，口自便。次日出脓，用生肌散敷之。此名内疳。

走皮瘑疮，生满颊项，发如豆梅，蔓延两②耳，流汁湿烂。先用桑寄生无则桑耳代、桑根皮各一把，白芷、黄连各③五分，煎汤洗之。候血尽，次用皂荚、竹笋皮烧存性、

---

① 胡粉：为矿物铅加工制成的碱或碳酸铅。
② 两：原作"雨"，据《医学入门》卷五"走皮瘑疮"条改。
③ 各：原脱，据《医学入门》卷五"走皮瘑疮"条改。

黄柏、白芷、蓝叶，等分为末，清油调涂，神效。手癧疮，皂角、枯矾、轻粉、黄柏、黄连末，敷之。

痈疽去腐生新，止痛收口，乳香、没药搽疮上，膏药盖之。如腿烂，用黄蜡熔化，加乳、没贴之，七日一换，如神。

小儿胎癥，头生红饼疮。先以艾叶、大腹皮、葱白煎汤洗，后生蓝叶、生艾叶入蜜捣，敷。

蛇缠疮 身上生疮，有头尾，俨似蛇形。初起艾隔蒜于头上灸之，雄黄末醋调涂之。又酒调服之。俗名蛇头、蛇肚，想亦可以此治之。

遍身生疮，状如蛇头，蜡矾丸，每服百丸，神效。

鱼目疮，遍身生疮，如鱼目，无脓，又名征虏疮。升麻浓煎入蜜，洗之。

人常近火，则生火班疮，出汗痛痒，黄柏、薄荷洗之，或为末掺之。

瘑疮①生手足间，相对如茱萸，痒痛折裂，有孔如蜗，久不愈。用杏仁、乳香各②二钱，硫黄一钱，为末，麻油入黄蜡镕化成膏，贴之。

一切热疮，郁金、黄连、黄柏、栀子、葵花为末，水调贴之。名葵花散。

---

① 瘑（guō 锅）疮：生于手足间的疽疮。《本草纲目·主治·诸疮》："瘑疮生手足间，相对生，如茱萸子，疼痒浸淫，久则生虫。"

② 各：原脱，据文义补。

通治诸疮遍身出脓血痛痒者　用升麻葛根汤加天麻、蝉蜕，名平血饮，与人参败毒散共合和，加薄荷、生地、麦冬、生姜煎服。人参败毒，茯苓、草、枳、桔、柴、前、羌、独、芎、芍，煎服。

治恶疮遍身痛痒及血风疮，连翘、赤芍、当归、荆芥、防风、牛蒡子、川芎、栀子、黄芩、瞿麦、木通、生地、天花粉、麦冬、甘草、灯心各七分，煎服，名连翘饮。

二黄膏，治一切恶疮。麻油三两，煎巴豆肉十粒微黑色，去豆入黄蜡一两，焙化，又入硫黄、雄黄末各一钱，和匀成膏，以药汤洗疮后，用此搽，效。

贝母膏，治一切恶疮。贝母四钱，生半夏、生南星、五倍子、白芷、黄柏、苦参各二钱半，黄丹一钱半，雄黄一钱，掺或蜜水调搽。

杀虫方　槟榔五钱，黄连二钱半，穿山甲烧灰，五片，麝香为末，涂。诸恶疮有虫，须用斑蝥、藜芦。

生肌黄蜡膏　香油、黄蜡、松脂油、发灰，焙化贴之
加乳香、没药更妙。

诸疮未合，风入为破伤风，湿入为破伤湿，二者害人最急，切宜慎之。急用鲤鱼目睛，烧存性，研敷，汁出即愈。各鱼目皆可用。

治大小丹、赤游风，用芒硝煎汁，拭丹上。治火丹，用蓝靛敷之。五色丹，名油肿，不可忽略，用榆白皮末和

鸡子清，敷。

治疮疹入腹，用蚕沙浓煎洗，避风。各丹又见小儿方。

火游肿流，遍身赤色，入腹即死，用生猪肉贴赤处，其肉臭恶，虫鸟不食。治火丹赤肿，黄芩末水调涂，效。毒出肺经，想此方妙极。

五色丹毒，遍身散行，用干姜末蜜调涂，立愈。按：未敢轻用。

治时疾发豌豆疮及赤疮子未透，心烦狂躁，气喘妄语，或见鬼神，用龙眼一钱，细研，旋滴猪心血和丸，如鸡头大想是如芡实大。每服一丸，紫草汤下，心神便定，得睡①，疮复发透，依常将息。

火丹痧②疹 升麻三钱，玄参八两，干葛三两，青蒿三两，黄芪三两，煎服。又丝瓜子一两，柴胡一钱，玄参一两，升麻一钱，当归五钱，煎服，治火丹神效。又方，柴胡二钱，白芍三钱，丹皮二钱，栀子炒三钱，玄参三钱，麦冬三钱，荆芥三钱，生地三钱，防风一钱，天花粉二钱，专散肝木中之火《石室秘录》：此胃火与肝火结也。

脚肿烂疮 先以葱汤温洗，后以白蜡一两，黄丹二两，韭菜地上蚯蚓屎炒干，三两，樟脑三钱，血竭五钱，铅粉炒，一两，松香三钱，乳香去油，三钱，没药三钱，铜绿二分，轻

---

①　睡：原作"种"，据《本草纲目·木部·龙脑香》改。
②　痧：原作"疹"，《石室秘录·达治法》"论火丹砂疹"条作"砂"，据文义改。

粉一钱，儿茶三钱，冰片五分，麝香五分，为末，乘葱汤洗温①之时掺上，必然大痒，少顷流出黄水如金汁者数碗，再用葱汤洗之，又掺，又流，如是者三次，则水少而痛止。

疥疮 苦参四两，甘草一两，银花一两，苍耳草八两，荆芥一②两，防风一两，生黄芪三两，煎，浴三日，必愈。又方，轻粉一钱，白微二钱，防风一钱，苏叶一钱，油胡桃连油，三钱，捣成团子，擦疮上，一日即愈。

脓窠疮 当归三钱，生③地三钱，熟地三钱，白芍、天冬、麦冬、茯苓、白术各三钱，川芎、甘草、柴胡、人参各一钱，荆芥一钱，苡仁、黄芪各五钱，四剂后必加疮口膨胀，去柴胡，加五味子五粒，又服四剂，疮如扫矣。又鲫鱼膏贴之。

黄水疮 雄黄五钱，防风五钱，水十碗，煎数沸，洗疮上。

紫癜风 苍耳子一两，防风三钱，黄芪三两，米汤丸，早服三钱。

头面黄水疮，流到即生，蔓延无休者，用蚕豆壳炒成炭，研细，加黄丹少许，和匀，菜油调涂，三日愈。

小儿或头面遍身形似杨梅疮，烂成孔者，用蒸糯米甑

---

① 温：《石室秘录·下治法》"脚胫烂疮"条作"湿"。
② 一：原脱，据《石室秘录·浴治法》"论治疥"条补。
③ 生：原作"三"，据《石室秘录·肌肤治法》"论脓窠疮"条改。

上气水滴下，以盘盛取搽之，数日愈。

腊鬎①**头疮** 皂矾一钱，炒红，楝树子三钱，炒，黄豆五钱，炒焦，川椒一钱，炒出汁，共研细末，以豆腐泔水洗之，待燥，用柏油调搽，随愈。

喉痹乳蛾 雄麻雀屎头尖者是研末，沙糖丸，用绵裹，含咽，立愈。

咽中结块，不通水食者，以百草霜蜜丸芡实大，新汲水调化一丸。

咽喉生疮，层层如叠，日久有窍，用臭橘叶煎汤，连服十日，愈。

唇口四围生疮 以旋覆花煅存性、麻油调搽。

口舌糜烂 以大红蔷薇花之叶或根忌火炒研末，和冰片搽擦。

舌 饮食不进，取地龙十条，吴萸五分，共研，和生面少许，醋调涂两足心，以绢缚之，立效如神。口舌方，又见小儿走马疳。

卒然舌大硬肿，咽喉肿闭气绝名瘘舌②，急用皂矾新瓦研细，煅红，撬开牙关，将药频擦舌上，立效。再以百草霜，酒调，下三钱。

心胸一片无皮，溃烂成漏流脓，用荸荠为粉，日日掺

---

① 腊鬎：即黄癣。也作癞痢、鬎鬁。
② 瘘（shà 煞）舌：瘘，古代棺饰，垂棺两旁。瘘舌，病证名。系指舌忽然肿硬，伸出口角，时时动摇的病证。

之，效。

乳上湿疮痛痒，用蚌壳煅末，和轻粉、冰片研匀，金银花汤调搽。

乳头开花，以寒水石研末，和冰片、白荠粉，水调搽之。

乳内有块防成乳岩　每日用山慈姑一钱，胡桃肉三枚，酒服，以散为度。

乳痈串烂，洞见内腑，年久不愈者，取摇船之橹上首手捏之处旧藤箍，剪下，以阴阳瓦上熯①末，日日掺之，或香油敷。

满头黄泡疮，白螺壳煅、橄榄核煅、寒水石、冰片干渗，或麻油搽，并治痘毒。

乳痈乳岩　黄瓜蒌大者一个，去皮，焙为末。子多者有力，甘草生用、当归酒浸，焙，各五钱，乳香、没药另研，各二钱半，为末，酒三升，入瓦罐内，慢火熬一升半，分三服。食后良久服之，乳岩可以绝根，名瓜蒌神效散。

乳痈初起神效。用黄瓜蒌一个，去皮，焙研，甘草五钱，没药二钱半，或加②当归、白芷、乳香。用③酒二碗，煎一碗，分两服，即愈。凡此大忌刀针。

---

①　熯（hàn 汉）：焙，烘干，烘烤。
②　或加：原脱，据《古今图书集成医部全录·妇人诸乳疾病门》"一醉膏"条补。
③　用：原脱，据《古今图书集成医部全录·妇人诸乳疾病门》"一醉膏"条补。

乳岩初起，急用葱白寸许，半夏一枚，打烂为丸芡实大，绵裹。如患左乳塞右鼻，患右乳塞左鼻，二宿而消。

乳房结核，白芷、贝母去心、芎、归为末，酒调常服。四十以外不必治也，妄治则死。

指头先肿，焮热掣痛，然后于爪甲边结脓溃破，或爪甲俱脱，以雄黄入鸡子内，以患指浸其中一宿，次早更以蜈蚣烧烟，熏病指一二次，即消。蒲公英打烂，煮服。渣敷亦效。

冬月手足皲裂作痛，清油五钱，黄蜡煎熔，入胡粉、五倍子末，熬令紫色取起。先以熟①汤洗患处，用药敷上，以纸贴之，痛立止。

嵌甲疮五指俱烂　绿矾五钱，火煅研末，先以盐汤洗疮拭干，敷药，以帛裹之，一日一易。又方，枯矾五钱，芦荟一钱半，麝香少许，用如上法。又方，陈皮浓煎汤，浸良久，甲肉自相离开，剪去肉中爪甲，外用蛇蜕烧灰，和雄黄末掺，或香油调敷。

脚指间湿烂或指甲角入肉，便刺作疮，不可着履，用枯白矾三钱、黄丹五分，为末，掺之，食恶肉，生好肉，割去甲角即痊。

阴囊湿痒妙方　煅牡蛎、黄丹、枯矾，为末，搽之，亲效宇泰先生妙方也。

---

①　熟：《疡医证治准绳·手足皲裂》"黄蜡膏"条作"热"。

肛门痒痛　生艾、苦楝皮根煎汤熏洗。大痛者，火也，秦艽羌活汤。穿臀痔漏极痛，鱼鳔捣如泥贴之，痛即止。

凡大人小儿胸间两旁各生红白瘭泡，浸淫痛痒，每处直长一条，连生十余个，久则杀人，用端午日人家所挂刀茅，取下，连根叶切碎煅末，香油调搽，五六次即愈。

足趾脱疽　此症发于脚趾，渐上至膝，逐节脱落，亦有发于手者。用土蜂房，煅研细末，以醋调搽，立愈，真神方也。须服《石室祕篆①》中保脱汤②。方用薏米三两，桂心一钱，茯③苓二两，白术一两，车前子五钱，水煎服十剂。

凡痈疽发背初起，三日之内，一服即消，真神方也。毒旺者，三服消。鸡子一枚，倾入碗内搅匀，入芒硝二钱，打和，隔汤炖④熟，好酒下，随量饮之，吃尽为度。

消毒神方　鲜山药五两，不见水，土朱一两，松香一两，全蝎十个，白洋糖一两，共捣烂，围之留顶，药上盖纸，周时一换，痈疽初起，即消；已成者，搽三次，收小出毒，随愈。屡试屡效。

---

① 祕篆：疑为"秘录"。

② 保脱汤：见《石室秘录·奇治法》"人有手足脱下"条，亦称"驱湿保脱汤"

③ 茯苓：原作"茬苓"，据《奇症汇》卷七《手足》"患手足脱下"条改。

④ 炖：原作"顿"，据《验方新编》卷二十四"治疮毒初起"条改。

悬痈 生于肛门前肾囊后，初起如松子大，急用甘草四两，截为段，以急流水一大碗，文武火漫蘸水炙之，水尽为度，劈开中心有水润为止。如无，再蘸水炙，炙透搥碎。每服一两，用酒二碗，煎至一碗服。次日再服，二料消尽。

又治悬痈流注 全蝎十个，洗去盐，瓦上煨研，配胡桃肉一两，捣匀，酒送下，一醉愈。

天行班疮 头面及身，状如火疮，皆有白头浆水，不治杀人。以蜜水通搽疮上，再以蜜煎升麻拭之，内以芦根汤煮粥食之。

湿疮浸淫 芦荟一两，炙草五钱，研末。先以豆腐泔水洗净，抹干，敷之。

担肩疽疖 五倍子炒，研，黄丹炒，研，为末，醋调涂。

唇上生疔杀人，急以蛔虫捣烂涂之，顿刻流出黄水，肿消，神效。如无蛔虫，以五谷虫一钱，煨末，白矾三分，蟾酥三分，以烧酒化烊，共调匀，涂疔上，少刻疔破流水，亦效。凡疔生唇上，即看大腿弯①有紫筋起者，急以银针刺出血，即瘥。

疔毒误食猪肉走黄必死，急捣芭蕉根汁服之，立救。人屎灰服亦效。

---

① 弯：原作"腕"，据《外科医镜·附方》"化疔救唇汤"条改。

拔疔秘方　鲥鱼靥，用手刮①下，不可见水，阴干收藏。用时以银花汤浸软，拭干，用银针挑开疔头，将一片贴上，以清凉膏盖之，一宿揭开，其疔连根拔出，后用生肌散收功。

凡农夫赤足下田，受热毒之气，足趾肿痛，以鸭毛煎汤，和皂矾洗之。

痔漏疮痛　取活鲤鱼鳞三五片，以绵裹如枣形，纳入肛门，坐片时，痛即止。痔疮初起，忍冬藤、石菖蒲煎汤洗之，效。

痔疮将成漏管　每日用笪过头蚕纸一张，晒燥，用小刀刮②下蚕空壳，以阴阳瓦煨黄，陈酒送下，连服十张，能除根。

疥疮　白微三钱，白芷、茶叶、百部各二钱，花椒二钱，炒出汗，蛇床子一钱，大黄、明矾各五钱，寒水石二钱，另研，雄黄一钱，樟脑一钱，临用加入，为细末，用生腊猪油去衣膜打烂擦之，大效。

坐板疮痒　先以砂仁壳煎汤洗之，用茅厕坑埒③上之泥刮下，晒燥研细，麻油调搽，三次效。

头项生疮如樱桃大，疮破则项皮断，但日饮牛乳，自消。

---

① 刮：原作"括"，据《验方新编·疔疮部》"拔疔除根方"改。

② 刮：原作"括"，据《奇效简便良方·痔漏脱肛》"痔将成管漏"条改。

③ 埒：《验方新编·疔疮部·治坐板疮方》作"坎"。

遍体生肿块，名鱼脐疮，其色皆黑，用腊猪头骨煅研，鸡子清调敷，日三次。

有患乳痈，矣①然肿及头面，以蚯蚓屎晒干末，井水调搽头面。

肛门痛不可忍　郁李仁泥一两半，羌活一两，大黄煨，八钱，槟榔、木香、桂心、川芎各五钱，为末，蜜丸，下五十丸。微利即痊，切不可快利。

痔疮　有兼下疳者，有茎中出白津者，勿专出寒凉。

痔治大约以槐花、槐角、生地凉血，川芎、当归、桃仁和血生血，枳壳行气，黄芩、黄连、栀子清热，黄柏、防己、泽泻去湿，麻仁、大黄润燥，秦艽、荆芥疏风，用水马散。又地骨皮浓煎，熏洗。

痔肿痒痛　威灵仙、枳壳各②一两，煎汤，熏洗。又槐花、荆芥、枳壳、艾叶，煎汤，熏洗。又无花果叶，煎汤，熏洗。

肠风脱肛红肿　荆芥穗、朴硝汤洗。痔痛不可忍，绵花煎汤洗。又单用朴硝洗，妙。

洗痔漏神效　垂河柳根上须一把，花椒、芥菜子煎汤，先熏后洗，立愈。虫自出，须用江河水洗。

治五十年久痔、痔漏、脱肛肿痛效方。用熊胆三分，

---

① 矣：《验方新编·头面部·头面突肿》作"突"。

② 各：原脱，据《普济方》卷二百九十六《诸痔》"治大肠痒痛或肿闷"条补。

冰片半分，白雄鸡胆三个，取汁和药搽。先以药水洗净，上①药妙。

黑地黄丸 治久痔、痔漏下脓血者圣药也。用苍术一斤，泔浸，熟地一斤，五味子半斤，干姜秋冬一两、春七钱、夏五钱，为末，枣肉丸，空心米汤下。痔病宜食鲫鱼、鳗鱼。

仙②治胸背头面手足一切痈疽 五日之内，犹当内散。不论阴症阳症，俱用银花四两，蒲公英二两，生甘草二两，当归二两，天花粉五钱，水煎服，渣敷，二剂全愈。此治阳症，加生黄芪一两，同煎。

凡阳症疮必然突起，其色红肿发光，疼痛呼号者是。若阴症疮色必黯，痛亦不甚，但觉沉沉身重，其疮口不突起或现无数小疮口，以欺世人；而内消之法，与阳症同治。

阴症用附子三钱，人参三两，生黄芪三两，当归一两，金银花三两，白芥子二钱，麦冬三钱。总之阴症宜用温热散之，不可用寒凉解去也。按：阴症多生于富贵失势之人。加香附、川芎亦效。

末药③，人参一两，乳香去油，三钱，冰片一钱，血竭五

---

① 上：原作"止"，据文义改。

② 仙：《石室秘录·外治法》"论阳症痈疽、论阴症痈疽"条作"天师"。

③ 末药：《石室秘录·外治法》"论阳症痈疽、论阴症痈疽"条作"末药方"。

钱，三七一两，儿茶一两，水飞去砂，五倍子一两，籐黄三钱，贝母二钱，轻粉一钱，每为末，研至无声。

外痔 麒麟菜一两，洗，用天泉水煮烊，和白糖五钱食之，止痛。

凡人口舌生疮，用黄柏一钱，姜蚕一钱，枳壳烧灰，钱五[①]，炙草、薄荷各五分，冰片三厘，山豆根五分，共为末。一日掺三次，二日愈。

大拇脚趾忽然赤肿焮痛，以大黄、朴硝、石膏、蒌仁，大下愈。

小腹有块直冲胸膈，叫痛发厥，气平如故，止觉筋硬，此名横梁疝，治难见效。女子最多用破故纸一斤，黑芝麻二两，拌炒。筛去芝麻不用，将破故纸磨末，酒丸，每三钱酒下水下亦可。

渊疽症发肋下，久则有声如婴儿啼，百药不效，惟灸阳陵泉穴二七壮即愈。阳陵泉穴在膝下一寸外廉陷中，伸而得之，在膝下外尖骨前。阳陵泉二穴在膝品骨下一寸外廉两骨陷中，蹲[②]坐取之。

疔药方 蟾酥五分，玄参、冰片、麝香各四分，斑蝥三钱，糯米炒，没药一钱，乳香一钱五分，前胡三分，端午日碾末，用膏药，上挑破疔头，贴之。

---

① 钱五：《石室秘录·上治法》“论口舌生疮”条作五分。

② 蹲：原作“蹈”，据《针灸大成》卷七《足少阳胆经考正穴法》“阳陵泉”条改。

顽肉凸出疮口者，乌梅肉、熟地炒为炭，研末掺之。

腿脚血风疮 黑鱼去鳞取其皮，先将药水洗净，拭干，贴上鱼皮，神效。

癣疮 木鳖子七个，土槿皮一两，斑蝥七个，砒五分，火酒浸七日，搽之。

湿气脚指烂疮 船底陈油灰名水龙骨炒黄研末，搽之立效。

痈疽大毒，腐去孔深，洞见膈膜者，用玉红膏堵塞疮口，自能生肌长肉收口，外科仙药也。当归二两，白芷五钱，甘草一两二钱，紫草二钱，麻油一斤，将前药浸七日，煎至药枯，沥去渣，将油再熬至滴水成珠，下白蜡二两搅匀，次下血竭末四钱待冷，再下轻粉四钱待成膏，听用，愈宿愈佳。凡疮口深陷，以新棉花蘸涂此膏塞之，即日痊可。不得加减，恐反不效。

凡毒发于骨节间，此药能移之，或上或下，使无残疾之患。白及一两六钱，紫花地丁八钱，乌鸡骨煅、朱砂、雄黄、轻粉各一钱，五倍子焙黄、大黄各二钱，牙皂八分，各为末，以醋调敷，毒之上截即移至下半截，仍照人虚实内服药饵，屡验。名移毒散。

又方，紫荆皮五两，炒，赤芍二两，炒，白芷一两，勿经火，石菖蒲一两五钱，晒干，独活一两五钱，炒，为末，以酒和葱五茎，煎滚调搽，一日一换，肿消不痛为度。

一切大症，将成未成者，但用此药上十数处，以膏药盖之，明日视其发泡之处，挑破，揩去毒水，另用膏药解毒。或以敷药，即毒出而愈，真妙法也。盖毒出即消，自然之理，名打泡神方。

打泡神方　用斑蝥一钱，硇砂三分，巴豆二钱，麝香二分，共研末，涂上膏药盖之药末止可少用。凡治外科，只要药味道地。

代针提毒丹　此丹无分阴阳痈疽，等用一丸，安毒顶上，膏盖好，明日发一泡，刺破出去毒水，即消。又可代刀针破毒。江子仁三钱，斑蝥二钱，蟾酥一钱，麝香、雄黄、硇砂、白土、白丁香各五分，大蒜打碎，为丸如绿豆大，每一丸，安毒顶上，即破出头。

诸疮疥癣　水银三两，腊月猪油一斤，用马通熬七日七夜，不住火，冷取膏，敷疮，不用水银。

诸伤方

金疮失血，其人当苦渴，然当忍之。常令干食，可与肥脂之物，以止其渴。又不得多饮粥，则血溢出杀人也。又忌嗔怒及大言笑，动作劳力。食忌酸咸、热酒、热羹等，皆使疮痛而死。又不可饮冷水，血见寒则凝，入心则死。折伤同此治法。

金疮，以逐瘀血为主。若去血过多，则调气血为主。

伤至重者，海味中咸白鳔，成片铺在伤处，以帛扎^①定，血立止。

止血收口方 用白胶香即芸香、老松皮、白芷、血竭，为末，敷之。单血竭末，尤妙。黄丹、滑石末敷之，夏月以薄荷叶贴之，一日一次，以药汤洗。血不止，黄丹、白矾，为末，掺之。

蚕室疮不合，取所割势煅末，酒调服，自合。

伤重欲死 取牛一只，剖腹纳其人于牛腹，浸热血中，虽炮矢伤重，亦苏。如伤腹，用血竭末醋汤调饮，出血而愈。

伤重晕绝，不省人事，热尿多灌即醒，童尿尤好。

刀枪伤腹裂肠出者 用黄芪、川芎、当归、白芷、续断、赤芍、细辛、黄芩、鹿茸、干姜、附子炮，各等分，为末，每三钱，温水调服，日三，立验。误断指头，降香末掺之，包以丝绵，七日必愈。

血瘀凝积欲死 大黄五钱，酒蒸，归尾三钱，桃仁五分，酒煎，鸡鸣时服。

跌伤，恶血流于胁下，痛楚不能转侧，大黄二钱半，当归一钱七分，穿山甲炒研、瓜蒌根、柴胡、甘草各一钱，桃仁十个，为泥，红花五分，酒水中半煎服^②。

---

① 扎：原作"托"，据《疡医大全·急救部·金疮门主方》"金疮至重者"条改。

② 酒水中半煎服：《类方证治准绳·胁痛》"复元活血汤"条作"水一盏半，酒半盏，同煮至七分，去滓，大温服之"。

金疮中风，水卢痛，取葱一把，煨研，敷之①立愈。

一切打仆刀伤，身体出血，内损脏腑，花蕊石散_{见妇人方}掺之，童尿酒调服，妙。

跌仆断伤 当归五钱，大黄二钱，生地六钱，赤芍、桃仁各三钱，枳壳五钱，红花、丹皮、龟板各一钱，水一碗，酒一碗，煎服。

伤破血流不止 生白芍研细末，掩之，血立止。生半夏末亦妙。

跌打伤手足断折 急以杉板夹住手足，不可顾病人之痛，急为之扶正凑合安当，倘有不正，必为废人。细心扶凑端正，后以杉板夹之，再用羊踯躅、大黄炒黄、红花、当归、芍药各三钱，丹皮三钱，生地五钱，土狗十个，土虱三十个，捣烂，先将药用酒煎，再入自然铜末一钱，调服，连汤吞之。一夜生合，神奇之至，上泄天机。《石室秘箓》。

凡堕落、压倒死者，急安好处，以手掩其口鼻上一食顷，候眼开，先与热小便灌之，妙。跌仆伤须用苏木活血，黄连降火，白术和中，以童便煎服。伤在上，宜饮韭汁。

跌打伤，惊动四肢五脏，专怕恶心，当先用通二便药和童便，服之立效。方见后。又苏木煎汁，磨降香涂之，不

---

① 水卢痛……敷之：此11字《证类本草·葱实》作"水入皲肿，煨研敷"。

可见水，神效。

头上有伤或打破，用药糊绢缚，不使伤风，慎之。

苏合香丸治打仆堕落挟惊，气血错乱，昏迷不省。急取苏合丸三丸，温酒、童便调灌，即苏。

伤损极重，大小便不通，心腹胀闷，用大黄、芒硝各二钱，当归、红花、苏木、桃仁各一钱，厚朴、陈皮、木通、枳壳炒、甘草，各五分，煎服。

伤损痛不可忍　白术炒、当归炒、白芷、桂皮、乳香、没药、甘草，各等分，为末，每二钱，温酒调下。

陈王丹止血定痛　大黄一两，石灰六两，同炒紫色为度。摊土地上①，去火毒，为末，敷伤处。生半夏末敷之，血立止。

伤药宜葱白、人尿、酒糟、胡桃、旋覆根、降香、青蒿、稻柴灰等。

葱白入沙糖火煨，乘热拍开，其中有涕，便将掩损处，冷则易热者，痛立止。葱白、沙糖捣敷，亦妙。此打仆易便之方，故记之。

微伤血出者，白蜡为末，涂之。

破伤风有四因：一者卒暴伤损，风邪袭虚；二者诸疮汤洗艾灸，逼毒妄行；三者疮口不合，贴膏流孔风袭；四者疮口闭塞，气难通泄。多由亡血，筋无所营，故邪得以

---

① 上：原作"士"，据文义改。

袭之。

破伤风者，诸疮久不合口，因热甚郁结而营卫不得宣通，沸热因之遍体，故多白痂，热甚生风也。凡辨疮口，干无汗者，中风也；边自出黄水者，中水也，并欲作痉，须急治之。又痛不在疮处者，伤经络，亦死证也。初觉疮肿起白痂，身寒热，急用防风、南星，等分为末名玉真散，贴之。伤在头面，急用水调膏和雄黄敷上，肿渐消为度。若腰脊反张，牙噤身冷，不知人，急用蜈蚣细末擦牙，吐出涎沫，立瘥。亦宜按摩导引法。

破伤风多死，宜用防风、全蝎之类。在头面则白芷为君，防风头佐之；在身体及四肢则以防风为君，随身稍各用；在下部以独活佐之，杏仁研白面，等分，新汲调涂，效。

治宜四君兼四物，加陈皮、姜、枣。破伤风非此不除，用蝎稍七个为末，热汤调服，起死回生。名全蝎散。又宜二乌、天麻、蜈蚣、江鳔。治法有在表、在里、半表半里，同伤寒三法。

治箭或针折在肉中 象牙屑水敷上即出。又用瓜蒌根捣烂敷之，日三易，即出。又用齿垢俗名牙黄和黑虱研敷，并治恶刺。黑虱想即头上虱也。

治竹木刺入肉针入肉 牛膝根嚼，掩之即出。瞿麦浓煎，饮之，日三次。又鹿角烧灰为末，水涂，立出。又干羊屎烧灰，和猪脂涂之，自出。又白梅肉嚼，封之，刺即出。又鱼鳔敷疮上四边，肉烂刺即出。又鼠脑厚涂之，即出。又用王不留行为末，调服三钱，即出。

针刺入肉　生姜、橘皮、盐，等分，研涂，以帛扎定，自出。又方，用蓖麻子研，先以帛衬在伤处，敷上蓖麻，频看之，见刺出，即拔去，恐药性利害，努出好肉也。加白梅同研尤好。

诸骨杂物刺及鱼骨刺入肉不出，用白梅肉煮烂，研，调象牙末厚敷之，刺软立出。如咽中刺，则水调饮之。

鱼骨在腹中刺痛，用茱萸一合，水煎服。若骨在肉中不出，嚼茱萸封之，骨当烂出。

跌打损伤至重者　用白木耳即黑木耳亦可用焙为末，每服一两，用麻油三匙，串陈酒调下，日二服，服四两，起死回生，活人多矣。

又方，桃仁、杏仁、栀子飞面，葱白捣汁，与醋调和，如鸡子大。右伤左手心握之，左伤右手心握之，中伤则左、右两手心握之。日换一次，握过三夜，伤痕提出，其效如神。

跌打刀伤即骨碎亦可治　小鼠七八个，多年陈石灰、韭菜一斤许，共捣烂，做饼，贴墙上阴干，碎研掺之，或麻油调敷。

汤火疮　用刘寄奴为末，先以糯米浆鸡翎扫伤处，后掺末药在上，并不痛，亦无痕。但凡汤伤，先用盐末掺之，护肉不坏，后用药敷。又方，用白及末或白敛末敷，生肌止痛。

凡汤火伤，切不可以冷水、冷物拓①之，热气不出，必致烂肉。

火疮败坏　云母粉同生羊髓，和如泥，涂之。

热汤火烧，痛不可忍者，用石膏末敷之，梨子切片贴之。

火疮未起，用栀子烧灰，麻油调，厚敷之。已成疮，烧白糖灰掺之，燥即瘥。又未成疮者，用小麦炒黑研细，入腻粉②，油调涂之。又以蚶子壳瓦楞子也煅，研，麻油调搽。

汤火伤，用秋葵花即黄蜀葵花叶，捣敷，效。又方，用真米醋蘸湿多年旧窗纸，贴上，妙。又方，用稻草灰，冷水淘七遍，带湿摊上，干即易之；若疮湿者，将灰焙干，油调敷，三次愈。又方，用多年庙上蚴③走兽为末，油调涂，立效。又方，用生地黄汁，入油黄蜡，同熬成膏，瓷器内盛，以鸡翎蘸扫，效。

火烧闷绝，用尿溺冷饮之，或冷水和蜜服。

赤烂热痛　赤石脂、寒水石、大黄、当归，等分为末，新汲水调涂，湿则干掺。又白敛末能生肌止痛。

皮脱者，酒熬牛皮胶，敷之。

---

① 拓：原作"榻"，据《卫生易简方》卷十《汤火伤》改。
② 腻粉：亦名汞粉、轻粉、峭粉。由水银、白矾、食盐合炼而成。
③ 蚴：疑为"吻"之误。

汤火热油伤烂痛，用寒水石、大黄、当归、黄柏、麻油敷或干掺。

软疖，小疖也俗名热疖头。野蜂房三个，烧为末，另用巴豆肉七粒，油煎三沸，去豆取油，调蜂房末敷之，立效。又枯白矾为末，麻油调敷，亦效。又大黄、黄柏、当归为末，以生地汁调涂之，名三物散。

卷 三

血 症①

血 凡口鼻出血，皆系阳盛阴虚，有升无降，血随气上越于上窍，法当补阴抑阳。血见热则行，见寒则滞，见黑则止。久视伤血，血病无多食咸。

呕血、吐血者，从胃而上溢于口也。

咯血、唾血者，出于肾也。

咳血、嗽血者，出于肺也。溢于鼻者，曰衄血也。

痰带血丝者，或从肾、或从肺来也。

出于小便曰尿血，曰血淋。出于大便者曰肠风，曰血痔也。

从汗孔出曰肌衄，从齿根出曰齿衄，从舌出曰舌衄也。

从委中出曰腘血，从九窍出曰九窍出血也。

治衄血以凉血行血为主，犀角地黄汤入郁金、黄芩、阿胶、升麻、栀子、丹参。

呕血吐血 实者三黄泻心汤，虚者人参救肺散、茯苓

---

① 血症：原书"血症、痰饮、咳嗽、喘急"四篇在"妇人方"后，今据原书封面目录移至妇人方前。血症：此二字原无，据原书封面目录和版心目录加。

补心汤。

治咳血嗽血唾血咯血 咳本于肺，龙脑鸡苏散。嗽本于脾，用六君子加味逍遥。咯出血屑或咯红丝者，精血竭也，四物加姜汁、竹沥、童便、青黛。

先见红后见痰是阴虚火动，四物加贝母、花粉、山栀、麦冬、丹皮煎服。

先痰嗽后见红是痰火积热，降痰火为急，山栀地黄汤。

痰嗽涎带血者，此胃火热，血蒸而出，重者山栀，轻者蓝实。

先吐痰后见血是积热，先见血后见痰是阴虚。

便血 有实热者，当归承气汤。元气下陷者，厚朴煎、补中益气汤。内伤饮食者，平胃散加枳壳、槐花、当归。酒毒便血者，酒煎黄连丸。

血从齿根出 牙床属胃，牙齿属肾。外用绿袍散，内服生地芩连汤。盐汤、香附、荆芥、槐花、百草霜、小蓟、蒲黄、薄荷、黄连、芒硝、青黛等。

舌出血，用文蛤散。五倍子、白胶香、牡蛎煅，为末掺之。又方用炒蒲黄掺之。又方用炒槐花掺之。又方赤小豆一升，捣碎煎汁服之。又方发灰二钱，醋调服且掺之。

血药 血滞用桃仁、红花、苏木、血竭、丹皮，血热用生地、苦参，血寒用干姜、肉桂，血虚用苁蓉、牛膝、枸杞、益母、夏枯、龟板，血痛用①乳香、没药、五灵脂、凌霄花，血崩用蒲黄、阿胶、地榆、棕榈灰、百草霜，血燥用乳酪，血结用醋汤和之，血不足用甘草，血色瘀黑用熟地，血色鲜红用生地。脉洪实痛用大黄酒拌，和血止痛用当归。

治血防风为上使，连翘为中使，地榆为下使，不可不知。

大凡呕血、吐血，若出太多，必有瘀于胸膈者，当先消瘀而凉之、吐之。消瘀宜犀角地黄汤，用生地三钱，赤芍二钱，犀角、丹皮、黄连、当归、黄芩各一钱。凉血宜生地芩连汤，生地、黄连、黄芩、栀子、川芎、赤芍、柴胡、桔梗、犀角、甘草各一钱，藕汁磨墨汁调服。

三黄泻心汤　治吐血大作，此乃热之甚也。大黄二钱，黄连、黄芩各一钱，生地二钱，煎服。

人参救肺散　治虚劳吐血。人参、黄芪、白芍、熟地、归尾各一钱，柴胡、升麻、苍术、陈皮、苏木、炙草各五分，煎服。

茯苓补心汤　治劳心吐血。白芍二钱，熟地二钱，当归一钱半，川芎、白茯苓、人参、前胡、半夏各七分，陈皮、枳壳、桔梗、苏叶、干姜、甘草各五分，煎。

龙脑鸡苏丸　治咳嗽唾咯血。薄荷一斤，麦冬四两，蒲

---

① 用：原脱，据文义补。

黄、阿胶各二两，甘草一两半，人参、黄芪各一两，为末。别以木通、柴胡①各二两，用汤半碗，浸一宿，取汁用。蜜二斤，炼一二沸，入生地末六两搅匀，入柴胡、木通汁，慢火熬成膏，然后将药末同②和为丸豌豆大，熟水下二十丸。

六君子汤 参、苓、术、草、夏、陈。

加味逍遥 归、芍、丹皮、白术、桃仁、贝母、生栀、黄芩、桔梗、青皮、甘草，煎服。

山栀地黄汤 山栀一钱二分，生地、赤芍、知母、贝母、瓜蒌仁各一钱，花粉、麦冬、丹皮各五分，煎服。

鼻血久不止，以大白纸二张，作十数折，冷水浸湿，置顶中。以热熨斗熨之，至一二重纸干，则血立止。又方白及末冷水调涂山根上两骨间也，立止。仍以冷水调白及末三钱服，尤妙。

治衄血不止，取药，冷水调涂后顶上，最绝血路。

治辛热物伤肺胃呕血、吐血，名曰肺疽，用大蓟、桑白皮、犀角、升麻、蒲黄炒、杏仁、桔梗、甘草各一钱，煎服。

治劳心吐血，用莲子青心五十个，糯米五十粒，为末，酒调服。

治饮食过度，负重用力，伤胃吐血，白术二钱，人参、

---

① 柴胡：《医学入门》卷六《杂病用药赋》"龙脑鸡苏丸"条作"银柴胡"。

② 同：此后原衍"搜"字，据《医学入门》卷六《杂病用药赋》"龙脑鸡苏丸"条删。

茯苓、黄芪各一钱，山药、百合各七分半，甘草五分，前胡、柴胡各三分半，姜、枣煎服。

内损心肺，吐血下血，其出如涌泉，口鼻皆流，不救则死，服此立安。用侧柏叶即扁柏蒸干，二两半，荆芥穗烧①灰、人参各一两，为末。每三钱，入②白面二钱，新汲水调如稀糊服。

吐血不止，将本人吐的血取来，瓷锅焙干为末，麦冬汤调下，血臭者不治。

血出口鼻如泉涌，诸药不效者，用七生汤。生地、生荷叶、生藕节、生韭叶、生茅根各一两，生姜五钱，俱捣取自然汁一碗，浓磨陈京墨，与汁同服。

伤损口鼻出血 百草霜二钱，糯米汤调服。

治咯血吐血虚劳嗽神效 乌梅汁、梨汁、柿霜、白沙糖、白蜜、萝卜汁各四两，姜汁一两，赤苓末八两，用乳汁浸晒九次。款冬花、紫菀末各二两，共入砂锅内熬成膏，丸如弹子，每一丸临卧含化咽下。名元霜膏。

治咳嗽唾咯吐血，劳心动火，劳嗽久不愈者，雪梨六十个，取汁二十盅酸者不用，藕汁十盅，生地汁十盅，麦冬煎汁，五盅，萝卜汁五盅，白茅根汁十盅，滤去渣，火上煎炼。蜜一斤，饴糖八两，柿霜八两，姜汁半杯，火上再熬如膏。

---

① 烧：原作"漉"，据《金匮翼》卷二《诸血统论》"侧柏散"条改。
② 入：原作"八分"，据《金匮翼》卷二《诸血统论》"侧柏散"条改。

每五匙，日三服。

尿血者，小便出血而不痛，四物汤加山栀、滑石、牛膝、黄连。或发灰①、琥珀、侧柏叶、赤芍、赤苓、木通、麦冬、瞿麦、玄参、灯心等。

妇人尿血　生地二钱半，小蓟叶二钱，当归、羚羊角、赤芍各一钱半，煎。

小儿尿血　甘草、升麻煎水调益元散，服之。

远年下血　地榆、卷柏各五钱，煮十余沸服。

便血及诸下血　厚朴、生姜各五两，同捣烂炒黄。白术②、神曲、麦芽、五味子各一两，同炒黄为末，糊水和丸梧子大，米饮下百丸，奇效。

齿缝出血不止　黄连、薄荷、芒硝、青黛等分，为末，入冰片少许，掺之。

宣牙出血　荆芥穗、槐花炒为末，擦牙或服。

牙根出血　郁金、白芷、细辛为末擦牙，以竹叶、竹茹，入盐含漱。

牙宣出血　百草霜。小蓟、香附、蒲黄炒为末，揩牙齿上，立止。

满口齿出血　地骨皮煎汤，先漱后吃。

一切去血过多，必致眩晕闷绝。凡崩中、金疮等一切

---

①　灰：原脱，据《医学入门》卷四《淋》"五淋气血石膏劳"补。
②　炒黄白术：原作"白术炒黄"，据《医学入门·杂病用药赋·浓朴煎》乙正。

去血多及产后，皆宜大剂芎归汤煎服救之。

生地芩连汤，治去血过多，血晕不省。生地、川芎、当归、赤芍、山栀、黄芩、黄连、防风煎汤，徐徐呷下，危证也以此救之。

血虚眩晕卒倒，不可惊哭叫动，动则乘虚死矣。用四物汤加人参、白术、陈皮、茯苓、荆芥穗、甘草炙、熟地、乌梅、大枣煎汤救之。

黑药皆能止血　莲蓬、黄绢、乱发、棕榈皮、百草霜各烧存性，加栀子炒黑、蒲黄、松烟墨、血竭，共为末。每三钱，以藕汁、萝卜汁调服，或蜜丸米汤下。名五灰散。

十灰散　治呕吐咯嗽血及虚劳大吐血，用大蓟、小蓟、柏叶、荷叶、茅根、栀子、大黄、茜根、棕榈皮、丹皮，烧存性，出火毒，为细末。用藕汁或萝葡汁磨墨调服，五钱即止。

又如马尾、藕节、绵花、艾叶、蒲黄、干柿、墨，皆可烧灰单服。

一切失血诸病，通用四物汤、童子尿。

痰　饮①

痰饮　火炎熏灼而成痰，饮水不散而名饮。其症不一，百病杂出，并无常所。脊中每有一掌如冰冻之寒者，

---

① 痰饮：此二字原无，据原书目录补。

或浑身习习如虫行，其为内外疾病非止百端。治宜逐去败痰，辨表里内外虚实寒热，而分汗下温利之法。《秘录》曰：百病皆生于痰也，怪病皆起于痰也。痰病有十，饮病有八。

一切痰症，食少，肌色如故，眼胞及眼下如灰烟黑色者，痰也。

凡病百药不效，关上脉伏而大者，痰也，用控涎丹药店有。

凡辨痰症，胸满食减，肌色如故，脉滑不均不定，为异。

寒痰青，湿痰白，火痰黑，热痰黄，老痰胶。

凡痛时时走易不定，左右转移，痰也。

痰病有似邪祟者，以痰客中焦，血气不运，致十二官各失其职，视听言动皆有虚妄也。愚人以邪治之，其人必死。先宜多饮姜盐汤探吐之，或竹沥、香油多灌之，次服导痰汤。

痰块　商陆根、生南星合捣令烂，涂之立消。

浑身有肿块，都是湿痰流注于经络也。通用加味二陈汤及化痰汤，外用生南星醋研涂之。

治痰顺气为先，分导次之。治痰当补脾胃，清中气，此治本①也。

---

①　本：原作"木"，据《明医指掌》卷三《痰证·论》改。

二陈汤 通治痰饮或呕吐恶心，头眩心悸，或发寒热，或流注作痛。制半夏二钱，陈皮、赤苓各一钱，炙草五分，姜三片，煎服。

鹤顶丹 治痰热塞咽喉，声如拽锯，及痰结胸膈满。明白矾、黄丹炒，等分为末，每取一匙，作丸樱桃大，薄荷汤下。

竹沥达痰丸，能运痰从大便出，不损元气。丹溪曰"痰在四肢，非竹沥不能开"，是此药也。按：痰在手则肩臂痛，在足则脚气肿痛。

瓜蒌仁，治热痰、老痰、酒痰、燥痰，末服、煎服、丸服皆妙。

葶苈子，除胸中痰饮，逐肺经之水。_{性峻不得混服。}

旋覆花，消胸上痰结，除胸胁痰水。虚人禁之。凡坚痰唾如胶漆，非此不除。

枳实，除胸胁痰癖，泻痰，能冲墙壁。孕妇、虚人大忌。

苍术，消痰水，能治痰饮成窠臼，极效。

贝母，治燥痰、胸膈痰。_{去心研碎。}

前胡，治热痰，又治痰满胸痞。肝胆经风痰，非前胡不除。

干姜，治寒痰，下气、久嗽用百部。

生姜，去冷痰、痰癖，调胃气，姜汁同用竹沥则效。

半夏，治寒痰，去胸中痰满。油炒半夏，大治湿痰。

凡去痰须用半夏，热加黄芩，风加南星，痞加陈皮、白术。

天①南星炮黄色，治风痰加姜汁。

枳壳，消痰，散胸膈痰滞。大损真元，孕妇虚人八九月②忌。

白芥子，治胸膈冷痰。凡痰在胁下，非芥子不能达。

萝卜子，治痰，有冲墙倒壁之功。

乌梅，去痰止渴。病当发表者大忌。

木瓜，止痰唾消痰，陈者良。忌铁。小③便不通大忌。

海粉，热痰能降，湿痰能燥，结痰能软，顽痰能消。

蛤粉，能坠痰软坚。

白前，降气下痰，喉中作水杂声者，服之立愈。

苏子，降气消痰，止喘嗽。

厚朴，消痰散满，脾胃虚者大忌。

咳　嗽

可参痰药治之。

四时感冒咳嗽，宜参苏饮。人参、紫苏、前胡、制半夏、葛根、茯苓各一钱半，陈皮、枳壳炒、桔梗、木香、甘草各五分，姜、枣煎服。

---

① 天：原作"夫"，据《直指小儿》卷二"南星醒神散"改。
② 八九月：原作"九"，据《本草纲目·木部·枳壳》改。
③ 小：原作"少"，据《本草从新·果部·木瓜》改。

诸般嗽　杏仁去皮尖，研、茯苓二钱，橘红、桔梗、甘草、五味子各一钱，煎服。

二陈汤，治嗽去痰，伐病根之药。然阴虚、血虚、火盛咳嗽大忌。

嗽而无痰者，以辛甘润其肺。

夏月嗽而发热者，小柴胡汤加石膏、知母。

冬时嗽而发寒者，小青龙汤加杏仁。麻黄少用。

一咳即出痰者，脾湿痰滑也，宜二陈加南星之属燥其脾。

连咳十数不能出痰者，肺燥也，宜枳壳、紫苏、杏仁之属利其肺。

外感久则郁热，内伤久则火炎，俱宜开郁润燥。

嗽而胁下痛，宜以青皮疏肝，兼用白芥子之类，后以二陈加南星、香附、青皮、青黛、姜汁糊为丸，服之。

夜嗽、久嗽多责肾虚，用知母止嗽，勿用生姜。用六味地黄丸加天冬、贝母、陈橘红，或知、柏。

肺热嗽咳血，黄连阿胶丸。凡痰少面赤者，火嗽也。

久嗽者积痰，肺脘气不升降，或挟湿与酒也，用贝母散。贝母姜制、干姜、五味子、陈皮、半夏制、柴胡、桂心各五钱，黄芩、桑白皮各二钱半，木香、甘草各一钱二，为末。每用五钱，入杏仁去皮尖，研七粒，姜七片，煎服。

伤风嗽者，寒热有汗，恶风口干，烦躁，鼻流清涕，用苍术二钱，羌活、川芎、白芷、细辛、甘草各一钱，姜三片，葱白三个，煎服。名神术散。按：用杏仁、荆芥穗、前胡、桔梗、桑白皮、苏子加减俱可。

寒伤肺者，憎寒发热，无汗恶寒，不渴，遇寒而咳，二陈加麻黄三分、杏仁、桔梗，煎服。按：用前风嗽药加减外，尚可用苏叶、薄荷、茯苓、干姜、青皮、桂心、旋覆花、款冬、参、术、紫菀等加减。

热嗽者，烦渴引饮，口燥面赤，宜益元散。黄芩、黄连、天冬、麦冬、半夏、五味子、杏仁、甘草、知母、石膏、桔梗辈。又凉膈散去朴硝加人参、枳壳、桔梗、桑白皮等分，煎服。

一种咳嗽，每遇寒则发，乃寒包热也，解散则热自除。用桔梗枳壳汤加麻黄、防风、杏仁、苏叶、陈皮、木通、黄芩煎服。

湿嗽者，咳则身重，骨节烦痛，或有汗，或小便不利，脉涩细，白术三钱，半夏、橘红、茯苓、五味子各一钱半，甘草五分，姜五片，煎服。

干嗽而无痰者，宜泻白散。见小儿。

肺郁嗽，睡不安，贝母一两，杏仁五钱，青黛三钱，为末，沙糖、姜汁糊丸，噙化。

虚劳嗽者，盗汗出，作寒热，宜四物加姜汁、竹沥，或四物合二陈，少加知、柏。按：似宜人参清肺汤、人参紫菀散、二母丸加减。用瓜蒌仁、生脉散、地骨皮、百部、百合、柏子仁、天麦冬、沙参、黄芪之类，更审脉象用之，乃为无误。

食积嗽者，胸满噫酸，乃食积生痰也，用二陈加厚朴、山楂、麦芽。

食积嗽非青黛、瓜蒌仁不能除。又云有食积人，面青白黄色不常，面上①如蟹爪路，一黄一白者是也。以半夏、南星、瓜蒌子、萝卜子、青黛、姜汁治之。

气嗽者，七气积伤，或痰涎凝结，或如败絮，或如梅核滞塞咽喉，咯不出，咽不下，妇人多有之，用苏子降气汤。苏子、橘红、半夏、当归、前胡、厚朴姜汁炒，各一钱，肉桂、甘草炙，各五分，姜三片，煎服。或四七汤、三子养亲汤、苏子煎等。

久患气嗽圣药　陈皮、生姜，同捣焙干为末，神曲为丸，米饮下三钱。

痰嗽者，嗽动便有痰声，痰出嗽止也。二陈汤加枳壳、桔梗、瓜蒌仁、黄芩、贝母煎服，又用半瓜丸。

寒热交作而痰嗽者，小柴胡汤加知母、白芍、五味子、桑白皮。

干嗽者，无痰有声，肺之无津液也。乃痰郁火邪在肺中，最为难治。此症本于气涩，嗽至十余亦无痰出，须用桔梗以开之，下用滋阴降火之剂，若不已则成痨，四物加

竹沥、黄柏之类。燥痰不出者，用蜜水吐之，蜜煎生姜汤、蜜煎陈皮汤、烧生姜胡桃汤皆妙。又方生地二斤，杏仁二两，生姜、白蜜各四两，共捣如泥，入^①瓷器置饭上蒸五七次，每于五更挑三匙咽下。又方白蜜一斤，生姜二斤，取汁。先称铜器知斤两讫，纳蜜复称如^②数，次纳姜汁，以微火令姜汁尽，惟蜜斤两在则止。每服如枣子大，含化，日三次。

劳嗽吐红者 白术、茯苓、百合、阿胶珠、天冬各一钱，白芍、人参、五味子、黄芪、半夏、杏仁各七分，细辛、红花、桂皮、甘草各二分，水煎服。

血嗽者，因打仆损伤而致，四物汤加大黄、苏木煎服，或为末酒服。

酒嗽者，引饮，冷与热凝于胃中成湿而痰作，用青黛、瓜蒌仁。又方以竹沥煎紫苏，入韭汁，吞瓜蒌杏连丸。

喘 急^③

喘症有八 风寒伤肺，宜发散；痰火胀肺，宜疏导；但火急者，亦不可用苦寒，宜温以劫之。见后。

---

① 入：原脱，据《杂病证治准绳》第二册《咳嗽》补。
② 如：原作"知"据《医学纲目·肺大肠部·干咳嗽》改。
③ 喘急：原无，据原书目录补。

治十八般咳嗽、哮喘、吐血诸症如神。知母炒，四两，旋覆花、陈皮、马兜铃、麻黄、甘草炙，各一两，桔梗、人参各五钱，阿胶珠、款冬花、五味子各四钱，杏仁、葶苈炒、半夏各三钱，为末蜜丸，乌梅姜枣汤下，日三服，名鸡鸣丸。

喘嗽宜辨寒热　因风者遇风则甚，因寒则值寒嗽甚，因热则遇热即发。又酒后嗽甚则热也，吃酒而嗽减则有寒也。涎清白者寒也，涎黄白者热也。

喘咳宜分虚实　治法最要分肺虚实。若肺虚久嗽，宜五味子、款冬花、紫菀、马兜铃类补之。若肺实有火邪，或新嗽，宜黄芩、天花粉、桑白皮、甜葶苈之类泻之。久病气虚而喘，宜阿胶、人参、五味子。新病气实而喘，宜桑白皮、苦葶苈。肺病喘嗽，大抵秋冬则实，春夏则虚。若实则面赤，饮水身热，痰盛涕唾稠粘，或咽干面肿。若虚则面白脱色，气少不语，喉中有声，痰唾清利。肺感微寒八九月间，肺气①大旺。病嗽者，病必实，非久病也，宜泻之。

按：丁巳八月，有人用力倾跌，五更嗽，少食寒热，医用麻黄三剂，三更即嗽，医用青龙汤，即彻夜不得卧，汗出如雨加喘。邀予诊之，用沙参一两，柴胡七分，加以他药，一剂而安。用治数人，俱应手而愈。似宜问症诊脉，不

① 肺气：原作"气肺"，据《小儿药证直诀·咳嗽》乙正。

可拘新病宜泻，为一例也。

治嗽劫药　五味子五钱，甘草二钱半，五倍子、芒硝各一钱，用蜜丸噙化。

诸喘劫药　萝卜子蒸熟，一两，皂角烧灰，三钱，为末，姜汁和蜜丸服。止后，因痰治痰、因火治火，可也。

哮症即痰喘甚而常发者，此寒包热也，必须薄滋味，不可用凉药，不得汗泄，宜温散。此症亦有中外皆寒者，不可不察。

治哮喘神方，麻黄半钱，杏仁一钱半，黄芩、半夏、桑白皮、苏子、甘草、款冬花各一钱，银杏即白果。二十一个，炒黄色，研，水煎服。

禁忌宜知　凡火嗽忌用人参、陈皮、半夏等燥药，凡气嗽忌用罂粟壳、肉豆蔻等涩药，新病尤忌收涩。凡咳嗽口干咽燥有痰者，不可用南星、半夏，宜用贝母、瓜蒌仁。若饮水者，又不宜用瓜蒌仁，恐沉膈中不松快也。麻黄夏月似宜少用。

治气虚喘，人参一钱，胡桃不去皮，二个，姜五片，煎服，神效。如初感风寒邪盛，又久嗽郁热，不可用人参，宜以沙参代之。

治少气而喘　人参、五味子、麦冬，治肺虚自汗之圣药，即生脉散。久嗽必用五味子，然骤用之，恐闭住其邪。

咳嗽喘急　宜生姜一斤，沙糖五两，同煎，常服之。

苎麻根，治哮喘，取根和沙糖烂煮，时时细嚼咽下，永绝病根，神效。

马兜铃，去肺热补肺，治咳嗽喘促气急，坐息不得，兜铃二两，童便拌炒，炙甘草一两，为末，每一钱煎，呷或含末咽汁。

桑白皮，泻肺气喘满，然性不纯良，用之多者当戒，以出土者有毒①故也。

胡桃，治痰喘，能敛肺，不可去皮。

梨，治热嗽。

鸡子，治哮喘，去风痰。敲损，童便浸三日，煮吃。

猪肺，治嗽喘肺痿吐血。猪肺洗去血水，病人每岁用杏仁一个，去皮尖，将肺以竹签穿眼②，每眼入杏仁一个，麻扎重汤煮熟，去杏仁，只吃肺效。

阿胶，治肺虚损极，咳嗽唾脓血，非阿胶不补，喘甚须用阿胶。

妇人方

妇人胞为血室，冲脉、任脉皆起于胞中。冲为血海，任主胞胎，冲任气盛则月因时下。

月候形色 成块者，气之凝也。将行而痛者，气之滞

---

① 出土者有毒：《本草纲目·木部·桑》："时珍曰：古本草言桑根见地上者名马领，有毒杀人。旁行出土者名伏蛇，亦有毒而治心痛。"

② 眼：原作"服"，据《万病回春》卷二《咳嗽》"补遗方"之"又方"改。

也。行后作痛者，气血俱虚也。色淡者，虚而有水浑之也。错行妄行者，气之乱也。紫者，气之热也。黑者，热之甚也。紫黑者，风也，四物加防风、白芷、荆芥。黑者，热甚也。成块色紫黑者，血热也，四物加黄芩、黄连、香附。淡白者，虚也，芎归汤加党参、黄芪、白芍、香附。淡者，有水浑之也，二陈加芎、归或八物。如烟尘水者，如屋漏水者，如豆汁者，或带黄色者，皆湿痰也，二陈汤加秦艽、防风、苍术。一云如豆汁者，四物加芩、连。成块色不变者，气滞也，四物加香附、延胡、枳壳。行后作痛者，虚也。少而淡者，血虚；多者，气虚也。其将行作痛及凝块者，滞也。紫黑色者，滞而挟热也。时常作痛与经前作痛为血积，经后为血虚。发热之中，有常发热者，为血虚有积。经行发热，为血虚有热。临经行腹痛，此血涩也，气血俱实也，四物加黄连、香附、桃仁、红花、蓬术、延胡、丹皮。经行后腹痛者，乃虚中有热，宜八物加减。先期而来者，乃气血俱热，四物加柴胡、黄芩、黄连、香附、知母、阿胶、艾叶、甘草。过期不来，是血虚，宜通经四物加党参、黄芪、升麻、陈皮、蓬术、苏木、木通、肉桂、甘草、红花、桃仁。

血闭　月事不来　胞脉者，属心而络于胞中。今气上迫肺，心气不得通，故月事不来也。经闭有三：一者胃弱，名曰血枯，此中焦热结也；二者血海干枯，此下焦胞脉热结也；三者劳心而心火上行，此上焦心肝肺热结也。

湿痰粘住经闭者，不可服地黄汤，宜导痰汤加川芎、当归、黄连。

血崩血漏　忽然暴下谓之崩，淋沥不止谓之漏。崩漏有三：一者胃脾虚损，下陷于肾，宜大补脾胃而升举血气；二者①富贵夺势，心气不足，当先平其心而补气血，养脾胃，补阴泻阳，复加镇心火之药；三者②悲哀太甚则胞络绝，黑药能止血，用五灰散。急则治其标，白芷汤调百草霜末服；甚则五灵脂半生半炒，各为末，酒调服，后用四物汤加党参、黄芪、黄芩、黄连、香附、干姜调理。

妊娠恶阻　谓呕吐恶心，头眩，恶食择食是也。妊娠六十日当有此证，多从痰治。然肥者有痰，瘦者有热。宜二陈汤加砂仁、桔梗、乌梅、干姜、大枣，又宜用竹茹、黄芩、黄连、陈皮、茯苓、麦冬、白术、厚朴、党参、甘草、香附、乌药、地黄、半夏、川芎、旋覆花、栀子。怀孕爱吃一物，乃一脏之虚，如血气弱不能荣肝，则肝③虚爱酸物也，但以所思之物与之，必愈。

忌食诸物　无鳞鱼及蟹主难产，鸭肉、鸭子令儿倒生，苡米、苋菜主堕胎。又忌胎杀所游，如邻家修造，亦宜避忌杀物。

易产方　大腹皮酒洗、炙草、当归、白芍、党参、白

---

① 者：原脱，据《东医宝鉴·胞》"血崩血漏"条补。
② 者：原脱，据《东医宝鉴·胞》"血崩血漏"条补。
③ 肝：原作"用"，据《东医宝鉴·妇人》"恶阻"条改。

术炒、陈皮、紫苏、枳壳炒、葱白，服二十贴，易产且可无病，名达生散。

妊娠将理法　衣勿太暖，食勿太饱。勿妄服汤药，勿举重登高劳力，勿多睡卧，须时时行动为妙。

胎漏胎动　乃气不足之故。人参、山药、茯苓、麦冬、山萸各二钱[1]，杜仲、甘草、当归、枸杞各一钱，白术、熟地各[2]五钱，五味子五分，煎服。胎动者，下血有腹痛，宜行气安胎。胎漏者，下血无腹痛，宜清热安胎，用胶艾汤。熟地、川芎、阿胶、黄芩、白术、砂仁、香附各一钱，元米一撮，空心服。又凡此证，八物加阿胶、艾叶皆宜。又白术、砂仁、熟地各一两，煎服，亦效。

胎动腹痛不可忍　砂仁炒，去皮为末，每服二钱，热酒下，须臾即安。砂仁能止痛行气安胎也。胎动是热，用黄芩；不动是寒，用砂仁。砂仁亦不宜多用，多则破气，恐致难产。

佛手散　治胎动腹痛，当归六钱，川芎四钱，益母草二钱，煎服。

半产　属虚属热，宜急补之。人参、白术、茯苓、熟地、当归、杜仲、炮姜煎服。有以毒药打胎，致败血不下而冲心，闷乱喘汗交作，须解毒行血救之。用白扁豆为

---

① 二钱：原作"钱二"，据《石室秘录》卷四《产前治法》"论漏胎"条乙正。

② 各：原脱，据《石室秘录》卷四《产前治法》"论漏胎"条补。

末，新汲水调灌二钱。

苓术汤 治怀孕四五六月常堕者，内热甚故也。黄芩三钱，白术一钱，水煎服。急则一日三五服。缓则五日一服。安胎易产之良方也。

和痛汤 治小产心腹痛。当归、川芎、白芍酒炒、熟地黄各一钱半，延胡一钱，泽兰、香附、青皮各八分，红花、桃仁各五分，童便酒煎服。

产前无白带也，有则有难产之兆，或产后有血晕之事，急用黑豆三合，煎汤二碗。入白果十粒，红枣二十个，山萸、山药、薏米各四钱，熟地一两，茯苓、泽泻、丹皮各二钱，加水二碗，煎作二剂服，永不白带。亦通治妇人诸带，无不神效。

孕妇不曾行动，舒伸忍痛，曲身侧卧，则子在腹中不能转动，致有横生逆产也。

保产法 切不可坐草早及稳婆乱用手。凡月满足方觉腹痛，不可惊动太早，令产母恐怖。恐怖则气怯，怯则上焦闭，下焦胀，气乃不行，以致难产，服紫苏饮见子悬。

欲产候 脐腹俱痛，连腰引痛，眼中生火，此是儿转也。入月腹痛或止或作，非正产也。胎高未陷者，非正产也。谷道未挺迸者，非正产之候。水浆未破，血未出者，非正产之候。浆血虽出而腹不痛，非正产之候。且令扶行忍痛，不可坐草。直待胎气陷下，子逼阴户，腰重痛极，眼中生火，谷道挺迸，此正欲产，方可坐草用力。

临产不可喧闹，且进粥饭，令人扶策徐行①。若不得凭物而立，阵痛转密，产候将至，然后坐草，且进催生药，直待儿逼产门，方可用力一下，自然易产。坐草之时，忽然目翻吐沫者，急用霹雳丹。

催生药　坐产日久，产母困倦，宜服催生药。难产子死及矮小女子交骨不开，服加味芎归汤。炙龟板、当归各一两，川芎六钱，生过男女妇人头发灰五钱，煎服。此方宜备，乃必用也。

来甦散，临产用力太过，气衰脉微，精神昏晕，口噤面青，不省人事，用木香、神曲、陈皮、麦芽、黄芪、白芍、阿胶各一钱，苧根、甘草各三钱，元米一合，生姜三片，煎服。连用为妙，或撬开口灌下。

三蜕散，用蛇蜕一条，全用，蝉蜕十四枚，男子头发三钱，俱烧存性为末，分二服，温酒调下，治难产及子死腹中。

黑神散　百草霜、白芷各二钱，酒、童便各半盏，入麝香半分，同煎沸，作二服良。服此药后，外用葱白二斤，打烂铺于小腹上，取急水滩头砂一斗，炒热，布裹，葱上擦之即产。治坐②草日久，水浆流下，以致难产。

---

①　扶策徐行：出北宋抗金名将宗泽《早发》一诗："伞幄垂垂马踏沙，水长山远路多花。眼中形势胸中策，缓步徐行静不哗。"原意为统帅对战略部署胸有成竹，士兵们行军轻缓沉稳，静而不喧。此处示人临产需从容、镇静。

②　坐：原作"圭"，据文义改。

治产难　百草霜、滑石、白芷①炒，各等分为末，芎、归煎汤②，调下三钱效。

凡催生宜多用滑利迅速之药，如兔③脑髓，笔头灰，蛇蜕之属。若水血多下，子道干涩者，如猪脂、香油、蜜、童便、蜀葵子、牛乳、滑石、榆皮之类。若风冷气凝滞者，牛膝、葱白、桂心、生姜之类。若触犯恶气，心烦闷者，麝香、朱砂、乳香、竹茹之类。

难产必效方榆白皮汤　难产日久，浆水多下，胞干儿不得下，香油、白蜜各一碗，微沸，调滑石末一两，搅服之。外以油、蜜摩母脐腹即产。又方榆白皮、冬葵子、瞿麦各二钱，牛膝、麻仁各一钱半，木通一钱，煎服。油、蜜、童尿和服，加益母膏，最治难产。

益母丸　五月五日、六月六日，益母草开花时，收采阴干，不犯铁器。捣为末，蜜丸，白汤下。一名返魂丹，治横逆产及产后百病，熬膏名益母膏。

催生丹　治难产及横逆产。用腊月兔④脑一个，去皮膜，研如泥，乳香二钱半，丁香一钱，麝香二分，均研细，丸如芡实大，阴干，油纸包。每取一丸，温水磨化服，即产。

---

①　芷：原作"术"，据《丹溪治法心要》卷七《胎孕》"催生方"条改。

②　汤：原作"湿"，据《丹溪治法心要》卷七《胎孕》"催生方"条改。

③　兔：原作"免"，据《普济方》卷三百五十七《催生》改。

④　兔：原作"免"，据《女科证治准绳》卷四《催生法》"催生丹"条改。

胞浆者，乃胞内养儿之水也。胎元壮健者，胞拆即随浆而下，故易产也。其困弱者，转头迟慢，胞浆既干，污血闭塞，是以难产，宜用催生散。黄蜀葵子二钱，研，酒调，滤去渣，温服。又方名乳珠散，用明乳香研细，猪心血和丸，如芡实大，朱砂为衣，晒干。每一丸，冷酒化下。黄蜀葵俗名秋葵，宜多种备用，用处甚多。

难产 由气血之亏，子无力转身之故。倘手足先出，急以针刺儿手足则必缩入。用人参一两，川芎二两，当归三两，红花三两，连灌之，少顷则儿头直而到门矣。倘久之不顺，再将前药服之，不可止也。若儿头既已到门，久而不下，此交骨不开之故，速用柞木枝一两，当归一两半，川芎、人参各一两，煎汤服之，少顷即儿头顺生矣。倘儿头不下，万不可用柞木。盖此味专开交骨，儿未回头而儿门先开，亦死之道，故必须儿头到门而后用此方。熟记！熟记！

难产不必惊慌，口中但念无上至圣化生佛百遍，儿之手足即便缩入，急用人参、当归各一两，附子一钱，川芎五钱，黄芪一两，煎汤饮之，立刻产下。治横生倒产，独参汤最妙。

外贴如神丹 巴豆三枚，蓖麻子七粒，去壳，入麝香少许，捏作饼子，贴脐中。既产，即以温汤洗去，不可迟缓。此方不可轻试，不得已而用之。

如圣膏 治产难及死胎不下，十分危急者。巴豆十六粒，蓖麻子四十九粒，去壳，麝香二钱，同捣如泥，摊绢帛上，贴脐上，产下即洗去。一方蓖麻子一两，去皮，雄黄二钱，同研成膏，涂产母右脚心，才产即速洗去，否则肠出。用此膏涂项上，肠自收入。

验胎生死 产母面赤舌青者，母活子死。面青舌赤，口中沫出者，母死子活。胎死腹中则产母面青，指甲青，唇舌青，口臭。孕妇舌黑者，子死腹中矣。凡孕皆以舌为证验。凡胎死，母舌必黑，心腹胀闷，口中极臭，为可验。如欲下死胎，用平胃散，苍术二钱，厚朴一钱，陈皮一钱半，甘草六分，生姜一片，红枣去核，三枚，加朴硝五钱，酒水各①半，煎服，其胎即化血水而下。若双胎一生一死，服此则死者出，生者安。又方，蟹爪一升，甘草五钱，半生半炒，东流水十盏，煎至三盏，去渣，入阿胶二两，半生半炒，令胶化，分三次顿服，胎即出。药灶宜东向芦苇为薪。

夺命丸 治死胎不下至妙。桂枝、赤苓、丹皮、赤芍、桃仁各等分，为末，蜜丸，淡醋汤下，空心煎服亦可，治抢心闷绝欲死。

死胎着脊不出气欲死 脂油、白蜜各一升，醇酒一升，和温，分二服，服之即下。

胞衣不下 稍久则血流入胞中②，上冲心胸③，宜急断

---

① 各：原作"相"，据文义改。
② 中：此后原衍"胞"字，据《医学纲目·产后症·胞衣不下》删。
③ 胸：原脱，据《医学纲目·产后症·胞衣不下》补。

脐带。以小物系带牢固，然后切断，使恶血不能入胞中，则胞衣自当萎缩而下。纵淹延数日，亦不害人。只要产母心怀安泰，勉进粥饭，终自下矣，累试有验。切不可令稳婆妄用手法探取，或因此而殂。切戒！

胞衣不下者，恶血流入衣中，衣为血所胀塞，故不能下，须臾冲上逼心即死，急服夺命丹。用附子炮，五钱，丹皮、干漆炒，各一两，为末。以醋一斤，入大黄末一两，熬成膏，丸梧子大，酒下五十丸。又贴如圣膏见上。胞衣不下，宜服黑龙丹。

黑龙丹，治产难及死胎不下，胎衣不下，产后血迷血晕，一切危急垂死者。灌药得下，无不活，神验不可言。五灵脂、当归、川芎、良姜、熟地各一两，上锉，盛瓦锅，纸筋①盐泥封固，炭十斤，煅，候冷取出，却入百草霜三钱，硫磺、乳香各一钱半，花蕊石煅、琥珀各一钱，共研细末，醋面糊和丸弹子大。每一丸，入姜汁、童②尿、酒，研服之。又一方灵脂、当归、川芎、良姜、生干地黄各一钱，入鸡子壳内，盐泥固济，火煅，加百草霜一两，硫磺、乳香各二钱。琥珀、花蕊石各一钱，制法同上。亦名黑龙丹。

牛膝汤，治胞衣不下，服此即烂下。滑石末二钱，木通、当归、牛膝、瞿麦各一钱半，冬葵子二钱，煎服。

---

① 筋：原作"巾"，据《济阴纲目》卷十一《胞衣不下》"黑龙丹"条改。

② 童：原作"重"，据《济阴纲目》卷十一《胞衣不下》"黑龙丹"条改。

三蜕饮，治胞衣不下神效。蛇蜕全者一条，蚕蜕纸一方，蝉蜕四十九个，上并烧存性为末，顺流水调下，立出。

一字神散，治胞衣不下。鬼臼黄色者，研如粉，不用罗①，以手指捻之。每服二钱，温酒一盏，同煎至八分，服之立生，如神。此方救人几万数矣！

胞衣不下，取产母裤覆井口上，勿令产母知之，立下。

有方治难产，用木匠凿柄上蓬头，烧灰存性为末，急流水调下。

花蕊石散，胞②衣不下③至死，但心头暖，急以童便调一钱服之。取下败血如猪肝，或化为黄水而出，其胞衣即下，仙方也！好硫磺四两，花蕊石一两，俱为粗末拌匀。先用纸筋和盐泥固济瓦罐一个，候泥干入药于内，再用泥封口候干，安在四方砖石，上书八卦五行字。用炭叠四围周匝，自巳午时从下着火，渐令上彻，直至经宿。火冷又放经宿，罐冷取出细研，瓷瓶收储。胞衣不下，此药最要。又治跌仆金刃重伤，调服又掺之。

白带者，不能约束带脉也。带脉通于任督，任督病而带亦病。此由脾虚肝郁，湿火侵逼，以致脾精不守，不化

---

① 罗：此后原衍"里"字，据《济阴纲目》卷十《治胎死腹中》"一字神散"删。

② 胞：《医学纲目·产后症·胞衣天下》"花蕊石散"条作"胎"。

③ 不下：原作"上冲"，据《医学纲目·产后症·胞衣不下》"花蕊石散"条改。

为血而为白滑之物，治宜大补脾胃，佐以舒郁之味，脾胃肝三经同治。白术炒，一两，苍术制，三钱，炙草一钱，柴胡六分，人参二钱，白芍五钱，车前子三钱，淮山药炒，一两，制半夏一钱，陈皮、荆芥各五分，不可增减，服六剂，专治白带，名完带汤。又白葵花二两，阴干为末，每二钱，空心酒下，治白带脐腹冷痛，面黄虚困。赤带用赤花。

赤白带下，益母草开花时采，捣为末，每二钱，食前温酒下。又方用白芍三两，干姜半两，炒黄为末，每二钱，米汤下。

又方用云母粉，温水调下三钱，立见神效。

五色带赢瘦者 鳖甲烧黄为末，酒调五分，日二服。

赤白带 赤石脂煅、海螵蛸、侧柏叶等分，为末，每二钱，米泔调下，日三服，极效。

室女虚寒，带下纯白，用鹿茸酒蒸焙二两，白敛、金毛狗脊燎去毛各一两，为末，以艾煎醋打糯米糊丸如桐子大。每服五十丸，空心温酒下。

白带因七情所伤脉数者 黄连炒、侧柏叶酒蒸、黄①柏炒，各半两，香附醋炒、白术炒、白芍各一两，白芷烧存性、木香各三钱，椿根皮炒，二两，为末，饭粥丸，米饮下。

赤白带下，久患不痊，尪瘁乏力，六脉微濡，伏龙肝散。伏龙肝于灶直下去取赤土，炒令烟尽、棕榈烧赤，急以盆盖，

① 黄：原脱，据《丹溪心法》卷五《带下》"治白带因七情所伤而脉数者"补。

阴冷存性、屋梁上悬尘炒令烟尽，出火毒，各等分，研，入冰片、麝各①少许，每三钱，温酒下。

妇人有三十六疾者，七癥、八瘕、九痛、十二带下也。

带下三十六疾者，是十二癥、九痛、七害、五伤、三固也。

治法虚者不可攻，实者可行。血虚则四物加减，气虚则参、术陈皮。赤属血，白属气。燥湿为先，湿甚者固肠丸。

相火动者诸药中加炒黄柏，滑者加龙骨、赤石脂，滞者加葵花白者治白带，赤者治赤带，性躁者加黄连，寒月加姜、附。临机应变，先须断厚味，带下与梦遗同法治之。

肥人有带，多是湿痰，用海石、半夏、南星、炒柏、青黛、苍术、川芎。

瘦人带病少，如有多是热，用炒柏、蛤粉、滑石、川芎、青黛、樗皮。

带漏俱是胃中痰积，流下渗膀胱，出于大肠、小肠。宜升提，甚者上必用吐，以提其气，下用二陈加白术、苍术，仍用丸子。

带病以壮脾胃、升阳气为主，佐以各经见症之药。

---

① 各：原脱，据《女科证治准绳》卷一《赤白带下》"伏龙肝散条补"。

色①青者属肝，用小柴胡加山栀、防风；湿热壅滞，小便赤涩，用龙胆泻肝汤；肝②血不足，或燥热风③热，六味丸。色赤者属心，小柴胡汤加黄连、山栀、当归；思虑过伤，用妙香散等药。色白者属肺，用补中益气加山栀。色黄者属脾，用六君子加山栀、柴胡；不应，用归脾汤。色黑者属肾，用六味丸。气血俱虚，八珍汤。阳气下陷，补中益气汤。湿痰下注，加茯苓、半夏、苍术、黄柏。气虚痰饮下注，四七汤送六味丸。不可拘肥人多痰，瘦人多火，而以燥湿泻火之药轻治之也。

虚而有积者，先攻后补。脉滑大有力为实，宜攻。燥剂、润剂，或补，或涩，或凉，或温，或排脓，或消瘀，或针灸，不可妄治。

产后瘀血上攻，忽两乳伸长，细小如肠，痛不可忍，此危症也。用川芎、当归浓煎频服，再用芎、归逐时烧烟，安在病人面前桌子下，令病人曲身低头，将口鼻及病乳常吸烟气，未缩再用一料，如不复旧，则用如圣膏贴顶上，收好急宜洗净。

妊妇胎气不和，逆上心胸，胀满疼痛，谓之子悬。用紫苏饮治子悬，及临产惊惶，气结难产最妙④。紫苏三钱，人参、大腹皮、川芎、陈皮、白芍、当归各一钱，甘草五

---

① 色：原脱，据《女科证治准绳》卷一《赤白带下》补。
② 肝：原脱，据《女科证治准绳》卷一《赤白带下》补。
③ 风：原作"六"，据《女科证治准绳》卷一《赤白带下》改。
④ 妙：原作"炒"，据文义改。

分，姜四片，葱三茎，煎服。

妊娠下痢赤白，腹中绞痛，里急后重，名曰子痢，用当归芍药汤。白芍、白术、白苓、当归、泽泻、条芩、黄连、甘草、木香、槟榔煎服。

胎前白带 苍术三钱，山茱萸、白芍各二钱半，黄芩炒、白芷各二钱，黄连炒、黄柏炒，樗根皮炒，各一钱半，为末糊丸，空心温酒下五十丸。

产前有子痫、子烦、子肿、子淋、子嗽、子痢、子疟、子悬、感寒不语、儿在腹中哭、孕妇腹中钟鸣等症。

子痫 羚羊角汤加葛根、秦艽、丹皮、防风、细辛、竹沥。

子烦 竹叶汤、竹沥汤俱好。

子肿者，以胎中有水，多于五六个月，遍身浮肿，腹胀喘急，用鲤鱼汤。白术、赤苓各二钱，白芍、当归各一钱半，橘红五分。先取鲤鱼一个，煮清汁一盏半，入药及姜七片，煎至一盏服，以水尽肿消为度。

或头面不肿，两脚肿至腿，足指间有黄水出者，谓之子气。用平胃散加赤苓、桑白皮服愈。平胃散见上。肿症宜即治之，否则难效。

儿在腹中哭，令妊母曲腰向地拾物，其声即止，不止再拾。

孕妇腹中钟鸣，取多年空屋下鼠穴中土噙之，或为末酒服。

归脾汤用术、参、芪、归、草、茯神、远志、枣仁、木香、龙眼、姜、枣，能引血归脾，圣药也。

产后血晕 有下血多而晕者，用清魂散。人参、泽兰各一钱半，荆芥五钱，川芎二钱半，甘草一钱，为末，温酒、热汤各半杯，调下二钱灌之，下咽即苏，口噤俱斡开灌之。下血少而晕者，破血行血，宜夺命散、花蕊石散。

血晕如神荆芥散 荆芥穗末，每服三钱，童便一盏，调热服。

醋墨法 墨半锭，烧赤，投醋中，研细，用五分，淡醋汤下，效。

醋破血晕法 取好醋煎热，稍稍含之即苏。又以醋噀其面，醒来与醋饮之妙。又以炭火烧红，醋滴炭上，使帐中常闻醋香为妙。产妇房中常得醋气为佳者，酸益血故也，切记。

治血晕闷绝 红花一两，即蒸服即醒。又以干漆烧烟，熏鼻即醒。醋炭一法，屡有神效，产前宜多备醋也。

产后忽然昏闷不省人事者，暴虚故也。生鸡子二个，吞之。如未醒，童便一升饮之。又不醒，竹沥服五合，日三五次，必醒。又半夏末或皂角末吹鼻中，令嚏即效。

产后血崩不止 当归六钱，川芎四钱，芍药五钱，煎服救之。又方四物汤加蒲黄、生地汁、阿胶、白芷、蓟根、陈艾煎服。

下血过多，唇青目暝，其势危急，用济危丹。阿胶、乳香、硫磺、五灵脂、太阴玄精石、陈皮、桑寄生、卷柏各等分，将前五药研，微火炒，再研细，方入后四味为末，以生地黄汁和丸梧子大，温酒下二三十丸。

产后血崩 取木耳半斤，烧存性，为末，入麝香一钱，枳壳二钱，炒，为末和匀，每取一钱，以乌梅煎汤，调下即止。

夺命散治产后下血少而血晕谵妄，用没药、血竭，各等分为末。每二钱，以童便、好酒，各半盏，煎数沸，调服效。即血竭散。

产后血晕四味汤，当归、延胡、血竭、没药各一钱，童便煎服。

产后下血不止，用蒲黄炒黑，三两，水三碗，煎一碗服。又方，用干地黄，石器内捣为末，每服二钱，食前热酒调，连进三服。

产后或落胎，血不止，用桑白皮炙，水煎服。又方，用百草霜三钱，研细，酒调服。发热烦渴，藕汁、生地汁饮之妙。

产后败血上冲，发为血晕，用陈艾一两，煎汤，入醋服，立效。

产后血迷晕绝，不省人事，心头温者，半夏末冷水丸如豆大，纳鼻中即愈。此扁鹊法，大效。

产后血风攻脑，头旋闷绝，不省人事，用才出土苍耳苗名喝起草，阴干为末。每服三钱，酒一盏，调服即苏。

小产血不尽，用鹿角屑一两，豆豉二合，水三升，煮豉去渣，下鹿角屑，再煮沸，温服，败血即下。

产后血不干，或一月之后黄如灰汁者，日久成带，用竹纸、楮皮纸各五张，烧灰，荆芥穗五钱，半夏半钱，酒、水同煎，食前服。

产后犹有余血水气者，用黑豆五升，熬烟绝，倾瓷器内，以酒一斗，乘热浇入，随服效。名豆淋酒，治产后百病。《千金》加独活，名独活紫汤。

产后血晕及中风，目上视，四肢强直，用荆芥穗末三钱，童尿一盏，酒一盏，调下，良久即活，甚验。名荆芥散。

产后恶物不尽，腹中疼痛，用生干地黄、当归各炒一两，生姜半两，切，瓦上焙焦黑，为末，每服二钱，姜汤调下。

产后口鼻黑色起，鼻血出，急用荆芥散见上。再取红线一条，并产母顶心头发二条，紧系产母手中指中节，即止。

产后喘急　宜大剂芎归汤，即佛手散。用川芎四钱，当归六钱，煎服。

补土宁喘丹　人参一两，白术二两，麦冬一两，茯苓三钱，苏子一钱，煎服。又方，苏木二两，水二碗，煎至一碗，调人参末二钱服。

产后感冒咳嗽痰盛　旋覆花、赤芍、荆芥、五味子、夏曲、麻黄、赤苓、杏仁、前胡、甘草各一钱，生姜二片，大枣三枚，煎服。麻黄三分足矣。

产后气喘不得卧　宜服六味丸。

产后咳逆不止　肉桂五钱，姜汁三合，同煎，温服二合。以手炙火，摩背上，令热时，涂药汁尽为效。热嗽不可服此方。

产后不语　由败血干心，心气闷塞也。人参、石菖蒲、川芎各二钱，细辛、防风、辰砂、甘草各一钱，为末，每服一钱，薄荷汤调下。

产后发热者，热入血室也。柴胡四物汤加桃仁、五灵脂煎服。

产后发热有五　有去血太过者，心脉虚大无力，腹内不痛，用当归、川芎、茯苓、白术、熟地、陈皮、香附、乌药、干姜、益母草、丹皮、甘草各八分，生姜五片，大枣二枚，煎服。有恶露不尽者，必大小腹有块介痛，宜黑神散，用当归、白芍酒炒、熟地、肉桂、炙甘草各五钱，沉香、棕榈灰、蒲黄、没药各二钱半，乳香一钱半，赤芍一钱，血竭五钱，为末，每服二钱，温酒下。有恶饮食者，当消导。有感风寒者，宜发散。有蒸乳者，乳必胀痛，但搓去乳汁，必自愈。因风寒，宜竹叶防风汤、柴胡汤。热渴，熟地黄汤、人参当归散。大、小产热入血室，小柴胡汤加灵脂、黄连、赤苓，清心凉血。

产后阴户中下一物，如合钵状，有二岐①，此子宫也。必气血弱而下坠，用升麻、当归、黄芪、大料二剂，半日已收。再用补中益气汤去柴胡，连进二大剂。再以四物汤加人参百余剂。

临产用力太过，阴户中垂出肉线一条，长三四尺，牵引心腹，痛不可忍，先服失笑散灵脂、炒蒲黄等分，醋熬成膏是也数贴，仍用生姜三斤，净洗不去皮，捣烂；清油二斤，拌匀炒热，以油干为度。却用熟绢五尺，摺作数层，令妇人轻轻盛起肉线，使之屈曲作一团，纳在水道口，却用绢袋兜裹油姜，令稍温，敷在肉线上熏之。觉姜冷，又用熨斗火熨之。如姜气已尽，又用新者如此熏熨一日一夜，其肉线已缩一半，再用前法。越两②日，肉线尽入腹中，其病全安，再服失笑散、芎归汤调理。如切断肉线，即死矣。

产后儿枕块痛，生化汤。当归六钱，川芎四钱，桃仁去皮尖，研，五分，炮姜三分，冬月五分，炙甘草五分，益母草二钱，煎服，加酒半盏。如再痛用失笑散治脐腹痛欲死，五灵脂、蒲黄炒，等分，为末，每二钱和醋熬成膏，入水一盏，煎至七分，热服立效。

专治儿枕痛极苦，当归、白芍各二钱，川芎一钱半，白芷、桂心、蒲黄、丹皮、延胡、五灵脂、没药各七分，水

① 岐：物有分支或事有分歧。《集韵·支韵》："岐，分也。"
② 两：原作"雨"，据《医学纲目》卷二十五《奇病》改。

煎入醋，空心服。

儿枕痛，百药不效，蟹一只，烧存性，研为末，空心温酒下，立止。生[1]男用尖脐蟹，生女用团脐蟹。

产后阴脱，酒炒黄芪、人参、当归、升麻、甘草煎服，外用硫磺、五倍子、乌贼骨为末涂。或四物加龙骨连用二贴，外以香油和汤洗，且贴如圣膏。

生肠不收 八物汤加防风、升麻酒炒黄[2]煎服，外以樗根白皮、荆芥、升麻、藿香煎汤熏洗即入。又枳壳二两煎，浸良久自入。

子宫大痛难忍，五倍子、白矾煎汤熏洗，又为末掺之。

玉门不敛，香油煎热盛盆坐其中，一食顷，以皂角末吹鼻，作嚏即收。

产后风 豆淋酒见上调荆芥、当归末饮之。

产后头痛 多是血虚或败血作梗，川芎、桔梗、白芷、赤芍、人参、赤苓、甘草、当归煎服。或四物汤加柴胡亦效。

产后心腹腰胁痛 全是瘀血，用失笑散见上。

产后胸腹胀闷呕吐 赤芍、半夏、人参、泽兰、陈皮、甘草、生姜，煎服。呕不止，丁香六分，灵脂一钱，辰

---

① 生：原脱，据文义补。
② 黄：此后原衍"芪"字，据《疡医大全·阴器部·阴脱门主论》"产后生肠不收"条删。

砂六分，猪胆和丸，生姜陈皮汤服。

产后淋痛 茅根四两，茯苓、瞿麦、人参、葵子各①一两，蒲黄、滑石、桃仁、甘草各②五钱，紫贝五枚，石首鱼石十六个，为末，每二钱，木通、灯心煎汤下。

产后遗尿，人参、黄芪、四君加桃仁、归、芍、猪羊脬煎汤代水煎服。

产后淋痢泄泻 荆芥穗盛于瓦器内，慢火烧存性，不得犯油火，入麝香少许研末，每一钱汤下。又四物加桃仁、黄连、木香主之。

大便小便不通 用苏麻粥、五仁丸、葱盐熨。兼查大小便方参之。

产后赤白痢，腹中绞痛，芍药、阿胶、艾叶各一两，甘草、当归各三两，熟地黄一两，锉，一剂水煎，分二服，空心服，名救急散。

产后胎前痢疾，败龟甲一枚，米醋炙，研为末，醋汤调下。

妊娠血痢，用阿胶二两，以酒一升半，煎一升，顿服。产后诸痢，煮薤白食之。又方，羊肾脂炒薤白，食之甚佳。

产后血痢，脐腹疼痛，四物汤加槐花、黄连、御米壳等似又宜阿胶、芩。

① 各：原脱，据文义补。
② 各：原脱，据文义补。

产后下痢虚极，白头翁汤加甘草、阿胶汤主之。

临产痢疾，山栀不拘多少，烧灰为细末，空心下一钱，甚者不过五服即效。

产后痢，日五十行者，取木里蛀虫粪屑炒黄，急以水沃①之令稀稠得所，服之即安。

产后诸痢，取苍耳叶捣汁半盏，日三四温服。

产后痢，津液竭，渴不止，用人参白术散。有用六味丸、四神丸、六君子益气汤、十全大补等汤而愈者，宜细思之，辨症为要。

产后痢日久，津液枯竭，四肢浮肿，口干舌燥，用冬瓜一枚，黄泥糊厚五寸，煨烂熟，去皮绞汁，服之痊。

按：产后不得利，利者百无一生。故大、小便方，尤多备择。

产后浮肿喘急尿涩　黑豆炒，一两，茯神五钱，琥珀一钱，为末，乌头②、苏叶煎汤下。

产后风肿水肿，泽兰、防己为末，每二钱，温酒或醋汤下。

胎前多滞，产后多虚，宜大补气血为要。

产后痢而加呕，死症也。大田螺一枚捣碎，入麝香二厘，吴萸一分，为末，同螺掩在脐上，即不呕吐。再以当

---

①　沃：浸泡。《广雅·释诂二》："沃，渍也。"

②　乌头：原作"黑豆"，据《医学入门》卷七《妇人小儿外科用药赋》"大调经散"条改。

归一两，白芍三钱，甘草一钱，枳壳、槟榔各三分，煎服二剂，后用独参汤调理。

产妇一身发黄 白术一两，薏仁二两，车前子五钱，茯苓五钱，荆芥一钱，茵陈五分。如非产后，治常人者，可用三钱，为末，每服三钱，煎服。

产妇下阴肿胀，小水点滴不出，死症也。用白术、熟地、人参、薏仁各一两，茯苓、车前子各三钱，山萸四钱半，肉桂五分煎服。外宜以盐纳脐中，用葱运法。

胎上冲心 葡萄一两，煎汤饮即下，其藤叶俱可。俗名紫白桃。

难产保生 陈麦草须取露天之陈麦柴更妙，每一两洗净剪段，煎汤服。又蟹爪一升，甘草二两，东流水一斗，煮取三升，纳阿胶三两，服之。

产后阴肿 葱白研膏，入乳香敷贴。

产后中风 黑豆半升，炒至烟起，连根葱五个，同炒，酒淋服。即豆淋酒，神方也。

女子转胞 小便不通，腹胀垂死，急用猪脬吹胀，以鹅毛管安上，插入阴孔，捻脬气吹入，即大尿而愈。立效之方也。

一妇难产，三日不下。吴茭山①云：以车前子为君，

① 吴茭山：吴球，字茭山，明代医家，括苍（今属浙江）人。博学慕古，少时即研究经书，精于医术。尝著《诸证辨疑》，或称《诸证辨疑录》。又有《用药玄机》《活人心统》《方脉生意》《食疗便民》，均未见行世。

冬葵子为臣，白芷、枳壳为佐使，已服午产。众医异，面问之，答曰：《本草》谓催生以此为君，《诗经》采芣苢以防难产。药灶须东向芦苇为薪。

治难产，将历本面页黄纸上钦天监印剪下烧灰，滚水服下即生。

转胞尿闭 用四物汤加人参、白术、半夏、陈皮各一钱，甘草五分，姜三片，煎服，后探吐之。又与小吐，小便立通效。

一法将孕妇倒竖起，则尿自出亦妙。恐不甚妙，又有妙方，见便易门。

产妇临月之前一月，如有风邪感冒，皆作风寒治之。其临月之期，如有风邪，不可作风邪治之。用人参一两，当归一两，川芎五钱，柴胡二钱，甘草一钱，白芥子三钱，煎服。无论其六经传变，俱以此治之①。忌桂枝、麻黄等。

产后诸症，俱用人参五钱，白术五钱，熟地一两，川芎一两，当归二两，荆芥炒，二钱。此方为主，有风加柴胡六分，有寒加附子一钱，肉桂一钱，其余不可乱加，此神方也。但可减分两，不可改药味。儿枕痛，加山楂十粒，桃仁五枚，一剂即去之。华仙师又方，人参三钱，川芎五钱，当归一两，黑荆芥一钱，益母草一钱，有风加柴胡五分，寒加肉桂一钱，如血不净加山楂十粒，血晕加炮姜五分，鼻衄

---

① 之：原作"功"，据《石室秘录·末治法》"产妇感中风邪"改。

加麦冬五钱，夜热加地骨皮五分，有食加山楂五粒、谷芽一钱，有痰加白芥子五分。

《千金方》治恶阻呕吐　竹茹、橘皮十八铢，茯苓、生姜各一两，半夏三十铢，煎服。一方加参、术、厚朴。

胎动叫呼口噤唇塞下痢　艾叶，好酒煎服。亦治腰痛下血。

妊娠心痛　破生鸡子一枚，酒和服。又方烧枣二七枚，为末，童尿服之。

妊娠腹痛　生地三斤，绞汁，好酒煎服。又蜜一升，顿服。

腹中满痛入①心不得饮食　黄芩三两，白芍四两，白术六两，水六升，煮取三升，分三服，半日服完。令易生，月饮一剂为善。

腰痛亦治心痛，黑豆淋酒妙见上②。又，麻子三升，水五升，煮汁三升，分五服服之。

产难三日不出方　取鼠头烧作屑，井花水服方寸匕③，日三。

产难　烧大刀环，以酒一杯沃之，顿服即出，救死不分娩者。

①　入：原作"义"，据《备急千金要方》卷二《妊娠诸病》"治妊娠腹中满痛入心，不得饮食方"条改。

②　上：原作"止"，据文义改。

③　匕：原作"七"，据《备急千金要方》卷二《产难》"产难三日不出方"条改。

卷三　一八七

治产难累日，气力①乏尽不得生，此是宿有病方。阿胶二两，赤小豆三升，水九升，煮豆熟，取汁纳胶令烊，每服五合，连三服即出。

产后寒热恶露不尽　柴胡、生姜、桃仁、当归、黄芪、白芍、吴萸，煎服。

产后三七日余血未尽绞痛　生姜、生地、大黄、芍药、茯苓、细辛、桂心、当归、甘草、黄芩、大枣煎服，日三次。

产后无乳汁方　石钟乳、滑石②、白石脂各③六两，通草、桔梗煎服。又方，钟乳、通草等分，为末，粥饮服方寸匕④，日三，后可兼养两儿。

乳少，用猪蹄一只，通草二两，煮服。后用瞿⑤麦穗、穿山甲炮黄、麦冬、龙骨、王不留行各⑥等分，为末，热酒调下。外用木梳，在乳上梳三十次。

鲫鱼汤　治乳少，用鲫鱼、木通煮服，则乳汁自多。

---

①　力：原作"刀"，据《小品方》卷七《治妊胎诸方》"治产难历日……"条改。

②　滑石：《备急千金要方》卷二《下乳》"治妇人乳无汁方"条中"硝石（一用滑石）"。可参。

③　各：原脱，据文义补。

④　匕：原作"七"，据《备急千金要方》卷二《下乳》"治妇人乳无汁方"条改。

⑤　瞿：原作"蘸"，据《济阴纲目》卷十四《乳汁不行》"罗氏涌泉散"条改。

⑥　各：原脱，据文义补。

达生篇举要① 胎至半身后，胸腹不宽泰者，用老苏梗、砂仁搓去皮，盐水略炒，研，洋糖泡汤，日饮之。

胎至八九个月及足月，宜多吃麻油不可蒸熟、腐皮腐衣，服至一二百张易产，二物解毒滑胎。又宜猪胰子饭锅上炖，俱易产。

忌吃椒姜煎炒、猪血猪肝、甲鱼蟹。忌见龟兔及一切宰杀凶恶之事。

有孕后，须要两边换睡，不可尽在一边，则易产。

八九月时，预买桂圆四五十个去壳取肉，置汤碗内，绵纸封口，作孔令透气，于饭锅上，日日蒸之极烂，候临产时用。

产前宜备加味芎归汤一剂俗名四味汤，方见妇人门，益母草三斤，生化汤二剂方见妇人方十五板②，炭、烛、酒、醋、粥米、鸡蛋、裹儿绵花等物。

有临月先服宫中十二味两三剂者，方用黄芪八分，蜜炙，当归酒洗、川芎、菟丝子各一钱五，酒洗，白芍一钱，酒炒，川贝一钱，去心，荆芥穗八分，靳艾七分，醋炒，厚朴姜汁炒，七分，羌活五分，枳壳六分，炒，炙甘草五分，姜三片，水二碗，煎八分，空心服。临产服之即生，真仙方也。

临产要法 腹痛须自家立定主意，不必惊慌。若痛得

---

① 达生篇举要：达生篇，又称《达生编》，是清代早期问世的一部价值颇高的产科专书，刊行于康熙五十四年（1715），问世以后的百余年间曾多次重刊。

② 板：即原书的页码。原书为刻本，一板为一页。

慢则是试痛，只管安眠稳食，不可乱动。要看一连五七阵渐痛渐紧，此方是生产，乃可与人说知，以便伺候，此第一辨清。

临产必要上床安睡，闭目定心，养神惜力。若不能睡，暂时起来，或扶人缓行，或扶桌立定。痛若少缓，又上床睡，总以仰睡为第一妙法，使小儿转身不费力，自无横生、倒生之患。又立时宜正立，坐时宜正坐，不可将身左右摆扭。

切不可轻易临盆用力，揉腰擦肚。不可听收生婆说儿头已到产门，临盆太早，用力太早，误人性命，切记。要知横生倒产，皆是时候未到，用力太早之故。

倘若用力太早，致有横生倒产者，急宜安睡，用大剂加味芎归汤救之_{即芎、归、龟板、血余四味是也}。将儿手足轻轻托入，再睡一两夜，自然生矣，切勿惊怪。又曰：倘托之不入奈何？曰：若肯睡，再无托之不入理。若吃四味芎归，再无难产之理。此时只怕不与他睡，又或动手动脚，乱吃方药，则难救矣。

临产时，只可老成晓事者二三人安静伺候，不用多人。其一切亲戚妇女俱勿令入房，恐有大惊小怪，致产母不得安睡而误事也。更忌求神许愿混闹，误人性命。

饮食宜频频少与食之，或鸡鸭肚肺清汤、粥汤最妙_{粥汤宜多备}。

冬月房中宜设火盆，夏月尤多设井水，仍频换之。

试痛 儿七八个月，或母腹中有火，或起居不时，令儿不安而痛，不足为奇。只宜照常饮食，加意安眠，一二日自然平静。或痛之不止，用保产无忧散即宫中十二味，方见上，一二服自止。此后近则数日生，远则一二三四月而生。若不知其故，轻易临盆，终日坐立，不令睡倒，或揉腰擦肚，或用手拖，或用药打，多致不救者多矣。须辨清痛法，一阵慢一阵，或乍紧乍慢，皆试痛也。若一阵紧一阵者，方是正生。

伤食肚痛者，当脐而痛，手按之更痛，或脐傍有一硬块也。

受寒肚痛，多在脐下，绵绵而痛，不增不减，得热而少减是也。

严冬天气，滴水成冰，贫家房中无火，以致血寒而分娩艰难者，亦因临盆太早，先去衣久坐故耳。若令拥被安卧，侍时而产，岂有此患。

若依此言，世无难产者矣。然亦有母体太虚，胎失所养者胎前宜大补气血。又有母病伤寒之后，热毒伤胎者。又有欲火伤胎者。有平日过食椒姜煎炒，热毒伤胎者。以及跌仆损伤者，多令胎死腹中。否则更无难产矣。

用力不过一盏茶时，小儿果到产门，则浑身骨节疏解，胸前陷下，腰酸腹坠，迥异寻常，大小便一齐俱急，目中金花爆溅，真其时矣桂圆汤当于此时吃之，当于此时，临盆用力一阵，子母分张，何难之有？若非正产而妄用力，必有横生倒产之事。

产后上床，宜高枕靠垫，围紧腰间恐腰间无力坐，勿令睡下。膝宜竖起，勿可伸直。随饮热童便一盏，继以益母草汤加入沙塘一块或生化汤一盏，时时以粥汤与之。只宜闭目静养，勿令睡熟防血晕故也，恐倦极熟睡，则血气上壅，因而眩晕。但不宜高声急叫，以致惊恐。须一周时一日也，方可睡下，宜时以手从心轻磨至下脘。

四壁宜遮风，不问有痛无痛，俱用热童便和热酒各半，每次一杯，一日三五次，间以益母草汤，酒亦不宜多。若无大病，不必服药。

产后宜用白石子，烧红入醋，令醋气入鼻，帐中常有醋气，可免血晕，且收敛神气、肝气，又能解秽。每日三四次，亦三日而止。

产后恶血冲心，血晕不省人事者，急用韭菜一把切碎，放有嘴壶瓶内，以热醋一大碗灌入，密①扎壶口，扶起产母，以壶嘴向鼻，远远熏之。腹痛甚者，用生化汤，一服即愈。

生男生女，夫命所招，与妇无干。或连胎生女，能善养之，天必怜而与之以子，不可咨嗟怨言，令妇气苦成病伤生，只宜好言安慰。又有将女溺死者，决然乏嗣，天理不容。

---

① 密：原作"蜜"，据《达生编·产后》改。

饮食各处不同，只要粥时吃粥，饭时吃饭。三日内，只用鸡汤，吹去油，澄清饮之，未可食鸡。十日内，不可吃猪肉。一月内，不可吃猪油，恐其壅塞经络，气血不通耳。余无所忌。

鸡子能去瘀生新，但要煮得熟透方好，糖心者大忌。鸭子切不可食。

忌饮醇酒，食咸味，能烧干乳汁。只宜淡酒、食淡最好。

乳少者，血虚之故，用通脉汤。生黄芪一两，当归五钱，白芷五钱，七①孔猪蹄一对，煮汤，吹去浮油，煎药服之。覆面而睡，即有乳，二服必效。

华佗愈风散 治产后中风，口噤血晕，心头倒筑，吐泻欲死，荆芥穗除根不用，焙干研末，每服三钱，童便调服。口噤则灌之，牙齿咬紧则不研末，将荆芥、童便煎，灌入鼻中，其效如神。

一切胎漏、血崩、死胎、胞衣不下、横生倒产，又见妇人方。

急救 有儿先露背者，令产母正卧，以手徐推儿背，下体令其正直，复以中指摸其肩，勿令脐带绊住即生。有儿先露足者，令产母正卧，以手徐推儿足，仍推儿转正即生。又有一法，以绣针微刺儿足跟，彼即上缩，令产母安

---

① 七：原作匕，据《达生编》卷中《方药》"通乳散"条改。

睡忍痛片刻，即顺生矣。有儿头偏在一边者，令产母正卧，以手徐摸儿头，扶正即生。或儿头后骨偏在谷道傍，徐推近上即生。有儿头虽正，但不能下，因胎转时脐带绊肩也，用中指按儿两肩，理脱脐带即生。皆用力太早之故。

又有坐产，儿将欲出，因产母疲倦，久坐椅褥，抵其生路，急用巾带高悬，令产母以手攀之，轻轻屈足良久，儿顺即生。

又有胞浆流二三日不产者，不必惊慌，切勿可动手，惟安睡，俟浆流渐少或流尽自生。有浆水流尽，胎干难产者，急用四物汤芎、归、芍、地二三斤之多，以大锅在房内煎熬，使药气满房，口鼻吸受。内服加味芎归汤芎、归、龟板、血余，连进两服，以生为度。

死胎辨法见前　又法儿若未死，少拔其发，必退入，此法更妙。

胎衣不下　有临盆太早，骨节开张，儿下即闭速，衣不下及者。有惊吓产母，气逆血滞，停积不下者，治已见前。又法令产母静坐，取桂圆肉二十个，煮汁半茶杯，服下即落。此方和血暖胃，平肝降衣，最为至切，无须坠物手取，致惊产母。古方有用蓖麻子七粒，捣涂脐内，胞出，速即洗净，否则为害。

胞衣不下，有因临产寒闭者，有因恶露胀满停阻者，用产母鞋底烘热，自脐上至小腹，温抹十四次，即下。内服红花三钱，胀消衣下。

论难产之故 总因人欠主持，以致产母惊吓，气血冲肝，肝旺则胃灼不宁，即有横生停衣等患。积血入膀胱，则成寒热血晕等患。又有本人自招者，平日懒于行动，以致气血不和通，临产用力太早。胎将转，力逼则逆；胎才转，力逼则横；胎虽转而顶门未露，力逼则手足先出。凡见此等，不必惊慌，速令仰卧，内服和血保产之剂，则顺生矣。

小产重于大产，其浆养调理，须过正产十倍，方保无病。

小产后数日，忽然浑身大热，面红眼赤，口渴，此血虚之症，宜当归补血汤大补阴血，退血虚发热如神。分两不可加减。当归三钱，蜜炙黄芪一两，水二碗，煎一碗，一服立愈。若认作伤寒而用黄芩、石膏等，必死。

妊娠用药 凡生地用姜制，白芍用酒炒，鼠、兔二丸耗气损血，产时百脉解散，儿已出而香气未消，其损多矣。回生丹，大黄、红花大破阴血，多致血虚发热，遗患无穷，总不如保产无忧即宫中十二味、加味芎归之无弊也芎归汤亦妙。妊娠有忌药，勿可妄投。如丹皮、苡仁、牛膝、通草、瞿麦、半夏、南星、干姜、桃仁、延胡、茜根、槐角、附子、肉桂、皂角、藜芦、大黄、红花、芒硝、常山、天雄、乌头、刀豆、三棱、莪术、干漆、麝香、巴豆，非洞明病症，切不可妄用。

临产六字真言，一曰睡，二曰忍痛，三曰慢临盆。按：六字真言，达生之纲领也。但不详产病之由，不知此六字，即可保全天下万世之妊娠也？故历详产症之险，使人熟此六字，即可免之。犹之先开脉案，而后以药救之也。

保儿举要①　凡生产艰难，若遇天寒，儿生下不哭，或已死者，急用软绵衣物包裹。或令精壮人解衣，将儿贴肉包住。或再用香油纸捻，将脐带慢慢烧断，使暖气入腹，可望阳回气转，渐渐作声而活。倘不急急偎抱，或先剪脐带，则不可救矣。又方将胞衣连带用火炙，令暖气入儿腹。取一猫，用青布裹头目，令一伶俐女人拿住猫头向儿耳边，以口重咬猫耳，猫大叫一声，儿即醒矣。初生无啼，是肛门为脂皮所塞，用簪通开。菖蒲捣生汁，入口即活。

儿初生，乘其未发声时，急为拭去口中恶血，可免痘毒见小儿。又看舌下，若连舌有膜如石榴子，若啼不出、声不转者，以指爪摘断之，有血出即活。若出血多，用发灰同猪脂涂之。

断脐法　儿出胎，洗后方断脐带，则不伤水生病。断脐须挏汁尽，否则寒湿入腹作脐风。又须于近脐五六寸处，以线扎紧，以绵包裹，以手温剪刀令暖不可用冷剪刀，

① 保儿举要："稿本"卷四内封作"妇人附保儿举要"，可参。

辨症良方

一九六

略剪胞口在脐带上。用绸搓软新绵合之裹脐，调其缓急，急则吐呃①，二十日乃解。若十余日怒啼，必衣中有刺，或脐燥刺腹，当更裹脐。冬时须下帐燃火令暖，凡换衣亦然，仍以温粉拍之。

胞衣 儿胞衣乃儿性命所关，密藏好，置吉方，则儿长寿。若为虫蚁犬鸟食之，则令凶死。今②俗用新瓶，多以石灰封好盖口，亦妙。但石灰宜多<small>则不生虫蚁</small>，盖藏宜密耳<small>则不为人坏</small>。贫家有将胞衣卖钱合药者，儿必多病而夭，山崩钟应③，理或然也。锡医某好买儿胞合药，举家火死，人以为孽报云。

浴儿 儿生以益母汤洗之，再以光粉、蚌粉拍身上辟邪吉。三朝洗儿，夏月则可，冬月严寒，断乎不可，洗则致儿百病。北方之人，儿生下不洗，但以旧绵拭净包好，放大人怀中，至二三岁出痘后方洗浴，故元气壮实。又古传壬午及丁未、癸巳三日，切不可浴儿，主凶。寅、卯、酉三日吉，切勿犯上三日。

开乳 先以籼米汤一二匙<small>今人或用雪片糕</small>，以助谷神。再以川连五分，甘草三分，水熬成膏，与二三匙，以解毒。再吃朱砂水飞、白蜜二三匙，然后吃乳。有用大黄者，冬

---

① 呃（xiàn 现）：干呕，不作呕而吐。泛指呕吐。如《说文》"呃，不呕而吐也"。

② 今：原作"令"，据文义改。

③ 山崩钟应：出南朝·宋·刘敬叔《异苑》第二卷："此蜀郡铜山崩，故钟鸣应之耳。"比喻同类事物相感应。

月断乎不可，遗害无穷。

小 儿

小儿初出胎，急以棉裹指，揩拭口中舌上恶血，则无他病。否则啼声一发，秽物咽下，致生诸病。

小儿初生，每日早晨，用薄荷汤或开水揩拭儿口，免生百病。

小儿初生，眼闭口开，由母食热物所致。以熊胆少许，蒸水洗眼上，一日七次。又方用灯心、黄连、秦皮、木贼、红枣煎汤澄清，频洗两目自开。

小儿下地不啼，不能饮乳，奄奄如死者，急看喉间悬痈前腭上有一疱，用指摘破，以帛拭去恶血，勿令咽下即愈。

小儿生下不食乳，乃心热也，黄连、甘草各五厘，煎汤灌之。

小儿初生，遍身无皮，但是红肉，以白米粉朴之，生皮乃止。

小儿初生，遍身如鱼泡、如水晶，碎则水流，密陀僧为末，糁之。

小儿断脐后，脐汁不干，用车前子炒焦为细末，敷之。

小儿肚脐突出半寸许，此气旺不收也。急用茯苓、车前子、甘草、陈皮、灯心草煎汤，灌之即安。

小儿初生，大小便不通，腹胀欲死，葱白汁、乳汁各半调匀，抹儿口中，与乳大吮即通。或用葱白同盐炒，绢包运腹上。

小儿初生，外肾缩入，取硫黄、吴萸为末，藕汁调涂脐腹上。

小儿初生，发惊，用朱砂、雄黄为末，猪乳汁调抹口中。

小儿初生，若喉里、舌上有物，如芦箨①盛水状者，若悬痈有胀起者，可以绵缠长针，留出②如粟米许大，以刺决破令气泄，或去血汁。一日未消者，来日又刺之，三日即消尽。小者，三刺即消。有著舌如此者，名重舌。有着颊里及上腭如此者，名重腭。有着齿龈上者，名重龈。皆刺去恶血也，刺后用盐汤洗拭。又朱砂、硼砂、冰片、朴硝为细末，蜜调，鹅翎蘸刷口内。凡赤眼、鹅口、重舌、重腭、口疮者，皆受胎时受热，上焦热极而生。刺出血后，急以鸡内金为末，干糁口内妙。

口中有虫 儿吃乳不稳，颜色赤，鼻孔黄，恐作撮口。有虫似蜗牛，用竹沥和牛黄少许服，瘥。悬痈，俗名小舌头。

---

① 芦箨（tuò 拓）：箨，本义为竹笋上一片一片的皮、笋壳。此处即芦笋，如《幼科心法要诀》卷二《初生门（下）》"悬痈"条注："凡喉里上肿起，如芦箨盛水状者，名曰悬痈（芦箨者，芦笋也）。"

② 出：《备急千金要方》卷五《初生出腹》"小儿出腹六七日"条作"刃处"。

噤口著噤脐风 三病最毒。如口噤不开，百药不效者，用生南星炮去皮脐研细末，龙脑少许，合和，以指蘸生姜汁于大牙根，擦之，立开。

脐风撮口，十难救一。预防之法，宜时用软帛包指拭口中，牙根上有筋两条，便用苇刀轻轻割断，以猪乳点。再用黄连去须，五分，豆豉二十四粒，甘草一寸，切，葱白二寸，用童便煎。以棉裹指，拭儿口中。按：三朝洗儿，不过俗例，如待满月后洗，不但可免惊风、脐突百病，而且元气不伤。

口噤 赤者心噤，白者肺噤。用鸡屎白如豆大三枚，绵裹水煮二沸，分两服。又方雀粪四枚为末，著乳头饮儿。

噤口风者，眼闭，啼声渐少，舌上聚肉如粟米状，吮乳不得，口吐白沫，一名鹅口，用辰砂膏。

辰砂膏 辰砂三钱，硼砂、马牙硝各一钱半，全蝎、真珠末各一钱，麝香一字，为末，油纸封裹，自然成膏。每取一豆许，薄荷汤调下。或乳汁调涂乳头上，令儿吮之。一字者，二分半也。

撮口外证，舌强唇青，聚口撮面不饮乳，用辰砂膏或龙胆汤。

龙胆汤 龙胆草、钩藤、柴胡炒、黄芩炒、桔梗炒、赤芍、炙草、茯苓各五分，蜣螂一枚去翅足，炙用小半个，大黄半分，纸裹煨，红枣去核，一个，防风、麦冬去心，各二分，水煎服。此方兼治肚胀青筋，吊肠卵疝引痛诸症。

初生撮口者，面目黄赤，气喘，啼声不出，乃胎热流毒心脾也。用白僵蚕二枚，略炒为末，蜜调，敷唇口即瘥。

脐风 脐风者，小儿断脐后，为风湿所乘，或尿湿裤裙而成。面赤喘急，脐肿突，腹胀满，日夜多啼，不能饮乳，甚则发搐，口出白沫，用宣风散。《千金》有脐风、脐湿、脐疮三症。

宣风散 全蝎二十一个，酒炙为末，麝香五厘，以金银器煎汤下。

又有热在胸膛，伸引努力，亦令脐肿发风，宜千金龙胆汤见前。

脐肿 以荆芥煎汤洗净后，取葱叶火上炙过，候冷，指甲刮薄，贴肿处，次日便消，用通心散。

通心散 连翘、木通、瞿麦、栀子仁、黄芩、甘草各四分，灯心、麦冬同煎服。

断脐后，为水湿所伤，或入风冷，脐肿不乳，用柏墨散或五通膏。

柏墨散 黄柏末、釜下墨、乱发灰等分为末，干糁或油调敷。

五通膏 生地、生姜、葱白、萝卜子、田螺水共捣，搭脐上一指厚，少时屁出而愈。此方通治脐风撮口。田螺水见后。

脐突 旬日，外脐忽光浮如吹，捻动微响，间或惊悸作啼，用白芍汤，又用外消散。

白芍汤　白芍、泽泻、炙草、薄、桂。

外消散　大黄、牡蛎各五钱，朴硝二两，焙，为末，入硝杵匀，用二钱。取田螺净洗，再以水半碗，活过一宿，去螺用水，调涂肿处即消。其螺须仍放水中，勿可害之也。此方兼治感湿热搏，致阴器肤囊浮肿，车前子煎汤，候冷调敷。

脐湿　用枯矾龙骨为末，入麝香少许，拭脐干，糁脐上，避风。

夜啼有四　寒则腹痛而啼，面青白，有冷气，手足冷，腹亦冷，曲腰而啼，用六神散。热则心躁而啼，面赤小便赤，口中热，腹暖，或有汗，仰身而啼，用导赤散。又心气热则合面卧，实则仰卧也。口疮重舌则吮乳不得，口到乳上即啼，身额皆微热，急取灯照，口若无疮，则舌必重也。治法详见于后。

有客忤者，小儿神气软弱，忽有非常之物或面生人触之，其状口吐青黄白沫，面变五色，腹痛似惊，但眼不上窜耳。看其口中悬痛左右，若有小核，即以指爪摘破。用钱氏安神丸或苏合丸姜汤化下未载。中恶者，卒然心腹刺痛，闷乱欲死，人中青黑，即服苏合丸。未醒，以皂角末，吹鼻取嚏。

六神散　人参、茯苓、山药、白术、白扁豆、甘草炙，各等分，为末，每服一钱，水一盏，枣一枚，姜二片，煎至五分，服。

导赤散 生地、木通、甘草各一钱，竹叶七片，煎服。

钱氏安神丸 麦冬去心，焙、马牙硝、茯苓、山药、寒水石研、甘草各五钱，朱砂一两，冰片研，一字，为末，蜜丸芡实大，每服半丸，沙糖水化下。

儿生三五日，鼻塞气急，饮乳之时，啼叫不止，用葱叶、牙皂各七条，为末，打成膏，贴囟门上瘥。又方，槐叶为末，乳母唾调，厚涂囟门上亦佳。囟音信，俗名性命堂。

眠睡中，忽然啼而惊觉，曰惊啼，乃邪热乘心也。用乳香五分，没药、木香各一钱，蝎稍十四枚，鸡心槟榔一钱五分，为末，蜜丸如梧子大。每服二丸，石菖蒲钩藤汤下。

治小儿惊啼，状如物刺，亦治躽啼，柏子仁一两，为末，粥饮调服，一日三四服。

儿生下多惊啼声噎，庸医云是气急，此误人命，宜用此方。黄葵花阴干为末，入牙硝、黄连、黄柏，冷水调下立效，神方。

小儿夜睡，忽然惊啼不识母者，是梦中见母去之，故哭母去也。但令人抱坐于暗中，令母从外把大火照入，唤之即止，谓母去远来也。此方天下未之知，隐居效方。

治小儿惊风夜啼，咬牙咳嗽，及疗咽喉壅痛方，蝉花和壳、白僵蚕酒炒熟，直者、炙草各一分，延胡五厘，为末，一岁一分，蝉壳汤下。

夜啼方 取树中草，着户上，立止。又方，取荒废井中败草，悬户良。右脐下书甲字，瘥。

小儿患后声不出，用酸枣仁一钱，白茯苓半钱，朱砂二钱，为末，人参汤下。

小儿惊退而声哑不能言，用天南星炮，为末，雄猪胆汁调下，咽入喉中，即能言。又方，牛胆星少许，薄荷汤下。

小儿初剃头，以杏仁三枚去皮尖，研细末，薄荷三叶，研细，生麻油三四滴，腻粉拌和，头上擦之，免生疙疥热毒。其后剃头，亦宜此法。

养子十法 一要背暖，二要肚暖，三要足暖，四要头凉，五要心胸凉，六要勿见怪物，七脾胃常要温，八啼未定勿使饮乳，九勿服轻粉、朱砂，十少洗浴。抱龙丸亦忌。

小儿乳后，不得便与食。食后，不得便与乳。不慎，疳病从此起也。凡鱼肉、水果、湿面、烧炙、煨炒皆不宜。

过暖生热，热生风，提抱生痫，喂饲生癖。

乳母须每日摸儿项①后风池，若壮热者，即须熨之，使汗即愈。

儿两月后，目瞳子成，能笑，能识人。百日任脉生，能反复。半晬②尻骨成，当教学坐。二百日外掌骨成，教

---

① 项：原作"顶"，据《幼科证治准绳·证治通论·杂将护法》改。
② 晬（zuì 最）：古代称婴儿满一百天或一周岁。如"三月能行，晬而能言"。

之匍匐。三百日膑骨成，教之独立。周晬膝骨成，教之行步。若哺抱过时，必致损伤筋骨。

脉 热则脉疾，寒则脉迟，实则有力，虚则无力。

五脏 心主惊，实则叫哭发热，饮水而搐，虚则卧而悸不安。肝主风，实则目直，大叫呵欠，项急烦闷；虚则咬牙多欠，气热则外生风，气温则内生风。脾主困，实则困睡，身热饮水；虚则吐泻生风。肺主生喘，实则闷乱，喘促；虚则哽气，长出气。肾主虚，无实也。惟疮疹，肾实则变黑。肾病，无精光，畏明，体骨重。

面上证 左腮为肝，右腮肺，额上为心，鼻为脾，颏为肾。赤者热也，又为痰。黄者积也，又为热，或成疳，或作痞。白者寒也，欲吐利。青者惊积也。黑者痛也。

目内证 赤者心热也，用导赤散见前。青者肝热也，用泻青丸。黄者脾热也，用泻黄散。无精光者，肾虚也，用六味地黄丸未载，可买。面上浮肿，主久咳嗽，乃脾受疳积也。

泻青丸 当归、川芎、栀子、羌活、防风、竹叶、龙胆、栀子、大黄。

泻黄散 栀子一钱半，藿香、甘草各一钱，石膏八分，防风六分，蜜酒拌，微炒，煎服。或为末，每服一钱。

口唇证 唇白，主吐涎呕逆，吐血便血。唇红，渴饮烦燥，如久泻渴唇红者，是虚证也，忌用凉药。唇黄，主脾受积后发肿。唇口紫及吐涎者，主虫痛；不吐涎者，是积病。唇口四畔黄如橘，脾之积也，主口臭。唇青，主血虚脾寒，不能食也。

胎惊者，小儿壮热吐呢，心惊不安，翻眼握拳，噤口咬牙，身腰强直，涎潮呕吐，或面青眼合。凡胎风眼合，不可认作慢脾，误用温药必死。视其眉间气色，赤而鲜碧者，可治。虎口指纹曲入里者，可治。先宜解散风邪，利惊化痰，调气及贴腮法。如遇此症，急取牛黄、麝香少许，细研，猪乳调抹入口。

小儿未满月，惊搐似中风欲死者，用辰砂，以新汲水磨浓汁，涂五心上，最效。若面青拳缩，口眼㖞斜，用全蝎散。

全蝎散 全蝎炒，去毒、直僵蚕炒、川芎、黄芩、甘草、桂枝、赤芍、麻黄各一两，天麻六钱，南星汤泡七次，去底脐，切，焙干，二钱①，共为末，每服三钱，姜七片，煎服，日三四服。忌羊肉。

贴囟门法 葱白七茎，姜一片，捣摊纸上，合置掌中令热，急贴囟门。少顷，鼻利搐止，则去之。

惊有四证，惊、风、痰、热也。有八候，搐、搦、掣、颤、反、引、窜、视也。

惊生于心，风生于肝，搐始于气，治搐只以枳壳、枳实为主。

---

① 二钱：原脱，据《保婴撮要》卷二《偏风口噤》"钱氏全蝎散"条补。

惊有五，身热力大者，为急惊。身冷力小者，为慢惊。仆地作声，醒时吐沫者，为痫。头目仰视者，为天吊。角弓反张者，为痓。治各不同也。

急惊者内有热，即生风，或因大惊而发涎潮搐搦，身体与口中气皆热，及其发定或睡起，则了了如故，用药利下痰热，心神安宁即愈。步履粪秽之气，无使近于小儿，犯之令儿急惊。

小儿发搐，置一竹簟铺之凉地，使儿卧其上，但任其搐，风力行遍经络自止，不至伤人。切不可擒捉惊扰，恐风气流入经脉，手足拘挛，半身不遂也。急惊搐时亦然。

急惊俟其搐势渐减，服抱龙丸或辰砂丸。

抱龙丸 治惊风潮搐，身热昏睡方未载，有买。

利惊丸 治身热面赤，口中气热，大小便黄赤。黑丑即牵牛子，五分，天竺黄、青黛、轻粉各一钱，为末，蜜丸豌豆大。一岁儿一丸，薄荷汤下。此方不可轻用。

嚏惊散 治急惊慢惊，昏迷不省。生半夏一钱，皂角五分，为末，吹少许入鼻中，即醒。

又钱氏安神丸，治急惊风及心热惊啼方见前。

治急惊大忌防风丸，防风辛温之药，必杀人也，切记。

老医常言，小儿惊搐，多是热证。若先用惊风药白附子、全蝎、僵蚕、川乌之类，便是坏证。后有《幼科①》只用导赤散见前加地黄、防风进三服，其搐即止。次服宁神膏，神效。肯堂先生曰：此方救人多矣，切勿轻易。

仓卒之间，惊与风证俱作，只用五苓散见前少解其证。若稍热之剂，则难用也。

痫即急惊之症，但痫发时仆地作声，醒时吐沫。惊则不作声，不吐沫也。四体柔弱，发而时醒者，为痫。若一身强硬，终日不醒，则为痓症。

痫证将作，耳后高骨间必有青纹纷纷如线，急为爪破，须令出血啼叫，气乃通。诸痫发不能言者，南星炮为末，雄猪胆汁调和少许，啖之效。又方，苏合丸治痫要药也，每用猪心汤下。又方，古镜弥古者②佳煎诸药服之。牛黄清心丸、竹叶汤下亦妙方未载，有卖。

天钓者，头目仰视，惊悸壮热，两目反张，泪出不流，手足抽掣，不时悲笑如鬼祟所附，甚者爪甲皆青。因乳母厚味，积毒在胃，致儿心肺生热痰郁滞，外挟风邪为患，法当解利其邪，用钩藤饮，又乳香丸，又涂顶膏。

钩藤饮　钩藤、犀角、天麻、全蝎、木香、甘草、生姜煎服。

乳香丸　治内钓腹痛惊啼。乳香五分，没药、沉香各一钱，蝎稍十四个，槟榔一钱半，为末，蜜丸桐子大，菖蒲、

---

①　幼科：《幼科释谜·惊风·急惊风》作"医幼科者"，可参。
②　者：此后原衍"尔"字，据《本草纲目·金部·古镜》删。

钩藤煎汤下。

涂顶膏　治天钓风备急方，生乌头去皮脐、芸苔子各三钱，为末，每用一钱，新汲水调，敷儿顶上，愈即去之。

以上诸惊，略备急用，惊退之后，须请名医看视，或六君、或逍遥、或越鞠诸方调理，又当视其乳母素有何病，兼治乃效。

唇口歪斜，腹胀少食，目胞浮肿，面色赤黄，肢体倦怠，皆是肝木乘脾之证居多，当审五脏相胜而旺之。更有心肝风火乘脾者，当补中益气和钩藤治之。若执用祛风导痰之药，则死矣。

慢惊者，由于大病之余，吐泻之后，及过服寒凉之药，中气大虚而得身冷，口鼻中气寒，大小便青白。最虚者眼半开半合，似睡不睡也。盖脾虚则生风，风盛则筋急，宜黄芪汤、白术散、益黄散加防风、冬瓜仁。凡泻青色者，防慢惊，木克土也，且先治泻。若急惊传来，只可截风调胃，均平阴阳为要。

黄芪汤又名保元汤　治慢惊，大便泻青色。黄芪二钱，人参、白芍各一钱，炙草五分，煎服。

白术散　治吐泻日久不止，烦渴引饮，欲成慢惊。葛根二钱，人参、白术、茯苓、木香、藿香、甘草各一钱，煎服。泄泻加山楂、炒扁豆、肉豆蔻各一钱，已成慢惊加天麻、细辛、全蝎、白附子。凡此症皆津液内耗，不问阴阳，多煎取足饮之。

益黄散 惊儿泻青色，大忌凉惊丸，宜多服此。黄芪二钱，人参、陈皮、白芍各一钱，生草、炙草各五分，茯苓四分，黄连二分。

辨证 慢惊吐泻，脾胃虚寒也。慢惊身冷，阳气抑①遏不出也。慢惊鼻孔煽动，真阴失守，虚火烁肺也。慢惊面色青黄及白，气血两虚也。慢惊口鼻中冷气，中寒也。慢惊大小便清白，肾②与大肠全无火也。慢惊昏睡露睛，神气不足也。慢惊手足抽掣，血不行于四肢也。慢惊角弓反张，血虚筋急也。慢惊乍寒热，阴血虚少，阴阳错乱也。慢惊汗出如洗，阳虚而表不固也。慢惊手中瘈疭，血不足以养筋也。慢惊囟门下陷，虚至极也。慢惊身虽发热，口唇焦裂出血，确不喜饮冷茶水，以及所吐之乳、所泻之物皆不甚消化，脾胃无火可知。唇之焦黑，乃真阴之不足也明矣。

慢惊之证，不拘何因，皆当急用参术以救胃气，不惟伤食当急救之。即伤寒、伤暑，亦当急救。盖其先虽有寒暑实邪，一经吐泻，业已全除。脾胃空虚，仓廪空乏，若不急救，恐虚痰上涌，命在顷刻矣。

大凡因发热不退及吐泻而成者，总属阴虚阳越，必成慢惊；并非感冒风寒发热可比，故不宜发散。治宜培元救

---

① 抑：原作"揭"，据《慈幼便览·惊风辟妄》"庄在田《福幼编》治慢惊风神效二方"改。

② 肾：原作"臂"，据《慈幼便览·惊风辟妄》"庄在田《福幼编》治慢惊风神效二方"改。

本，加姜、桂以引火归源。先用辛热冲开寒痰，再进温补方为得治。

逐寒荡惊汤 伏龙肝三两，丁香十粒，炮姜、胡椒、肉桂各一钱，共研细末或磨成浓汁，不可见火，煎一酒杯灌下，吐泻立止，接服后方，定获奇效。

加味理中地黄汤 熟地五钱，当归三钱，如三四剂后泄泻不止者，去之，萸肉一钱六分，枸杞子三钱，炮姜一钱半，条芩二钱，炙草、肉桂、五味子各一钱，补骨脂二钱，白术四钱，姜三片，红枣三枚，胡桃一个，打碎，灶心土一两，煮水煎药，取浓汁大半杯，加附子三分，煎水掺入，谅儿大小，分数次①灌之。如大热不退，加白芍一钱。泄泻不止，加丁香六分。只服一剂，即去附子，只用丁香七粒。隔二三日，只②用附子一二分。若吐泻不至已甚，或微见惊搐，胃中尚可受药，吃乳便利者，并不必服逐寒荡惊汤，只服此一剂，风定神清矣。如尚未成惊，不过昏睡发热不退，或时热时止，或日间安静，夜间发热，以及午后发热等证，总属阴虚，固宜服之。若新病壮热之小儿眼红口渴者，乃实火之证，方可暂行清解。但果系实火，必大便闭结，气壮声洪且喜多饮冷茶水。若吐泻交作，则非实火可知矣。倘大虚之后，服一剂无效，必须大剂多服为妙，寒热断不

① 次：原脱，据文义补。
② 只：《慈幼便览·惊风辟妄》"加味理中地黄汤"条作"又"，义胜。

可误。

凡抱龙、牛黄等丸，皆疏风热痰之药，急惊最为对证。慢惊系寒痰虚风，下喉即死。荣按：大约宜六君加减，以白附子定风，柴胡平肝，则不至成坏证。薛先生屡言之。

发热 小儿之热，有心肝脾肺肾，五脏之不同。虚实温壮，四者之不一。及表里血气、阴阳浮陷与夫风湿痰食，各当详细辨之，对症发药。寒温一误，杀儿反掌，谨之慎之。

辨证 凡伤寒，男体重面黄，女面赤喘急，各憎寒，口中气热，呵欠烦闷项急。若痘疹则呵欠喷嚏，腮赤躁多，目胞亦赤，乍凉乍热，须视其两耳尖冷、尻冷、足冷、鼻尖冷，又视其耳后有红筋赤缕者，为真痘疹将发也。

歌诀 五指稍头冷，惊痫不可安。若还中指热，必定是伤寒。中指独自冷，麻痘症相干。男左女右别，分明仔细看。

凡疹痘皆发热，若寅卯辰时潮热者属肝，当出水疱。巳午未时潮热者属心，当出痘。申酉戌时潮热者属肺，当为脓疱。亥子丑时潮热者属脾，当出疹子。此辨麻痘。

百日内咳嗽痰壅，用贝母一钱，甘草半生半炒①二钱②，

---

① 炒：《本草纲目·草部·贝母》作"炙"，义胜。
② 二钱：原脱，据《本草纲目·草部·贝母》补。

为末服。

胎毒瞎眼 凡新产小儿，两目红涩，赤闭肿烂，以蚯蚓屎捣涂囟门，干则再换新者。或以生南星、大黄为末，醋调涂两脚心，神效。丝瓜近蒂取三寸，连皮子纳砂锅内，以桑柴火烧存性为末，用沙糖捣成①饼，时与儿吃完，能稀痘解毒。

发热 身热不饮水者，热在外。身热饮水者，热在内也。用六一散服最妙。凡热症疏利后，或和解后，无虚证而勿温补，热必随生。

小儿蕴②热，或丹毒、惊风、痰热、呕吐、泻痢，用天乙丹最妙。

天乙丹 赤苓、茯神、白茯苓、滑石、猪苓、薄荷各二分，泽泻、麦冬各三分，人参一钱，灯心一团，同煎，加朱砂三厘冲服。

小儿有疾，其颜色必鲜丽。以鼻之上眼之中间，中正精明穴上辨之。色红者，心热也，红筋横直，现于山根，皆心热也。色紫者，正③热之甚，而肺亦热也。色青者，肝有风也；青筋直现者，乃肝热也，风上行也；横现者，亦肝热也，风下行也。色黑者，风甚而肾中有寒。色白者，肺中有痰。色黄者，脾胃虚而作泻，黄筋现于山根，

① 成：原作"咸"，据《保幼新编·稀痘法》"独圣散"条改。
② 蕴：《保幼新编·急惊》作"胎"。《医学入门》卷七《妇人小儿外科用药赋》"天乙丸"作"瘟"，义胜。
③ 正：原脱，据《石室秘录·岐天师儿科治法》补。

不论横直，皆脾胃之证也。小儿之证，十有九虚。不补脾而用消剋，不能救也。

通治小儿脾胃弱病 党参三分，白术五分，茯苓一钱，甘草一分，陈皮二分，神曲三分，半夏一分，水煎服。如伤肉食，加山楂五粒。伤米食，加炒麦芽五分。伤面食，加莱服子三分。吐者，加白豆蔻一粒，研冲，去甘草加生姜三片。泻者，加干姜三分，猪苓五分。

治小儿伤风伤寒，咳嗽发热，或头痛，或鼻塞，或痰多，或惊悸，用柴胡七分，桔梗五分，甘草、半夏、黄芩各三分，白芍、焦术各一钱，陈皮二分，当归、茯苓各五分，煎服。头痛，加蔓荆子三分。心痛而手不可按者，乃实火也，加栀子一钱，炒；按之不痛者，乃虚火也，加甘草八分，贯仲五分，木香三分，乳香一分。胁痛者，加芍药三钱。腹痛者以手按之，按之而痛，乃食也，加大黄一钱；按之而不痛，乃寒也，非食也，加肉桂、干姜各三分。有汗出不止者，加桑叶二片。眼疼而红肿者，乃火也，加黄连三分，白蒺藜一分。喉痛者，加山豆根三分。

岐天师传儿科秘法 山根之上，有青筋直现者，乃肝热也，用柴胡三分，白芍一钱，当归五分，半夏三分，白术五分，茯苓一钱，山楂三粒，甘草一分，煎服。青筋横现者，亦肝热也，用前方多加柴胡，加麦芽一钱，干姜一分。方有红筋直现者，心热也，前方加黄连一分，麦冬五分，去半夏加桑白皮三分，花粉二分。红筋斜现者，亦心热也，前方加黄连二分，盖热极于胸中也。有黄筋现于山根者，皆脾胃之症，或泻、或吐、或腹痛，如皮黄者，即黄筋也，方用白术炒、茯苓各五分，陈皮、人参、麦芽各二分，神曲、甘草各一分，竹叶七片，水一盅，煎半盅，分二起服。有痰，加半夏一分，或花粉二分；有热，如口渴者，加麦冬三分，黄芩一分；有寒，加干姜一分；吐者，加白豆蔻一粒；泻者，加猪苓五分；腹痛者，如小儿自家捧腹，是须用手按之，大叫呼痛者，乃食积也，加大黄三分，枳实一分；如按之不痛不呼号者，再加干姜三分。如发热者，不可用此方。

治小儿发热者神效　柴胡、当归各五分，白芍一钱，白术炒，三分，茯苓二分，甘草一分，山楂三粒，黄芩、神曲各三分，苏叶一分，麦冬一钱，水一盅，煎半盅，分二起服。冬加麻黄一分，夏加石膏三分，春加青蒿三分，秋加桔梗三分。有食加枳壳三分，有痰加白芥子三分，泻者加猪苓一钱，吐者加白豆蔻一粒。小儿诸证，不过如此，万不可作惊风治之。有惊者，此方加人参五分，即定惊如神。有疳者，用前脾胃方加蒲黄、黄芩各三分。儿科妙法，尽于此矣。

长沙张真人传小儿感冒风寒方　柴胡五分，白术一钱，茯苓三分，陈皮二分，当归八分，白芍一钱，炙草、半夏各三分，水一盅，煎半盅，热服即愈。

腹痛　腹痛者，邪正交攻，与脏气相击而作也。挟热而痛者，必面赤或壮热，四肢及手足心热，见之热症，四顺清凉饮见前加青皮、枳壳。挟冷而痛者，面色或白或青，

二一五
卷三

手足冷者，见之冷甚则面黯唇口俱黑，爪甲青冷证，七气汤加肉桂调苏合丸。

邪正交攻，冷热不调者，桔梗枳壳汤加青陈皮、木香、当归为妙，内吊钩藤散，其余则芍药甘草汤为要药。

腹痛口中气冷，不思饮食，脾土虚寒也，用调中丸。口中气温不食，大便酸臭，积痛也，先治积滞，后调脾胃。面赤壮热，或手足并热，实热也，用泻黄散^{见前}。面黄微热，或手足并温，虚热也，用异功散^{见后}。若作渴饮汤，胃气虚热也，用白术散^{见前}。痛连两胁，肝木乘脾也，用四君子汤，吐泻加柴胡、芍药。若腹气重坠，脾气下陷也，用补中益气汤，虚热加升麻。手足指冷，或吃①逆泄泻，寒水侮土也，用六君子汤加炮姜、肉桂，如不效，急加附子。若服剋满之药，致腹中作痛，按之则不痛者，脾气复伤也，用异功散。中脘痛者属脾，少腹痛者属肾。按之痛者为积滞，宜消；不痛者为里虚，宜补血。㿠白不思饮食者，为胃冷痛下利，益黄散；不利而痛，用调中丸。面白唇焦便黄为热痛，面黄白大便醋臭为积痛，口淡而沫自出为虫痛。又有脏寒痛、锁肚痛、癥瘕痛、疝痛、癖痛、吊痛、肾痛、偏坠痛、寒疝痛，各有治法。

调中丸 白术、人参、炙草、炮姜。

小儿腹痛曲腰，啼哭无泪，面青白，唇黑肢冷，或大

---

① 吃：《古今图书集成医部·小儿心腹痛门》作"呃"，义胜。

便色青不实，为盘肠内吊，急煎葱汤淋洗其腹，揉葱白熨脐腹间，良久尿自出，其痛立止，次服乳香散效。

乳香散 乳香、没药共研细末，木香汤服之，白汤亦可。

小儿腹痛，乳食所伤者，宜消食散，又消积丸。

消食散 白术土炒，二钱半，麦芽炒、砂仁、焦楂各一钱，橘红、香附、神曲、青皮各七分，甘草五分，为末，每服一钱，姜汤下。

消积丸 治乳食伤积，吐泻腹胀气急。丁香、砂仁各十二个，乌梅、巴豆各三粒，使君子五粒，为末饭丸，橘皮汤下二分。

癥瘕疢癖四症，大同小异，治法亦无大分别。

小儿未能语，啼哭不能辨者，以手按其腹，如有实硬处，即是腹痛。治之用生姜取汁令温，调面成糊，涂纸上，贴脐心，立定。

腹痛由脾胃气虚攻作也 小儿热结于内，腹胀壮热，大便赤黄，躁闷烦乱者，用泻青丸见前。脾胃虚寒者，用六君子汤。喘而气短者，脾肺气虚也，用异功散见后。若面色青者，木克土也，六君加木香、柴胡。大抵寒胀多，热胀少。

浮肿 四肢手足头面俱浮肿，以至喘急，此气血俱虚，营卫不顺也，用当归、人参、白茯苓、熟地、川芎、白术、炙草、枳壳炒、白芍、蜜炙黄芪、陈皮各等分，煎服。

水肿　其状目胞上下微起，肢体重着，咳嗽怔忡，股间清冷，小便涩黄，皮薄而光，手按成窟，举手即满是也。证有十种，又有七胀。惟阳水兼阳证者，脉必浮数；阴水兼阴证者，脉必沉迟。气若陷下，用二陈汤加升提之药，如腹胀少加木香。若朝宽暮急，属阴虚。朝用四物加参、术，夕用肾气丸。朝暮皆急，用八珍汤。若肚腹痞满，肢体肿胀，手足并冷，饮食难化，或大便泄泻，呼吸气冷者，此真阳衰败，脾肺肾俱虚寒，不能司摄而水泛行也，急用加减肾气丸，否则不治。惟调补脾土，多有生者。

加减肾气丸　熟地八两，山药、山茱各四两，茯苓、丹皮、泽泻各三两，肉桂炮、附子炒、车前子酒炒、牛膝各一两①，米丸，空②心白汤下。

身面皆肿尿多方　炒山栀、炒桑皮各一钱，黄芩二钱半，白术、苏梗各一钱半，煎服。

腿肿散气方　赤小豆、陈皮、莱菔子、炙草各五钱，炮木香七分，加姜、枣煎服。又方，益黄散去丁香、诃子，加木香、莱菔子为末，米饮调下。

---

①　肉桂（炮）……各一两：此16字《保婴撮要》卷五《腹胀》"金匮加减肾气丸"条作"肉桂、附子（炮）、车前子（炒）、牛膝（酒微炒，各一两）"。

②　空：原作"穴"，据《幼科证治准绳》集之七《水肿·薛氏治法》"《金匮》加减肾气丸"条改。

心痛　小儿心痛，当于大人心痛门参之。但觉儿将手数数摩心腹即啼，是心痛不可忍也，用芍药散，又金铃散。

芍药散　赤芍、党参、白术、黄芩、大黄微炒、当归各一钱，为末，每服一钱，以水一小盏，煎半盏，量儿大小，加减温服。

金铃散　金铃子炮去皮核、蓬、莪术①炮，各一两，茴香、木香、荆三棱炮，各五钱，为末，每服一钱，热酒调下。前方补，此泻。量儿虚实用之，不可妄治致不救。

虫痛　凡虫痛之证，腹中有块起，以手按之不见，往来痛无休止，五更心嘈，牙关强硬，呕吐涎沫或出清水，梦中啮齿，眼眶鼻下青黑，面黄，脸上有几条血丝，如蟹爪分明，饮食虽多，不生肌肤，面上白斑唇红，能食心嘈。虫痛时作时止，痛则咬心，口吐清水，人中鼻唇一时青黑，肚大青筋。

胃中冷则吐蛔，不可用冷药，宜理中丸加乌梅。

虫痛之症，得食则痛减，煎酸梅汤试之。饮下而痛即止者，乃虫痛。饮下而痛增重者，非虫痛也。

虫得水即生，服药后，不可即与之水也，切记。

蛔厥心痛　使君子肉，半生半熟吃最妙。又方，每日吃榧子十个，三日虫尽化为水矣。又方，生甘草一钱，使君

---

① 术：原作茂，据《幼科证治准绳》集之三《心痛》"金铃散"条改。

子十粒，榧子十个，为末，饭丸，饥时下一钱，五日虫皆便出。

小儿全仗胃气，胃气一虚，则四脏俱失所养矣。乳哺入胃，脾能克化，然后水谷分传变得宜，岂有吐泻之患？凡小儿吐泻，皆因六气未完，六淫易侵，兼以调护失宜，乳食不节，遂使脾胃虚弱，清浊相干，蕴作而然。当分别治之，不可妄用。

不乳食 若面色㿠白，作渴饮汤，卧而露睛，手足冷，口中气冷，不食吐水，肌瘦腹痛者，胃气虚寒也，用异功散或六君子汤。若大便不实兼脾虚也，加干姜；中满不利，脾不运也，加木香；喜冷便秘，胃实热也，用泻黄散_{见前}。面青揢搦，食少者，肝乘脾也，用秘旨补脾汤；若面赤惊悸昏睡，心乘脾也，用秘旨安神丸；若面白咳嗽，肢体倦怠，肺乘脾也，用补中益气汤；若唇黑泄泻，手足指冷，肾乘脾也，用益黄散_{见前}。若伤于热而吐泻，口鼻中气热而成慢惊者，乃胃中风热也，宜用人参安胃散。病后津液不足，口干作渴，用七味白术散。脾实者，以枳实泻之，又以桑白皮泻其子。肺者，脾之子也。胃气不足，脾土虚寒，食而不化，腹脐疼痛，夜多漩溺者，宜八味丸_{桂附八味丸也}。

异功散 人参、茯苓、白术、甘草、陈皮各①等分，姜

---

① 各：原脱，据文义补。

五片，枣二枚，煎服。一方加木香。

秘旨安神丸 人参、橘红、半夏汤泡、酸枣仁炒、茯神各一钱，当归酒洗、赤芍药炒，各七分，五味子五粒，炙草三分，为末，姜汁糊丸芡实大，每服一丸，姜汤化下。

人参安胃散 人参、陈皮、甘草生炙各半、白芍、茯苓、黄连煎服。

脾胃虚弱，多困少气，中满痞噫呕吐者，常服参、苓、白术、莲肉妙。胃虚气逆，吮乳不食，用党参、丁香、木香煎服。

宿食伤脾消食快膈方 砂仁、陈皮、三棱、莪术、神曲、麦芽、香附为末，面糊丸，食后紫苏汤或白汤下。此方无积不可用也，棱、莪性猛烈。

痰涎多者，风热壅脾，积聚而成。由于脾气不足，当益其中气。如去之不已，必成虚脱，宜白术散方见前。

吐泻 吐泻交作，即名霍乱。有心痛而先吐者，有腹痛而先泻者，皆由中焦而作。脐上一寸，有分水穴，失于传变所致。泻而后吐者，脾胃虚冷也，其候先泻白水，吐亦不多，口气缓而神色慢，额前有汗，六脉沉濡，此为冷也。吐而后泻者，脾胃有热，气促唇红，吐来面赤，脉红而数，渴饮水浆，此为热也。

吐泻昏睡露睛，胃虚热也，用白术散、和中散。吐泻昏睡不露睛者，胃实热也，用玉露饮、益元散。手足指冷者，脾气虚寒也，用异功散加木香。伤风吐泻者，木克土也，用前方。饮热乳而泻黄者，湿热壅滞也，用四苓散。如不愈而转甚者，元气伤也，用白术散。泻而腹中重坠者，脾气下陷也，补中益气汤。若服克滞之剂而腹中狭窄者，脾气虚痞也，用六君子汤。面黄泻青，脾虚而肝乘之也，用六君加柴胡、升麻、木香。多噫泻黄，心脾气虚也，用六君加炮姜、升麻。凡儿生下在半月旬内吐者，止宜调治其乳母。

和中散　人参、茯苓、白术、炙草、干葛、黄芪炙、白扁豆炒、藿香各等分，为末，每服三钱，枣二枚，去核、姜五片煎服。

小儿初生在十日以内吐泻者，上实下虚也，先泻其实，而后补其虚。如属脾虚，用益黄散见前。此证见于夏秋间最多。

夏至后吐泻壮热者，此热也，用玉露散。大暑后吐泻，身大温而似热，脏腑中六分热、四分冷也。吐呕乳食不消，泻黄白色，似渴，或食乳，或不食乳者，食前少服益黄散，食后多服玉露散。立秋后吐泻身温，脏腑中三分热、七分冷也，食前多服益黄散，食后少服玉露散①。钱仲阳②曰：凡吐泻五月内，九分下而一分补。八月内，九分补而一分下。先补脾用使君子丸，后退热用石膏汤。秋

① 散：原作"饮"，据《幼幼新书》卷二十七《吐利》"钱乙论夏秋吐泻"条改。

② 阳：原作"旸"，据《医学纲目》卷三十八《脾主湿·吐泻》改。

二二二

分后吐泻，身冷无阳也，当补脾，用益黄散方见前。

玉露散一名甘露散　寒水石半两，软而微青、黑中有细纹者，生甘草一钱，石膏半两，为末，每服一字，或五分或一钱，食后温汤调下。

凡小儿盛暑吐泻，邪热在下焦则泻，在上焦则吐，亡津必渴，用玉露散时时与之，三日必愈。一字者，二分半也。

暑令吐泻，手足指热，渴而饮冷者，宜清凉之剂。手足指冷，作渴饮热者，宜温补之剂。凡阴证手足青暗，用寒凉则死。

春冬吐泻，先服大青膏。

大青膏　天麻末一分，白附子末生，一钱半，蝎尾去毒，生，半钱，朱砂研，一字匕，青黛研，一钱，麝香一字匕，乌蛇稍肉酒浸，焙干，取末，半钱，天竺黄研，一字匕，同再研细，生蜜和成膏，每服半皂子大至一皂子大。月中儿粳米大，同牛黄膏、薄荷汤化服；五岁以上①，同甘露散服之。

有风而泻，风搐面急者，兼肝病也，用羌活、防风。有热而泻者，兼心病也，用黄连、黄芩、大黄。有寒而泻，身冷或足胫寒冷者，用附子。凡吐泻四五日后，困弱者，用异功散。

小儿周岁，吐乳腹泻，用白术、滑石、干姜、陈皮、炙甘草煎服。

---

① 上：原作"匕"，据《医学纲目》卷三十三《续增小儿伤寒》"大青膏"条改。

吐泻心腹痛，用四君加茯苓、厚朴煎服，或加藿香、陈皮、当归。

吐泻禁忌 小儿只吐不泻者逆，其吐必有痰，惊者死。只泻不吐，或吐泻俱发，日久不退，亦变阴痫，治宜节乳。一日但乳三次或五次，乳时不可过饱，间以稀粥和其胃气，其吐自减。若儿大能食者，全断其乳。儿小不能食者，节之可也。

吐症 胃弱脾虚，用人参一钱，砂仁研，二分，白术炒，五分，茯苓二钱，陈皮二分，半夏、干姜各一分，麦芽五分，山楂二分。夏月加黄连三分，冬月加干姜三分。

吐 脾虚则呕，胃虚则吐。呕者有声无物，吐者有声有物。若喜饮热汤，或睡而露睛者，皆胃气虚也，用异功散。若喜饮冷，或睡不露睛者，胃气实也，用泻黄散。

冷吐 乳食不消，多吐而少出，脉息沉微，面白眼慢，气缓神昏，额上汗出，此风寒入胃，或食生冷，或伤宿食，胃虚不纳而出，宜温胃去风，除宿冷，用当归散见前加煨姜、陈皮，或参香饮。

热吐 面赤唇红，吐次少而出多，乳片消而色黄，宜小柴胡加姜汁，或香薷饮方见后。

积吐 眼泡浮肿，面微黄，足冷肚热，吐清酸水，食乳不化，用三棱散。嗽吐痰，宜去风化痰。

凡吐不止，伏龙肝末二钱，以芦稷①米炒黄，煎汤调下，立止。或用白扁豆炒煎汤调下亦好，若白扁豆嫩苗更好。

验儿手指，热则胃热，用泻黄散；冷则胃寒，用理中汤；不热不寒，用异功散。小儿疟痢肚痛，可用艾加药作兜肚治之。

秋夏伏暑，干呕无物，用香薷饮，又宜葛根、半夏、竹茹、□□、竹叶、人参、甘草、藿香、陈皮、芦根、姜汁辈。

香薷饮 香薷、茯苓、炒扁豆、厚朴姜汁制，每服二三钱，水煎，加酒冷服。

积吐宿食不消，宜砂仁、陈皮煨、三棱煨、莪术炒、神曲炒、麦芽炒、香附辈。

风痰吐，宜半夏、茯苓、僵蚕辈。

吐水心痛者，虫痛也。口中吐沫水者，后必虫痛，吃使君子。

吐沫及痰或白绿，皆胃虚冷。吐稠涎及血，皆肺热。吐水不止者，心痛胃冷。

小儿吐泻 人参五分，白术五分，茯神一钱，半夏三分，砂仁三分，神曲五分，陈皮一分，车前子一钱，治之。

泻症 专责之脾。泄泻不止，且先治泻，后治风。见

---

① 芦稷：高粱的一个变种，又称芦粟。高及丈余，与甘蔗一样可做饮料，品种有"甘蔗"芦稷、"糖心"芦稷、"高粱"芦稷等。

慢惊门。

火泻则小儿身如火热，口渴舌燥，喜饮冷而不喜热汤，车前子二钱，茯苓、白术、麦芽炒，各一钱，泽泻五分，枳壳二分，黄连、猪苓各三分，煎服。

寒泻则腹痛而喜手按摩，口不干而舌滑，喜热汤不喜冷饮，人参一钱，白术一钱，茯苓二钱，甘草一分，肉桂、干姜、砂仁研，各二分，神曲五分，煎服。

热泻　大便黄色，如筒吊水，或有沫，泻过即止，半日复然，当以小便赤少，心烦口渴为验，先用五苓散去桂，次用白术散去木香，或香薷散。

冷泻　多是白水，泻密而多，腹痛而鸣，眉皱面白，额有汗，用冲和饮或用守中汤，或用沉香槟榔丸。按：冲和饮内麻黄，止可少用或不用。

冲和饮　苍术炒、麻黄去节、人参、前胡、桔梗、炒枳壳、川芎、陈皮、白芷、半夏、当归、白芍、赤苓、干姜、厚朴、炙草、煨姜、红枣煎服。

守中汤，桔梗炒、苍术制、炮姜、炙草煎服。

水泻　谓之洞泄，水谷不分，泻黄水而小便少，番次密而无度。用五苓散加薏苡、车前子、半夏，或香薷饮、白术散、六和汤俱好。

伤食泻　面唇俱白，泻稀而少，腥臭异常，身形黄瘦。先温胃气，次用冲和饮、当归散见前。按：此症不宜便补，当先用消积药。

积泻 留连不止，诸药无效。宜先去积，后止泻，再实脾，用三棱散，或沉香槟榔丸、白术散。

惊泻 粪青如苔，稠若胶粘。和脾胃，消乳食为治，先用钩藤饮、五苓散，次三棱散用陈仓米煎服，或沉香槟榔丸，或不惊丹。

风泻 慢惊大病后有之，其粪稀黄褐色，或夹不消乳食同下，此脾虚也；夹黑褐色者，属肾。用五苓散加苡仁，或泻黄散、白术散。

脏寒泻 粪如青竹色，不稀不稠，或下青水，未泻时腹痛而鸣，叫哭方泻小儿三五月内有此，周岁则无。用冲和散加葱白，再用理中汤。

疳积酿泻 其症面色萎黄，肚胀脚弱，头大项小，发稀目竖，肌肉消瘦，不思饮食，昼凉夜热，或腹内有块，泻则颜色不等，其臭异常，其泻有时，或一月、半月、旬日一番，自①泻自止。先以当归散加三棱、陈皮、生姜煎服，次投乌犀丸、沉香槟榔丸。

泻或痢色青，甚而淡黄夹白，寒多热少。宜用守中汤、胃苓汤，后进当归散加陈皮、紫苏、姜、陈糯米煎服，或理中汤加熟附子、姜、枣煎服，次投南星、腹皮、姜煎，和脾胃，去阴邪。

若泻或泄，色青淡而有沫黄稠，热多寒少，用五苓散

---

① 自：原作"白"，据《幼科证治准绳》集之七《泻》改。

加苡仁、车前子、生姜煎服，仍用茵陈、栀子调五苓散末温服，后用当归散。

泻青亦是寒，用苏合丸、平胃散各等分，蜜汤调服。又因惊风内脏脾气不和[①]，宜白术汤。

久泻大法，要在补脾虚，消食积。

久泻疳泻，用红枣一枚，去核，勿令皮破，纳胡粉令满，于炭火中烧如炭，瓷器中研细，米饮和服。一岁以下分服之，三服愈。

药后下不止，用龙骨汤。

龙骨汤 龙骨五分，炙草、干姜、当归、黄连、赤石脂、前胡、附子炮，去皮脐，各三分，水四盏，煮一盏二分。为五服，旦服，至午令尽。

脏腑滑泻，四[②]君子加诃子五分，米饮调下。

痢疾 赤白相杂者，当先去其热积，须用大黄、枳实之类，然后黄连、黄芩解其热，枳壳、芍药、当归、木香皆要药也，或香连丸。

手足指热，喜饮冷者，为实热，用香连丸可买。手足指冷，喜饮热者，为虚寒，用异功散送下香连丸。小便不利，阴阳不分，用五苓散。若湿热退而久痛不愈者，用补中益气汤倍加升麻、柴胡。若泻痢兼呕，或腹中作痛者，脾胃虚寒也，用异功散加炮姜、木香。或变而为疟者，肝

---

① 脾气不和：原脱，据《幼科证治准绳·泻·冷泻》补。
② 四：原作"使"，据《医学纲目》卷三十八《脾主湿》"泄泻"改。

克脾也，用四君子送下香连丸。

挟表证者宜发表，荆防败毒散加陈仓米、生姜、薄荷。

赤痢　用四君子加赤芍、当归，入粟米，同煎服。

小儿肠热，即痢下鲜血，黄柏去皮、赤芍，为细末，饭丸麻子大，服一二十丸，米饮下。

华佗治老小下痢，柴立，食入口即出，命在旦夕，神效。黄连末、乱发灰、苦酒、蜜各半鸡子壳许，白蜡方寸匕，鸡子黄一枚，上六味于铜器中炭火上，先纳酒、蜜、蜡、鸡子黄搅匀，乃纳黄连末、发灰又搅煎，视可取出为丸。久困者，一日一夜尽之。

热痢腹大痛，老人、产妇、虚劳人、小儿，并宜服黄连阿胶丸。

黄连阿胶丸　黄连去须，两半，白茯苓、白芍、阿胶炒如珠子，别杵为末，各半两，米醋熬膏，入白杵万下，丸如绿豆大。每服自二十丸为始，止于五十丸，食前米饮下，日二三服。小儿者，丸如黄黍大可也。

香脯散　治小儿刮肠下痢，噤口不食，闭眼合口，至重者。用精猪肉一两①，薄切为片，腻粉一钱②，将肉于炭火上慢火炙，铺腻粉，炙令成脯，每以少许与吃，如未知吃，且放鼻间，自然要吃。此方治胃口有毒，至奇至妙。

---

① 两：原作"片"，据《婴童百问》卷七《诸色痢》"香脯散"条改。

② 一钱：原脱，据《婴童百问》卷七《诸色痢》"香脯散"补。

泻痢兼渴证　《千金方》单捣冬瓜汁饮之。

当归散　治小儿痢渴，腹痛不止。当归炒、黄连炒、黄芪各一钱，炮姜、炙草各半钱，为末，每一钱煎服。

鸡子粥　治小儿痢不止，瘦弱。鸡子一枚，糯米一合，煮粥，临熟破鸡子，相和搅匀，入醋少许，空腹食之。

通治小儿痢疾神方　当归一钱，黄连二分，白芍一钱半，枳壳、槟榔各五分，甘草三分，水一盅，煎半盅服。红痢，加黄连一倍；白痢，加泽泻三分；腹痛，倍加甘草，多加芍药；小便赤，加木通三分；下如豆汁，加白术一钱；伤食，加山楂、麦芽各三分；气虚者，加人参三分。神效。

食积痢　食饱伤脾，脾气稍虚，物难消化，留而成积，积败为痢。先调胃气，次理积，却止痢，则病根自除。用和中散方见吐泻。又守中汤方见泻，仍忌生冷黏腻等物。

小儿痢瘥后，遍身发肿，宜顺气，食不可太饱。用茴香、白牵牛炒、甘草、木香各一钱，为末，每服五分，紫苏汤下。

通治小儿疟疾方　柴胡六分，归身、白术、茯苓各一钱，白芍一钱五分，半夏、青皮、厚朴各五分，水一盅，煎半盅，露一宿，再温之与服。热多者，加人参、黄芪各五分；寒多者，加干姜三分；痰多者，加白芥子一钱；夜发热者，加何首乌、熟地各二钱，日间发热者不用。如腹痛，加槟榔三分，煎服。又便易方，参看。

积　面上虚肿是积。若病后此症，则是虚中积。面合地卧是积，伤冷硬食得之。腹胀是积在肺，先宜调气。小便如油，是积在小肠。发黄是积伤心。赤白痢是积在肺。两眼黄赤睛青，是积在肝。若传胆，其人口若，不要吃物，宜凉药。遍身虚肿，是积在腑，只宜下，取虚中积药，然后补之。多泻白粪，是积冷在脾，宜先转，后热药补之。

凡积必以调脾为主，而以消导佐之，所谓养正积自除也。

凡积因乳哺不节，过餐生冷坚硬之物，或因夜卧失盖，致头疼面黄身热，眼胞微肿，腹痛膨胀，足冷肚热，喜睡神昏，不思饮食，或呕或哕，口噫酸气，大便酸臭，此为陈积所伤也。

小儿食积寒热，因脾胃虚寒，乳食不化，其症至夜发热，天明复凉，腹痛膨胀，呕吐吞酸，足冷肚热，喜睡神昏，大便酸臭是也。若食在胃之上口者，吐之；胃之下口者，消之；腹痛痞胀，按之而痛者，下之；下后仍痛，按之则止者，补之。

夹食伤寒者，先散之，用参苏饮。热甚便秘者，先利之，大柴胡汤。如无外感，但只伤食，不至于甚，用保和丸调之_{方见下}。

凡脾病者，至夜必热。食未消者消之，既消者补之，则寒热自止。若手足并冷，喜热饮食，此中州虚寒也，宜温之。大便欲去不去，脾气下陷也，宜升之。若夜间或清晨泄泻者，脾肾俱虚也，用四神丸。手足并热，作渴饮水者，脾胃实热也，用泻黄散_{见前}。手足虽热，口不渴，大便不实者，用白术散_{见前}。仍参腹痛、腹胀、积痛治之。

四神丸　肉豆蔻、五味子各二钱，补骨脂四钱，吴茱萸一钱，为末，生姜煮红枣丸，送下一钱。

乳食不消，气冷，四肢亦冷，面白无光，此胃气不和，用使君子丸、益黄散。

宿食不消，肚腹热粪极酸臭，夜间潮热，用保和丸。

保和丸治饮食停滞，胸膈痞满，嗳气吞酸，或吐或泻。炒神曲、山楂、制半夏、茯苓、陈皮、连翘_炒、莱菔子为末，粥丸或煎服。加白术一钱，即大安丸。

治腹大泄泻，水谷不化，吃食不知饥饱。炒神曲、炒麦芽、三棱、青皮、香附、山楂、厚朴、甘草、枳壳、地黄、砂仁、黄连、枣子等分，为末，调服。

饮食不进，用四君子汤，加姜、枣煎服。

疳症　乃脾热也。芦荟一钱，黄连、薄荷各三分，茯苓二钱，甘草一分，桑白皮一钱，半夏三分，为末，每服三分，水煎服。

疳者干也，瘦瘁少血也。二十岁以下曰疳，有气虚血急，脏腑受伤，其证头皮光急，毛发焦稀，腮缩鼻干，口淡唇白，两眼昏烂，揉鼻揉目，焦渴自①汗，溺②白泻酸，肚胀肠鸣，结癖潮热，或身多疮疥，多饮水者是也。大抵疳病，当辨冷热肥瘦。凡儿大便色白，小便浊如米泔，此疳病也。凡疳皆依本脏补其母，假令日中发潮热，是心虚热也；肝为心母，法当补肝母，肝实而后泻心，心得母气则内平，而潮热自愈矣。余仿此。

疳有五脏，又有冷、有热、有冷热，及蛔、脑、脊、无辜③、丁奚、哺露疳④，干疳、渴疳、劳疳、泻疳、痢疳、肿疳、疮疳⑤之不同，各有治法，自有专家。惟肾疳又名急疳，俗名。走马疳者，虫上蚀齿根，则口疮出血臭气，甚则齿根溃烂齿黑。

走马疳　先去积热，用当归散合三棱散、姜、枣煎服，次投芦荟丸、玉露饮，又以温盐水灌漱，以内金散等敷之。

内金散　治牙根肉臭烂黑色，有虫。鸡内金阴干，一钱，白芷、铜青各半钱，麝香五厘，研末，擦患处。

使君子丸　治疳瘦下痢，腹胁胀满，不思乳食。常食安虫补胃，消疳肥肌。厚朴、使君子面裹煨、陈皮、炙草、

---

① 自：原作"口"，据《幼科证治准绳·疳》改。

② 溺：《幼科证治准绳·疳》作"尿"，义胜。

③ 无辜：《幼科释谜》卷二《疳积》"疳病原由证治"作"无辜疳"。

④ 哺露疳：《幼科释谜》卷二《疳积》"疳病原由证治"作"哺露"。

⑤ 干疳……疮疳：此14字据《幼科释谜·疳积》中干疳、渴疳、劳疳、泻疳、痢疳、肿疳、疮疳改。

诃子半生半煨，为末，蜜丸，米饮下。

又治走马牙疳，干姜、白矾、枣子烧焦存性，为末敷之。又方，人中白煅，一钱，铜绿三分，麝香一分半，敷之立愈。又方，密陀僧一两，轻粉、麝香，为末，擦之。

小儿口疳流水口烂神方　黄柏二钱，人参一钱，为末，敷口内，一日三次。

小儿因吐痢气虚生疳，烦渴，饮水不休，面肿脚浮，腹大头细，小便利白，不吃食。用干葛、白芷各二两，半炒半生，细墨二两，一两火煅，一两生用，黄丹二两一两炒紫，一两生用，为细末，每服半钱，倒流水送下。

诸疳通治药肥儿丸　胡黄连五钱，使君子肉四钱五分，人参、黄连姜汁炒、神曲、麦芽炒、焦楂各三钱半，白术、茯苓、炙草各三钱，芦荟碗盛、泥裹、糠灰火煨透，二钱半，为末，黄米糊丸，如绿豆大，米饮下三十丸。

五疳消食丸　使君子、草龙胆、麦芽、陈皮、芜荑、神曲、黄连、楂肉炭各二钱，为末，陈米饭为丸，黍米大，米饮下二三十丸。

按：疳，坏病也，有用虾蟆治之者，杀生养命，儿岂能活？似宜以他药代之。好生之心，或可希冀。

渴　小儿唇红如丹，即发渴，红甚焦黑者危。胡黄连、麦冬、干葛、玄参、炙草、枇杷叶炙去毛，各等分，为末，每服一钱，加姜一片，同煎好，入蜜一匙饮之。此方治小儿诸渴及疳渴，解诸般①热。

又方，芦根、黄芪、人参、炙草、麦冬、知母、竹叶、粳米，煎服。此方治小儿壮热不止而渴，芦根须用活者。

烦躁　火入于肺则烦，入于肾则躁，不可发汗攻下，用竹叶汤。兼呕者，橘皮汤。橘皮、炙草、竹茹、党参、姜，水煎服。又宜栀子、豆豉。

黄疸　身皮目皆黄者，黄病也。宜固脾为先，不宜克伐。黄疸因食积者，下其食积，其余但利小便为先。

初生及百日半年之间，不因病而身黄者，胃热胎黄也。腹大好吃泥土，为脾疳，兼作渴引饮，用泻黄散见前。小便不利者，用茵陈汤。

茵陈汤　茵陈一两，大黄三钱半，栀子三枚，水一盏，先煎茵陈减半，次纳二味，煎八分，日三服，黄从小便出也。

小儿一身尽黄　犀角尖一钱，茵陈、干葛、升麻、龙胆草各半钱，寒水石七分半，煎服。又方，葛根捣汁，和蜜服之。一方用生小麦苗捣汁，服之立效。仍忌酒面五辛热物，免变惊风。如治缓，则肢肿成疳。又有脾虚发黄者，当治其脾胃。

黄疸　六月雪小草也，形如虎刺，六月开花，煎汤服。

---

① 般：原作"殷"，据《幼科证治准绳》集之八《渴·实热》"胡黄连散"条改。

小便不通有阴阳二证 阴闭者为冷湿乘虚入里，用白芍汤加南木香，及炒盐熨脐，并五苓散入灵砂末，盐汤空心服。阳闭者因暴热所逼，涩而不通，用五苓散加车前子、灯心之类，及木通散、益元散皆可，或贴姜豉饼于脐上，并与万安饮，尤效。

木通散 木通、滑石、牵牛子炒，各一两，为末，每一钱，灯心、葱白煎服。

冬葵子散 冬葵子一两，木通半两，为末，每服一钱，水煎服。

大小便不通 由乳食失度也。儿惊啼叫频频，怒胀而不乳，若痛①刺连脐，则面色青黄，用大连翘汤加紫草五分，大黄、川芎各三分，水煎服。

大连翘汤 连翘、防风、瞿麦、荆芥、木通、车前子、当归、柴胡、赤芍、滑石、蝉蜕、黄芩、山栀、甘草各五分。

掩脐法，用连根葱一茎，不洗带泥，生姜一块，淡豆豉二十一粒，同研烂作饼，烘热掩脐口，以绵扎定，良久气透自通。一方用导赤散加山栀。

胆导法，用猪胆一枚，以鹅毛管两头截齐，一头入胆中，用线牢扎定，吹气令满，纳谷道中，直待气通取出，治大便闭。

---

① 痛：原脱，据《幼科证治准绳》集之八《大小便不通》补。

肺热手摇眉目鼻面，用甘草桔梗汤。肺虚热唇深红色，少服泻白散_{见下}。肺虚怯唇白色，用阿胶散_{见下}。肺实则喘而气盛，用泻白散。虚则诸少气，先用益黄散①_{方见前}，后用阿胶散。肺经郁热，用泻白散。肺气自虚，用四君子汤。外邪所乘，用参苏饮_{见前}。脾不能生肺，用异功散_{见前}。肺气盛者，肺中之邪气甚也，其脉右寸必浮而有力，用泻白散。肺气上逆，用黄芩散。

泻白散　桑白皮炒、地骨皮焙，各一两，炙草半两，为末，每服二钱，加粳米百粒，煎服。

阿胶散　阿胶一两半，麸炒，炙草、牛蒡子炒，各二钱五分，马兜铃焙，半两，糯米焙，一两，杏仁七粒，去皮尖，炒，为末，每服二钱，煎服。

黄芩散　治小儿热嗽。黄芩四两，童便浸三日，取出切，焙干为末，调服。

咳嗽　嗽者，肺感微寒。八九日间病嗽者，必实也，其病面赤痰甚身热，用葶苈丸。此方如久嗽者，不可服也。

葶苈丸　甜葶苈隔纸微炒、黑牵牛微炒、杏仁去皮尖炒，另研如膏、汉防己各一两，研，入杏膏拌匀蒸，陈枣肉和，再捣为剂，丸如麻子大，每服五丸。

十一、十二月嗽者，乃伤风嗽也，风皆从背脊第三椎

---

① 散：原脱，据《幼科证治准绳·肺肾脏部·肺》补。

肺俞穴入也。以麻黄一分汗之，如有热症面赤，咽喉不利者，兼甘桔汤。

治嗽大法，盛即下之，久则补之。更量虚实，以意增损。大抵秋冬则实，春夏则虚，更详五脏兼见之证，以辨虚实。

肺实则面赤，火刑金也。饮水身热，痰涎盛，涕唾稠黏，咽干不利，喘嗽面肿吐食，皆当先补脾用益黄散，后泻肝用泻青丸。若咯脓血，是肺痿也，用清肺饮。虚则面白脱色，少气不语，喉中有声，唾痰清利，用阿胶散补之见上。若亡津液，用白术散。

清肺饮 治肺受风邪客热，嗽声不断，气促喘闷，痰壅鼻塞，流涕失音，又解时行疹毒，咽痛烦渴等证。柴胡二两，人参半两，桔梗炒、杏仁去皮尖、赤芍、荆芥、桑白皮炒、枳壳炒、五味子、麻黄汤泡①过，炒、半夏各一两，旋覆花五钱，甘草一两半，为末，每服二钱，加葱白、生姜二片，煎服。

嗽而两胁痛者，属肝，用小柴胡汤。嗽而呕苦水者，属胆，用黄芩半夏生姜汤加炙草、芍药、大枣煎服。嗽而喉中如梗者，属心，用甘草桔梗汤。嗽而失气者，属小肠，用芍药甘草汤。嗽而右胁痛者，属脾，用升麻汤。嗽而呕长虫者，属胃，用乌梅丸。嗽而喘息吐血者，属肺，

---

① 泡：原作"炮"，据《幼科证治准绳》卷九《咳嗽·发表》"清肺饮"条改。

用麻黄汤_{酌代}。嗽而遗屎①者，属大肠，赤石②脂禹余粮汤。嗽而腰背痛者，属肾，麻黄附子细辛汤_{酌代}。嗽而遗③尿者，属膀胱，用茯苓甘草汤。嗽而腹满不欲食，面肿气逆者，属三焦，用异功散_{见前}。

小柴胡汤　柴胡、黄芩、人参、炙甘草、半夏，煎服。

咳嗽之初，未有不因感冒而伤于肺也，用清肺饮_{见上}，或五拗④汤。

五拗汤　治感风湿及形寒饮冷，痰嗽咳逆，连声不已。麻黄不去根节、杏仁不去皮尖、荆芥不去梗、甘草各三钱半，桔梗蜜水拌，炒，五钱，为末，每服二钱，煎服。按：麻黄非小儿所宜。

和解汤　治小儿四时感冒寒邪，壮热烦躁，鼻塞多涕，惊悸自汗，肢体疼痛，及疮疹已发未发，皆可服。羌活、防风、人参、川芎各一钱，干葛、升麻、甘草、芍药、荆芥、杏仁_{去皮尖}、桔梗、苏叶各五分，姜、枣煎服。

橘皮散　橘红、桔梗、薄荷、人参、杏仁_{去皮尖}，麸炒，各五分，贝母、灯心各⑤等分，煎服。

---

① 屎：原作"尿"，据《幼科证治准绳》卷九《咳嗽》引"洁古法"改。

② 赤石：原作"石赤"，据《幼科证治准绳》卷九《咳嗽》乙正。

③ 遗：原脱，据《幼科证治准绳·肺肾脏部·咳嗽》补。

④ 拗：原作"拘"，据《幼科证治准绳》卷九《咳嗽·发表》"五拗汤"条改。

⑤ 各：原脱，据文义补。

治小儿咳嗽神方　苏叶五分，桔梗、甘草各一钱，有痰加白芥子一钱。

治肺受风寒喘热痰嗽　苏叶、桑皮、青皮、五味子、杏仁、麻黄、炙草、陈皮各二分，人参、半夏曲各三分，生姜一片，水煎服。

治小儿咳嗽喘急喉间如水鸡声　射干、麻黄、紫菀、甘草、生姜各半两，半夏三钱，桂心二钱，大枣十五枚，为末，每服二钱，煎好，入蜜少许服。

治小儿惊潮，五脏积热，上焦蕴热，手足心热，多痰涎，面色或红或白，鼻流清涕，气急①，目赤咳嗽，惊悸夜啼②，或伤寒渐安，尚有余热，宜服此方，化痰退热。用硼砂、马牙硝、芒硝、人参各一两，甘草五钱，辰砂、麝香、冰片各五分，共为末，以瓦瓶收储。遇有此证，麦冬薄荷汤调下二钱。气喘咳嗽，桑白皮汤下。

秦艽汤　治小儿骨蒸潮热，食减肌瘦。秦艽、薄荷、甘草。

小儿肺胀喘满，胸膈起急，两胁扇动，陷下作坑，两鼻窍开张，嗽声哑而不鸣，痰涎潮塞，俗名马脾风。若不治，死在旦夕。白牵牛、黑牵牛各一两，半生半熟，大黄、槟榔各一两，为细末，每服二钱，白蜜冷浆水调下。涎多，

① 急：原作"息"，据《幼科证治准绳》卷九《喘·喉间有声》"梅花饮子"条改。

② 啼：原脱，据《幼科证治准绳》卷九《喘》"喉间有声"补。

加腻粉一分。

药引 煎小儿嗽药，心嗽面赤，或汗流，加干葛煎。肝嗽眼中泪出，用乌梅、糯米煎。脾嗽不思饮食，或恶心，入生姜二片煎。胃嗽吐逆酸水，入蛤粉煎。胆嗽令人不睡，茶清调下。肺嗽上气喘急，用桑白皮煎。膈嗽出痰如圆块，淡姜汁调下。劳嗽秦艽同煎。冷嗽天晚则嗽甚，葱白煎。血嗽当归、枣子同煎。暴嗽涕唾稠黏，入乌梅、生姜煎。产嗽背中痛，入甘草、黄蜡煎。气嗽肚痛胀满，青皮同煎。哮喘声如拽锯，半夏、白前同煎。肾嗽时复两三声，入黄芪、白饴糖煎。

以上十六般嗽疾，依法煎服，无不效验。

疝者阴气积于内，复为寒气所伤，故令腹绞痛也。先用五苓散沸汤调服和解，后用白芍药汤、乌梅散、钩藤膏为治，重者金茱①丸、散气丸，未有不愈也。其证先喘急而后疝痛，其状有如李者，亦有稀软并肾肿大者，亦有大硬脐下痛楚者，皆不能忍，用药以行心气，遂肾邪，利其大小二便为主，更无补法。凡疝多属肝肾气虚，及坐卧寒湿之地而起。

白芍汤方见前 治疝气。如脐下痛者，加生姜、钩藤及盐同煎，空心温服。若误下误汗，加人参、木香各二钱。疝又见痛门。

---

① 茱：原作"苿"，据《幼科证治准绳》集之二《疝》改。

乌梅散 治腹疼，及婴孩脐下冷痛疝气等证。乌梅去核、延胡索半生半熟，各五钱，乳香、没药、钩藤各三钱，槟榔、木香各①二钱，上除槟榔、木香不过火，余焙末，每半钱，用炒茴香煎酒下。

金茱丸 金铃子肉一两，吴茱萸五钱，为末，面丸，盐汤下。

小儿阴肿核肿者，由儿啼怒气逆不顺，乘虚而行，阴核偏大。又因甘肥生冷，或伤暑，或坐冷地，风湿流入阴中，用桃仁丸。

桃仁丸 桃仁七钱半，汤浸，去皮尖及双仁者，麸炒微黄，丹皮、白蒺藜微炒去刺、桂心各半两，郁李仁二钱半，为细末，蜜丸如黍米大，酒下。

脱囊肿大，坠下不收，用紫苏为末，荷叶包之，湿则糁之，干则香油调敷。又用紫苏半斤，杉木桴炭②半升，煎汤熏洗妙。

阴囊肿痛曰肠癞、气癞、水癞、卵癞，腰曲腹痛，冷汗出，阴囊二子缩吊入腹，痛止方出，名为内吊，急用乌梅散、金茱丸见疝。又宜用川楝子、桔梗、青陈皮、木香、全蝎、当归、苍术、桃仁、槟榔、白芍③、钩藤、砂仁、茴香等药，以宽小肠气，疏风为治。

---

① 各：原脱，据文义补。

② 桴（fú浮）炭：轻而易燃的木炭。宋·陆游《老学庵笔记》卷六："浮炭者，谓投之水中而浮，今人谓之桴炭，恐亦以投之水中则浮故也。"

③ 芍：原作"芶"，据文义改。

外肾肤囊光大，光亮如吹，此气虚所致。外肾肤囊赤肿通明，及女子阴户肿胀，乃心热之传，皆以木通散导赤散方俱见前为治。或用车前子、苡仁加入五苓散，外敷立消散。

立消散 赤小豆、赤芍、生枳壳、商陆、风化朴硝另研，后入，各半两，除朴硝，炒不过火，锉，晒，共为末，柏枝煎汤，调三钱，涂肿处。

阴处疮脓水不干及痒，海螵蛸、枯矾、黄丹为末，糁之。又方，紫苏叶煎汤淋洗，或研末糁之妙。

肾硬肿，先用葱椒汤洗，次以蚯蚓粪津唾调敷，须避风冷湿地。

女子阴户肿胀，用海带搭上。男子疝气，想亦可用。

阴囊肿大，用甘草煎浓汁，调蚯蚓粪涂之，神效。

阴子肿大，用鲜鲜紫苏叶搓软包之。尿如米泔，六一散调服一钱半①。

淋痛皆肾虚所致，水不下，加黄连。肝有热，加柴胡、栀子。五脏治法不同，凡淋俱以五淋散为主。方见痛门，宜参看。

五淋散 赤苓去皮、赤芍炒、生甘草、山栀、当归炒、黄芩、车前子、木通去皮节、滑石水飞、葵子炒、葶苈子、竹叶、灯心、葱白，水煎，入车前子捣取汁，用五苓散调

---

① 半：原作"文"，据《验方新编》卷十九《遗精白浊》"遗精白浊各方"改。

化，食前服。或硝石末调化服。

白淋，茅根灯心汤下。气淋，小腹胀满，尿后有余沥，木通汤服。石淋，茎内痛，尿涩有砂石，令人闷绝，滑石隔纸炒焦，为细末，葵子煎①汤服。血淋，紫草、连翘、车前子各②等分，煎服。

导赤散　治小儿血淋，生地、木通各二钱，黄芩、甘草各③一钱，灯心煎服。

咽喉初起疼痛，发汗即愈，归尾甘桔汤。咽喉干燥者，不可汗也。归尾一钱五分，桔梗二钱，山栀炒、葛根、荆芥各一钱五，大力子二钱，连翘去心，一钱五分，贝母二钱，去心，橘红一钱五分，玄参二钱，薄荷五分，生甘草五分，白菊花叶十片，取汁和药服，煎时加葱白三茎。

凡喉症初起，切忌寒凉，宜荆、防、前、薄、甘、桔、大力、橘、贝等。

咽喉痛　先洗去口中舌上白苔，其次扫去风痰，以通咽膈，然后解其热毒。小儿口内无患，扪其喉间则哭者，此喉内作痛也。用立效散糁之，服牛蒡子汤。参痛门方。

立效散　硼砂、薄荷、雄黄、朴硝各一钱，为细末，干糁。

牛蒡子汤　牛蒡子研、玄参、桔梗炒、黄芩、木通、

---

① 　煎：原脱，据《幼科证治准绳·肝脏部·淋》"五淋散"条补。
② 　各：原脱，据文义补。
③ 　各：原脱，据《幼科证治准绳》集之二《淋》"导赤散"条补。

甘草半生半炙、连翘、栀子、薄荷、荆芥穗、山豆根各一钱，煎服。

弄舌吐舌者，脾脏微热，令舌络微紧，时时舒舌也。勿可用冷药，当少与泻黄散方见前。或欲饮水者，脾胃津液少故也。又如面黄肌瘦，五心烦热，即为疳，宜加胡黄连辈。

重舌附舌，下近舌根，生形如舌而小，谓之重舌。其着颊里及上腭如此者，名重腭。其著齿龈①如此者，名重龈。皆刺去恶血拭干，用苦竹沥渍黄柏末点舌上，如不愈，后用真蒲黄略炒，铺土地上出火气，研细，糁上三次愈。又重舌急证，用指去爪，先于舌下筋上擦至根，渐深深擦入，如此三次。又用指取项后燕窠上坑中间，自上赴下至小屈，深深擦入，亦三次。小儿若饮乳胜前，则病去矣。

绿袍散　治重舌及满口内外疮毒，咽膈不利。薄荷叶去梗、青黛各二钱半，玄明粉、荆芥穗各五钱，硼砂二钱半，百药煎②、甘草各三钱，除玄明粉、硼砂，各焙为末，再同研细，点舌上，或蜜调点。凡口舌及外科方，宜再查外科门。

木舌者，舌渐渐粗大满口，不急治即杀人，此风热甚

---

①　龈：原作"龂"，据《幼科证治准绳·心脏部一·舌》"重舌"条改。
②　百药煎：为五倍子同茶叶等经发酵制成的块状物，出《本草蒙筌》："一新鲜五倍子十斤，捣烂，细磁缸盛，稻草盖盒七昼夜，取出复捣，加桔梗、甘草末各二两，又盒一七，仍捣仍盒，务过七次，捏成饼，晒干任用。"

也。用当归散或泻黄散_{见前}、玉露散，外擦硝黄散。

当归散　当归酒洗、赤芍各二两，生草、炙草各五钱，大黄一两二钱，半生半炮，川芎、制麻黄各五钱，为细末，每二钱，加姜一片，煎服。

玉露散　寒水石中有细纹，手可碎者、石膏洁白者，各一两，甘草三钱，晒干，为细末，薄荷麦冬汤下一钱。

硝黄散　真蒲黄、风化朴硝为末，揩舌上下。

舌者心之管，心热则生疮，肝壅则出血，脾闷则白胎如雪。热则肿满，风则木强，口合不开，四肢壮热，气喘语塞，即其候也。治宜凉解上焦肝脾心经邪热，疏风化痰。又法用紫雪二钱半，和竹沥时时抹入口中，即消。又百草霜、滑石、芒硝，酒调敷。服牛蒡子汤，用当归散入生地、生姜煎服。

舌肿满口，不能饮乳，蒲黄调竹沥，糁患处。又方，黄连、黄柏、青黛、牙硝、薄荷、硼砂为末，以薄荷汁拭口，以末糁之。

脾之络脉系舌傍，肝之络脉系舌本，心之络脉系舌根。

舌上生如微粒，桑白皮汁敷之，三次妙。

口疮用柴胡、地骨皮、薄荷、生地、甘草煎服，外用炙草、藿香、石膏、栀子仁，为末搽口。又方，野蔷薇根煎汤，治口中百病。即残花①也。

小儿口中百病，及喉痹肿塞等症，宜牛黄散。余见治痛方口舌部。

牛黄散　牛黄、片脑、硼砂各一分，辰砂、雄黄、青黛各二分，黄连、黄柏各八分，焰硝一钱半，为末，用少许糁之。

眼目　赤甚者，心热也，用导赤散方见前。又赤芍、羌活、防风各五钱，大黄、甘草各一钱，灯心、黑豆同煎，食后服。凡眼赤涩之初，只用自己小便，张目溺出，用一指接抹眼中便闭目，少顷效。又见痛门。

目赤肿痛　昼夜不开，惊啼不已，用九仙散。

九仙散　柴胡、制苍②术、赤芍、荆芥、甘草各六分半，川芎、麻黄去节，汤泡焙干、薄荷连梗，各半两，旋覆花去老梗，三钱，为末，每服二钱，姜二片，葱一根，水煎温服；次以小柴胡汤去半夏加大黄、薄荷、竹叶、生地，水煎服。小柴胡汤，柴胡、人参、黄芩、半夏、姜、枣。

小儿面疮，通面坏烂无全肤，脓水淋漓，百药不效者，陈年腊猪油不入盐者，敷之神效。又白杨木枝烧，取沥，敷之亦效。

耳后疮　蚯蚓粪烧，以猪油和敷。又竹叶烧末，猪油

---

①　残花：野蔷薇，又名"白残花"。
②　苍：原作"疮"，据《幼科证治准绳》集之二《眼目·目赤肿痛》改。

和敷。

耳内出脓 龙骨、枯矾、胭脂胚、麝香、海螵蛸为细末，以棉卷拭去耳中脓，吹入耳中，仍服化痰退热等剂。

耳内脓汁出久不瘥 红花、黄柏各二钱，海螵蛸、黄芩各一钱，雄黄水磨细研，一钱，麝香半分，研细，以棉缠揾①药塞耳中，一日两换。又方，白矾灰、干胭脂略烧、麝香各二分，研匀，先以棉裹杖子捻净，掺之。又枯矾、龙骨炒、黄丹、麝香为末，吹入耳中。

耳中痛 附子炮，去皮、菖蒲二味，裹塞之。

癞头疮 用防风通圣散酒制，除大黄，共研，再用酒拌，晒干，为末，每服一钱，水煎服，日四五服，至三十贴见效。

鳝攻头 龟板炙为末飞面和油，调涂顶上，不可调至太柔，留孔出毒气。

鼻内生疮及鼻下赤烂，用青金散敷之。铜青、明矾为末敷。

鳝攻头 用铸铜小罐敲下为末，先以些须②挑入③疮内，外再用府油，调涂疮上。

鼻下赤烂疳 青黛一钱，麝香、熊胆为末，睡时贴鼻下。

---

① 揾（wèn 问）：擦，揩拭。如宋·秦观《点绛唇·桃园》"背灯偷揾，拭尽残妆粉。"

② 些须：亦作些许，意即少许，一点儿。如些须小事，何足挂齿。

③ 入：原作"人"，据文义改。

鼻下湿痒疳疮方 大枣一枚，去核，以白矾纳枣中煅存①性，研涂，或麻油调敷。

小儿牙齿黑蛀，气臭②出血，用雄黄、麝香为末，饭丸，安在牙内。

齿缝出血 苦参一钱，白矾灰一分，为末，日三次，揩牙上，立验。

齿间出血 苦竹叶煎浓汤，入盐少许，含漱。

齿根肿 生地、独活，酒渍一宿，含③之。又松叶、盐，好酒煎，含。妙方，扣齿三百下，日一夜二，即终身无齿病也。

齿黑④脱落，腮有穴者，阳明热气上奔如马也。若下蚀肠胃，则下痢肛烂，其证脑热肌削，手足如冰，爪黑面黎⑤，甚者天柱骨倒，治宜肾气丸，乃六味地黄丸加五味子也，再加使君子、川楝肉治之。又用立效散，或尿白散。

立效散 青黛、黄柏、白枯矾、五倍子各一钱，为末，

---

① 存：原作"有"，据《幼幼新书》卷二十五《鼻疳》引《朱氏家传》"治小儿鼻下湿痒疳疮方"改。

② 臭：原作"息"，据《幼科证治准绳》卷九《齿·齿痛》"雄黄丸"条改。

③ 含：原作"舍"，据《千金翼方》卷十一《齿病》"齿根动痛方"条改。

④ 齿黑：原脱，据《医学入门》卷五《五疳》"肾疳"条补。

⑤ 黎：通黧。黑色。《说文·黑部》："黔，黎也。秦谓民为黔首，谓黑色。"清·段玉裁注："黎……俗作黧。小徐本作黧，乃用俗字改许也。"

先以米泔漱口，糁之。

尿白散 人中白煅、白枯矾、梅肉烧存性，各二钱，为末。先用韭菜根、陈艾煎浓汁，以鸡翅毛蘸汁，刷去腐肉，洗去鲜血，然后敷药，日二三次。

走马疳方 生南星、吴萸为末，用鸡子清飞面，加雌雄蜒蚰二条，同捣，调敷两手心两足心。凡两条在一处者，即是雌雄也。

恶疮疥发痒 春用柳条、荆芥，夏用枣叶、槐枝，秋冬用苦参，煎浓汤，频频澡洗更衣，名曰外宣，不须服药。一二岁生疮遍身，先服五福化毒丹，玄参一两。外用父亲热小便，鸡羽蘸洗。湿者①，青黛末糁之，妙。

小儿疮疖 未结之先，微见有红头瘟子隐起作痛者，急用不语唾，夜半频涂，即消散。饮酒者，不可用。若已结成，用天乌散。

天乌散 天南星、赤小豆、草乌、黄柏各二钱，为末，用米醋调，贴患处。再查外科门。

胎热、血热、风热诸疮遍身痒痛，用大连翘饮或生料四物汤。

大连翘饮 甘草四分，柴胡、黄芩、荆芥各三分，连翘、车前子、瞿麦、滑石、恶实、赤芍、栀子、木通、当归、防风、蝉壳各二分，竹叶二片，灯心十根，水煎服。

---

① 湿者：原脱，据《医学入门·小儿门·丹毒（附胎疮）》补。

生料四物汤　黄芩、薄荷各二分，生地、赤芍、川芎、当归、防风各三分，煎服。

小儿脐烂　男子头发烧灰、枯矾各等分，研细搽。

浸淫疮　初出甚小，后有脓浸淫不已。若从四肢渐向头面者，难治也。用鲫鱼三寸长，一个，豆豉一合，杵为膏，涂之。此方又治马鞍疮。又方鸡冠血和黄连涂。

红丝疮　多生于两手中指节上，其状但一水泡，其底下数十小针孔，不痒不痛，泡边当有一丝脉如红丝，隐隐在里，其行甚速，循臂而上，至心则死。急以针迎头挑断，或剜耳中垢，或嚼白梅封之，丝即不行。

瘰疬　夏枯草熬膏服，即用膏贴之，或加牡蛎、甘草，尤妙。

王烂疮　初患一日肉色变，二日疱①浆出，或四畔时赤渐长。若疱浆满身，即不可治。其状如汤火烧，用黄连、胡粉为末，生油调涂。天窗上旧明瓦炙灰，油敷鳝攻头效。

天②泡　状如水泡，肺胃二经风热也，用人参败毒散。又金黄散，或用黄柏、蚯蚓屎敷。或滑石、甘草为末，敷之。

胎毒奶癣天泡等疮　蛤粉、石膏、轻粉、黄柏为末，

---

① 疱：原作"匏"，据《幼科证治准绳》集之三《疮疡》"王烂疮"改。

② 天：原作"夭"，据下文改。

麻油调敷，神效。

天蛇毒　手指头生疮，初起仙方活命饮。方见外科。

时毒　感四时不正之气，鼻、面、耳、项或咽喉赤肿、寒热头痛。初起用葛根牛蒡汤煎服，或加羌活、黄芩、升麻、犀角、栀子。大便闭者，加炒大黄。

葛根牛蒡汤　葛根、贯仲、甘草、豆豉、牛蒡子半生半炒，研，各一钱。

丹毒　小儿欲发丹候，必先见于外。无故而眼生眵者，欲发丹也。更微喘急者，毒已上乘于肺也。急以水调蓝根、犀角等药，潜消其毒。如身上已有赤处，便以芸苔等外敷之。

火丹　由风毒热毒，入腹入肾则杀人，用葛根白术散。

葛根白术散　葛根三钱，甘草二钱半，茯苓二钱，白术、枳壳、木香各一钱，煎服。又丹毒方，犀角、荆芥穗、防风、甘草、牛蒡子炒研，煎服。宜用山栀、木通、麦冬、天花粉、防风、蝉蜕、竹叶、石膏等药。

漏芦汤　治一切丹毒。漏芦、麻黄去根节、连翘、升麻、黄芩、白蔹、甘草、芒硝、赤芍炒，各一分，大黄炒，一两，煎服。

丹入腹及下至卵不治方　麻黄炒、升麻各三分，硝石四分，大黄半分，为末，井水服方寸匕，日三服。又地龙粪，水调涂之。

丹痛，捣扁竹汁一升，作一服，只一二服，神效。名丹，又见外科。

丹痒，捣韭菜入盐与香油，以手摩热，于丹上揩之，立效。

小儿赤游，至心即死，以芒硝浓汁拭之。又大黄末涂之。马兰头冬用根捣汁，调六一散搽，立救。并治大人两腿赤肿流火，湿热疼痛，大效。

走马胎赤肿走入腹则不救 方用生槐叶一握，生瓜蒌去皮，同槐叶捣，赤小豆末三分，和涂患处，其效如神。

腮痛 用清咽利膈汤，治心脾蕴热，或咽喉肿舌肿痛。

清咽利膈汤 玄参、升麻、桔梗炒、炙草、茯苓、黄连炒、黄芩炒、牛蒡子炒研、防风、芍药炒，各一钱，煎服。仍参口疮治之。

肺痈辨证 其证恶风咳嗽，鼻塞项强，呼吸不利，甚则四肢微肿，咳吐脓血。若吐臭秽，胸中隐痛，脉数而实者，为肺痈。咳唾涎沫，脉数而虚者，为肺痿。大要补脾肺滋肾为善，须审五脏相胜、乳母七情治之，各证仿此。方又见外科。

疔毒 疔多生头面四肢，或如小疮，或如水泡，或痛或痒，或麻木不仁。外症寒热，呕吐恶心，肢体拘急，用隔蒜灸法，并解毒之剂疔方见外科。

隔蒜灸法 治一切痈疽，初起即消。每日灸二三十壮，其法将蒜切三文钱厚薄片，着肉一面略剜少空，灼艾燃蒜，小儿肌肉柔脆①，且不能言痛否，须先置大人臂上，试之冷热得宜，然后移着疮上。又别用蒜片灼艾，如前法试之，以待相易，令间歇。灸小儿之艾，如小麦大可也，或如雀屎大。

流注结核胸腹腰臀，或结块漫肿，悉用隔蒜灸法，后以葱熨之。

葱熨法　治肚痛及大小便不通。又治骨痈、鹤膝等。

---

① 脆：原作"胞"，据《保婴撮要》卷十二《疔疮》改。

卷 四

痘 疹①

辨痘　伤寒则憎②寒壮热，口中气热，呵欠烦闷项急。伤食则身热，口中醋气，乳不消，腹中痛。若出痘则面燥腮赤，目胞亦赤，呵欠烦闷，乍凉乍热，咳嗽喷嚏，足稍冷，夜卧惊悸多睡，耳尖冷，眼涩。总以耳冷、尻冷、足下冷及耳后有红缕赤脉验之，然须见心胸间细点如粟起，乃为真也。

看耳筋法　未出之先紫筋者不治，急服凉血解毒药救之，亦有活者。大红者可治，水红者不药而愈，桃红者各分轻重治之。

治法　或发，或泻，或解肌，或化毒。凉血清肺，调其脏腑，平其饮食，谨其禁忌，严其摄③养，适其寒温。使出无不快，成无不痂④。既愈之后，不致遗毒流汗虚腠，目疾翳膜，疮疖痈瘤，喉闭嗌肿，潮热汗泄，此大

---

① 痘疹：原无，据原书目录补。《稿本》卷五内封作"痘症"，可参。
② 憎：原作"增"，据《幼科释谜》卷二《伤寒·伤寒原由证治》改。
③ 摄：原作"捊"，据《幼科证治准绳》集之四《痘疮·初热证治》改。
④ 使出……痂：此9字《幼科证治准绳·心脏部二·初热证治》作"使出无不快之经，成无不痂之溃"，可参。

略也。凡见出迟发慢者，根窠欠红活者，便当忧虑调治，切勿袖手待毙①。惟用温平药治之，不可妄下及妄攻。频与乳食，不受风冷可也。温平者如荆芥、薄荷、防风、甘草、牛蒡之类，非热剂也。鼠粘子汤、解毒防风汤，选而用之，解毒和中安表而已。有大热者，宜利小便，用导赤散、四苓散。有小热者，宜解毒，用消毒饮、四圣散。

日数 除初热三日不算，盖有热发三五日或十余日故也。自报痘至收靥，首尾十二日，中间有不守禁戒，以至淹缠。又有气血和者，不及十二日即愈。痘属虚寒者，十数日后方死。属毒甚紫黑者，不过七八日死。盖毒不能出，过六日毒反内入脏腑。故六日以前，急服凉血解毒之药救之。六日以后，医无及矣，故死。最急六日内当日夜服药，毋或姑息。

发热三朝 痘欲出时，热动五脏，则五脏之症俱见。其呵欠烦闷者，肝也；时发惊悸者，心也；乍凉乍热，手足冷者，脾也；面与腮颊赤，咳嗽喷嚏者，肺也。惟肾无候，以其在下也。发热似伤寒，不辨疑似间②，且与升麻葛根汤、参苏饮、加味败毒散方俱在后。热甚发惊，用薄荷汤化下抱龙丸。发热欲出痘作腰痛者，急服神解汤出汗，

---

① 毙：原作"弊"，据《医学正传》卷六《痘疹》"论"改。
② 发热……似间：此 10 字《张氏医通·婴儿门下·丹溪参补陈氏痘疹论》作"证似伤寒，疑似未明，先与惺惺散、参苏饮"，可参。

以腰痛止为度，免出肾经之痘。发热之初，急宜表汗，使邪毒汗散，则痘出稀少。然表药必在红点未见之先，乃可用也。伤寒疮疹，疫疠潮热，五日已衰，疑似未辨者，宜用四物解肌汤。五日已内，发出即出；五日已外无者，非痘也。

发热吉凶 身无大热，腹虽痛而腰不痛，过三日后，才见红点坚硬碍指者，不须服药。发热时，一日遍身即生红点，稠密如蚕种样，摸过不碍手者，凶。头面上有一片色如胭脂者，凶。

照痘法 以纸捻蘸清油燃火照之，凡灯光影与痘根圆晕相为周旋，根窠红活，浆影深厚，则皆可调治。若根窠不起不红，血死不活，浆无影者，虽轻难治。故白日亦必用麻油纸捻照之，全在眼法神巧。又以手指摩面颊，如红色随手转白，随白转红，则血活而生意在矣。如揩之不白，举之不红，是为血枯，虽轻勿治。又看目睛神光了然，口唇尖上红活如常，无燥白之色，乃吉。

见点 初出时若蚕种之蜕空也，如蚊蚤之迹隐也，薄如麸片，密如针头者，不起发而死。粘聚模糊，肌肉虚浮者，不收靥而死。

报痘 热甚烦燥闷乱，喘急不食，一齐突出，红紫黑色，难治。

报痘时烦躁腹痛，腰大痛，口臭，出紫点或青瘢者死。

报痘时色白皮薄而光，根窠全无红色，或根带一点红，三五日即长如绿豆大，此决不能灌浆，后泡清水，擦破而死。

报痘时全不起顶，又顶如汤泡及灯草烧之状，十日痒塌死。

报痘时，起红班如锦纹者，六日死。遍身如蛇皮者死。黑班如痣状，肌肉成块黑色者，即日死。

色红紫焦枯，贴肉不起，皮厚而黑者，名铁甲痘，八九日死。

出痘三朝　发热一日即出痘者，大重。二日即出痘者，亦重。微微发热，三日后乃出痘者，为轻。四五日身凉，乃见痘者，尤轻。自出痘一日至二三日方齐，凡痘出至足谓之出齐。

如发热过三日，疮不出或不快出，即微发之，用消毒饮、化毒汤、犀角消毒饮。如疮发后不多出，即加药发之，如一日二三服可也。

如加药发后不多出，即其痘本稀，不可再发也。

如出速且密，胸背尤多，此毒盛也，急服消毒饮、解毒防风汤以防青干黑陷。出甚而内外壅热，烦渴谵狂，用猪尾膏。

年壮皮厚，痘难快出，用透肌汤。痘出而被风寒复入者，用加味四圣散或快癍散。凡出痘不快，宜四圣散、加味四圣散、紫草饮及丝瓜汤之类。一发便密如针头，形势重者，连翘升麻汤。疮稠密，身表热，急服鼠粘子汤，防其干青黑陷。痘出大盛，恐入眼为害，宜消毒饮加芩、连酒炒，外加护眼膏。头面上忽生三五个，或止一个高大紫黑，俨似疔痘者，名曰飞痘。此最轻，或只此一痘，再不生痘。

出痘时吉凶 痘出如粟米大，或如绿豆大，似水珠光泽明净者，吉。痘一出即变黑者，肾症也，保元汤加紫草、红花救之。痘出红赤，以手摸过，皮软不碍指者，名曰贼痘，过三日变成水疱，急以保元汤加紫草、蝉蜕、红花救之。已成水疱，用保元汤加四苓散利之，此《千金》妙法也，不然则死。出痘时发红斑如锦纹者，六七日后决死，急用化毒汤加红花、黄芩、升麻救之，变黑斑则死。

部位吉凶 额属心火，印堂以上及日月角位，先见点者，凶。左面肝木，右面肺金，如两脸先见点磊落者，吉。若相聚作块，其肉硬肿者，死。颏属肾，口唇四围、腮颐地阁先见者，吉。鼻属脾土，准头先出，凶。一出红点，发于山根之上，为毒盛气虚，急用凉血解毒药，以防危急。耳轮先见，凶。

痘色 灰白色者，气虚也，候齐后，以保元汤加木通、川芎、肉桂最妙。淡色不红者，血虚也，保元汤加当归、赤芍酒炒、川芎。血热者仍加生地姜汁拌，倍黄芪煎服。皮干燥枯涩者，必难起胀，用溪中白石洗净烧红，以井花水①渍之，使湿气蒸于痘上，顷间光泽易起，又能辟秽。由红而白，白而黄，黄而黑，此出形、起发、成浆、结痂之正色也。出而带紫，起发而灰白，此色之变也。能辨形色，可知死生。

色之红者，痘初出也。白者，毒未解也。黄者，毒将解也。干黄者，毒尽解也。灰白者，气衰而血不附也。紫者，毒盛而血滞也。黑者，热极而兼化水也。焦黑者，气血枯也。

发热三日之后，热退身凉，大小不等，作三次出，淡红色如水珠光泽者，不须服药，不可妄治。如皮肉昏黑或赤肿，根苗干枯青紫或灰白者，此毒盛也，急以消毒饮、夺命丹合服。

托痘秘方 菟丝子一味，醋浸一宿焙干，勿令焦，为末。于发热时，每岁儿用七分，量儿大小加减，好酒调服。此方托之，使痘易出、易发、易胀、易靥，且保后无他症，真仙方也。但气血弱者，未出之先可用。若既出之后，断不可用，用则恐托出太多也。若保婴丸则又解毒，而使痘稀少。各有其用，各成其妙也。

保护咽喉 痘未有不咽痛者。初出之，急用甘草桔梗牛蒡子汤，甚者射干鼠粘子汤，早令毒火解散，免生

---

① 井花水：亦作"井华水"，清晨从井里第一次汲出来的水。如北魏·贾思勰《齐民要术·法酒》："秫米法酒：糯米大佳。三月三日，取井花水三斗三升，绢筛麹末三斗三升，秫米三斗三升。"

喉症。

保护眼目　痘方出时，使不入目，以神应膏涂眼四围，或只以胭脂取汁涂之，或以牛蒡子为末，蜜调贴囟门上，神效。

神应膏　黄柏一两，绿豆粉一两半，甘草四两，红花一两，为细末，用胭脂水和蜜，调涂两眼四畔之痘上。

眼中流泪或多眵，目中红赤，用洗肝明目散加蝉蜕见下。眼病大忌吃鸡、鹅、鸭子，并忌其气，触之即伤眼。

脉　痘疹脉静身凉者生，脉躁身热者死。七岁以上，五至为平。七岁以下，六至为平。过则为数，邪气实也。不及为迟，正气虚也。

起胀三朝　痘出三日后，当渐①起胀，先出者先起后出者后起。至四五日，毒气尽发于表。观痘虚实变毒浅深，全在此间。颧上红者，终不起胀。颧脸乃一身之主，若颧上先胀者，四肢必顺。颧上不胀，遍体皆不胀。上体已胀，下体缓慢者，无害。下体已胀，上体缓慢者，逆。起胀时，浆滞不行，顶陷不起，或风寒所克，俱宜水杨汤浴之。按：浴时冒入风邪，其害尤大，不如不浴。须看天时，不可拘泥。凡起胀时毒尽在表，须赖里实，则可无虞。苟略有泻，则内气虚脱，毒乘虚内攻而痘陷伏矣，宜用固真汤。

痘不起胀，灰白顶陷，皆虚寒也。宜内托散加丁香，

---

①　渐：原作"潮"，据《古今医鉴·痘疹·起胀三潮证治例》改。

或酒调紫草膏。若紫黑陷伏不起，乃火盛血热，宜紫草汤调四齿散或独圣散。起胀时有痘长大而紫黑者，名曰痘疗，把住痘疮令不起，失治则死。急用保元汤加鼠粘子、荆芥穗及酒炒芩、连，外用银针挑破痘疗头，令父母吮去恶血，或绵裹指甲，揩去恶血，使疗破而毒气发泄也。仍用雄黄一钱，调胭脂汁极浓，点疗痘上，立见红活。雄黄拔毒，胭脂活血。

起胀吉凶　五六日，痘尖满起如鼓钉，摸之碍指，光泽明润，肥满红活者，吉。出不快，直待起胀时陆续出如粟米，于痘空隙处圆净者，吉。起胀时，根窠全不起，头面红肿，如匏瓜之状者，凶。起胀时，痘顶皆黑，其中有眼如针孔者，凶。遍身陷伏不起，腹胀气促神昏者，凶。

凡痘密者，多难起顶，以灯影之，苟非皮薄水疱光润，虽平，亦无妨。

但红活不甚长大者，气不足也，用四君子汤合匀气散，加人中黄。如潋肿色带红紫者，血热也，用四物汤合消毒饮，加人中黄。不润泽而干者，血弱也，用活血散加消毒饮。如不起发，不红活，平塌灰白者，十全大补汤加人中黄、牛蒡子。如有青干者，内服快班汤加人中黄合夺命丹，外用四圣散合胭脂涂法，或用胡荽酒，或用水杨汤浴法，务求光壮红活而后已。如中间有成水疱者，防其塌痒，宜先补脾胃，使肌内实不作痒可也，十全大补汤加防风疏风、大力子泻火。

痘至四五，停住不甚起者，少后力也。用生黄芪、人参、当归、鹿茸煎服，少加木香。

表虚，则一齐涌出，不能收敛，必生痒塌。里虚，则留伏壅遏。

贯脓三朝　贯脓三日，胃气升也。痘以胃气为本，胃气升腾，化毒成脓，自①肌肉上贯起，渐至顶尖，充满光润者顺。此气血大振，毒浆已满，将欲收敛之时也。当结脓窠而不结，由血热相搏，毒气内外灌注，必复入心，宜用猪尾膏。

贯脓时，九窍慎宜封闭。饮食药饵，极忌寒凉渗淡之物。若伤脾胃，则清气下陷，不能贯脓也。出痘历七日，当贯脓之时，外若起胀，而中空干燥，无脓血者，死。若略有清水，根窠红活，犹有生意，用内托散倍人参、黄芪、当归煎，入好酒、人乳各半盏，温服。此贯脓之巧法也。九日十日，回水之时，元气熏蒸，真阳运化，其水自然消烁，此循环之妙理也。若未曾解毒，则至此时水不能化，反归于胃，胃病则不能贯脓成就，或致吐泻陷伏，宜用定中汤。痘七日后，壮热毒盛，气弱声哑，用解毒防风汤。

贯脓吉凶　浆行疱里肥满，黄色，或苍蜡色，或黄绿

---

①　自：原作"目"，据《医学入门·小儿门·痘证》改。

色者，吉。若色淡者，虚也，保元汤加干姜、肉桂、糯米煎服。头面先回浆，四肢方才起胀者，吉。贯脓时，或吐泻不食，乳食不化，腹胀声哑，寒战咬牙，痘烂无脓，肌肉黑者，凶。贯脓纯是清水，皮白薄如水泡，三四日遍身，搔破而死。贯脓时满身抓破，痘中干枯，全无血水，皮白干如豆壳者，凶。

收靥三朝　收靥三日，浆老痂结，自上而下，按之坚硬，苍蜡色，或黄黑，或似紫红葡萄色者，佳。如当靥不靥，谓之慢。有毒盛不结痂者，猪心龙脑膏妙。寒战咬牙，足膝如冰，耳尻反热，于起胀、贯脓、收靥时俱忌，乃气血虚极，宜保元汤加桂；甚者，异攻散救之。痘痂不焦，是内热蒸于外，散慢而行故也，宜风散导之，生犀角磨汁解之，必着痂矣。当靥不靥，发热蒸蒸，用甘露回天饮，即时热退。痘痂外溃不结痂，甄陶①散掺之。发脓窠不肯靥，但调沙糖汤与吃，即结痂。脓而不焦，此失清凉之气也，须察症候而清凉之，如清凉饮、猪尾膏、龙脑膏并佳。宜参著痂油润法，以治著痂。

收靥吉凶　痂落从头上至胸、膈、手、腹、腰、足，节节缓靥下者，吉。谢后班红者，吉。白无血色者，过后亦死，急用消毒饮，二剂后用补气血、养脾胃药预防之。

---

① 甄陶：烧制瓦器。出汉·桓宽《盐铁论·力耕》："使治家养生必于农，则舜不甄陶，而伊尹不为庖。"此处为方名。《万病回春·痘疮》："若痘靥时湿靥，乃外溃之痘淋漓粘沾者，宜以甄陶散敷之；新瓦不拘多少，为细末，筛过，绢袋包，扑患处。"

阴囊及足上先痂起者，凶。将靥时，其痘一时尽黑，乃火极攻里也，即凶。当靥时，遍身臭烂如饼塌，目中无神者，凶。

落痂　痂落后，面瘢突起成凸者，此热毒未尽，解毒防风汤。如陷下成凹者，脾胃虚不能长肌肉也，人参白术散加黄芪主之。

痘科方　如初发热，未见痘症，未能辨其何症者服。

升麻葛根汤　升麻一钱，干葛二钱，甘草一钱，白芍一钱五，苏叶八分，加葱白三枚，姜三片，煎服。或服参苏饮方见便易二十六页、小柴胡小儿。

发热鼠粘子汤　鼠粘子二钱，炒研，归身酒浸、炙草、连翘、黄芩、黄芪各一钱，地骨皮二钱，空心服药毕，勿与乳食。

又鼠粘子汤，鼠粘子四钱，炒研，荆芥穗、甘草各一钱，防风五分。

解毒防风汤　防风、荆芥、地骨皮、黄芪、白芍、枳壳、鼠粘子，煎服。

导赤散　人参、麦冬去心、生地、木通、甘草、竹叶、灯心，煎服。

四苓散　泽泻、猪苓去皮、白术、赤①苓去皮、木通，煎服。或为末，白汤下。

---

① 赤：《幼科折衷》上卷《诸泻》"四苓散"条作"茯"。

消毒饮 鼠粘子二钱，炒，荆芥一钱，生甘草五分，防风五分，连翘、升麻、紫草、山豆根一方无荆、防，各等分，煎服。或加犀角汁、酒芩、山楂。

四圣散 治痘出不快及倒靥。紫草茸、木通、炙草、枳壳麸炒，各五分，煎服。一方有黄芪。

加味败毒散 前胡、柴胡、羌活、独活、防风、荆芥、薄荷、川芎、枳壳炒、桔梗、天麻、地骨皮各三分，加紫草、蝉蜕、紫苏、麻黄、葱白煎服，表汗之。除参、芩，恐助火也。

神解汤 治发热，欲出痘，腰痛者。柴胡一钱半，干葛一钱，白茯苓、麻黄、升麻、防风各八分，甘草五分，煎服，温覆出汗，不汗再服。免出肾经之痘①，此法甚奇。

四物解肌汤 升麻、葛根、白芍、黄芩，煎服。凡伤寒痘症未能辨者，以辛凉调之，即此汤也。

化毒汤 治痘出不快，且令稀少。紫草茸一钱，升麻、生甘草各五分，糯米五十粒，煎服。凡用紫草，必用糯米五十粒以防泄泻。

犀角消毒饮 治痘未快透，或已出热尚未解。荆芥穗、防风、黄芩各一钱，鼠粘子二钱，炒，甘草、犀角屑各五分，水煎服。

猪尾膏 治痘陷伏，倒靥不起，发毒气入里黑陷者。

---

① 痘：原作"症"，据《古今医鉴·痘疹·发热三朝方药例》"神解汤"条改。

龙脑一钱，刺取小猪尾尖血，和丸小豆大，紫草饮或淡酒化下。热甚，则新汲水化下。一方加辰砂一钱，木香汤化下，可调于药内。

透肌方 治痘不快透。紫草、白芍、升麻各一钱，糯米五十粒，煎。

加味四圣散 治痘出不快，或陷伏倒靥。紫草茸、木通、木香、川芎、黄芪、人参、甘草各四分，蝉蜕二分，糯米百粒，煎服。

快癍散 治痘出不快，或被风复入。紫草茸、人参、蝉蜕、白芍各六分，木通三分，甘草二分半，煎服。

紫草饮 治痘出不快，三四日隐隐，将出未出。紫草二两，以百沸汤一大碗沃之，盖好，不令出气。候温，服半杯，痘即出。治痘，紫草皆当用茸，乃有发出之功。今人用根，反利大便，大便泄者，万不可用。

丝瓜汤 发痘疹最妙。取丝瓜连皮子，烧存性，为末，用沙糖温汤调下半匙。或以紫草、甘草煎汤调服，尤妙。

连翘升麻汤 治疮疹，一发便密如蚕种，或如糠粃，毒盛者。即升麻葛根汤加连翘也，升麻、葛根、芍、草、连翘。

鼠粘子汤 **消毒饮** **四圣散**俱见前。

保托汤① 人参二钱，黄芪、甘草各一钱，姜一片，水

---

① 保托汤：《万病回春·痘疮·痘出齐宜》作"保元汤"。

煎服。

四苓散　化毒汤见前方。

胡荽酒　治痘出不快。胡荽二两，以酒二升，同煎沸，盖好，勿令泄气。候温，用酒喷一身令遍，勿喷头面。以衣温覆须臾，痘子快出。无胡荽则用子可也。按：须看天时，切勿可冒风，犯则不治。治痘出不快，葡萄研酒饮之。又食之尽出无鲜者，则用葡萄干俗名紫白萄干。又方蝉蜕三十个，煎服。山楂肉为末，汤点服。

起胀固真汤　治痘泄泻。黄芪、人参、白术、茯苓、白芍炒、木香、陈皮、诃子、肉豆蔻煨、炙草各三分，糯米五十粒，煎服。糯米止泄泻、养胃气最好。痘不起胀，煮粥和糖服，且解痘毒。

内托散　活血行气，调胃补虚，内托疮毒，使之尽出。治痘不起发，根窠不红灰白，咬牙寒战等症。人参、黄芪、川芎、当归、白芍、甘草、防风、白芷、厚朴、木香、肉桂、姜、枣，煎服。色红紫者，去桂、木香，加紫草、蝉蜕。色淡白者，去防风、白芷，加糯米。当贯脓而不贯，倍参、芪、当归，煎熟，入人乳，好酒服。

紫草膏　治痘不起胀。白附子、麻黄、紫草茸、甘草各五钱，蟾酥一钱，全蝎二十个，僵蚕八个，炒，为细末。另将紫草一两熬成膏，入白蜜二两，酒半盏，炼过，同紫草膏搅匀，调药末，丸如皂角子大。一岁儿半丸，三岁儿一丸，用之。红紫黑者陷者，紫草汤化下。淡白灰陷者，好酒化，热服。

痘不起胀肥绽　黄狗蝇四五枚，温酒研服。未①绽，再服。冬月，蝇在狗耳内取用。

四齿散　治痘不红不起，黑陷焦枯。人齿、猫齿、狗齿、猪齿各②等分，火煅，研为细末。一二岁儿服二分，五六岁儿四五分，热酒调下，如神。

独圣散　治黑陷气欲绝。穿山甲取前足及嘴上者，炒，研末，木香煎汤，入酒少许，调五分，入麝香少许，服妙。

活血散　川芎、当归。

十全大补汤　参、苓、术、草、芎、归、芍、地、黄芪、肉桂也。

快癍汤　人参五分，当归、防风、木通各一钱，甘草三分，木香、蝉蜕各二分，紫草茸二分，煎七分服。

夺命丹　麻黄、升麻各半两，山豆根、红花子、大力子、连翘各二钱半，紫草茸一钱半，蝉蜕、人中黄各三钱，共研末，酒蜜和丸，辰砂为衣，薄荷叶煎汤下。按：减其分两，作煎汤，服之亦可。

贯脓**定中汤**　收敛胃气，止呕泻，神妙。取真正黄色土不杂砂石者一块，用百沸汤泡之，盖好，候温。用两酒杯和水飞朱砂五分，水飞雄黄一钱，少加沙糖，温服，二服

---

① 未：原作"末"，据《医学纲目》卷三十七《痘出不快》改。

② 各：原脱，据文义补。

立止。

收靥**猪心龙脑膏** 治痘未透，心烦狂躁，气喘妄语，或见鬼神，或已发而倒靥黑陷。不速治，必死。梅花脑子即冰片，一钱，研细，滴猪心血和丸豆大，每服一丸。心烦狂躁，紫草茸汤化下。黑陷，酒化下。服毕少时，心神便定。得睡，痘复透活。

异功散 治痘靥之际，头温足冷，腹胀渴泻。如战寒咬牙，腹胀足冷过膝者，用此救之。木香、当归各三分半，桂皮、白茯苓、白术各三分，陈皮、厚朴、人参、肉豆蔻煨、丁香各二分半，制半夏、附子炮，各一分半，姜三片，枣二枚，煎服。此等症亦多属热，不可不察，有热不可用。

宣风散 治痘青干黑陷，烦渴，腹胀而喘，二便赤涩，乃热蓄于内。黑丑四两，取头末一两，半生半炒，陈皮、甘草各二钱半，槟榔两个，为细末。二三岁儿服五分，四五岁儿一钱，蜜汤下。

甘露回天饮 沙糖屑半盏，入百沸汤一碗，调服。

浴法 水杨汤，治痘因气血虚弱，或为风寒所克，不能起胀成浆贯脓，或枯燥陷伏。杨柳五斤春冬用枝，夏秋用叶，洗净捣碎，取长流水河水也一锅，煎六七滚，去渣。将三分之一注盆中，先用保元汤加川芎、桂皮、糯米煎服，乃乘热洗浴。良久，以油纸捻点灯照之，累累然有起势，陷处有圆晕红丝，此浆影也。如浆不满足，又如前浴。弱者只浴头面、手足及背。如灯照而无起势，则再添汤，使透澈肌肉，疏通内外，令毒气随暖气而发也。此药升提，开豁万窍，枯者转润，白者转红，陷者自起矣。冬寒，则温房内浴之。

按：浴法之妙，尤妙在先服保元汤而后浴也。切勿可冒风。

洗肝明目散　川芎、当归、防风、栀子、柴胡、羌活、龙胆、木贼、蜜蒙花各①等分，为末，每服一钱，沙糖汤下。

通治　首尾宜保元汤参、芪、草、姜为主。不快出，不起胀，有贯脓，不收靥，通用猪尾膏救之冰片、猪尾血。凡出痘、起胀、回浆、贯脓，顶陷不起，浆滞不行，俱以水汤浴之。

保元汤加减法　人参、黄芪、甘草一钱，姜一片，煎服。一二日，初出干红少润，加白芍、当归活血，陈皮匀气，玄参、大力子解毒。二三日，根窠虽圆而顶陷者，加川芎、官桂。四五日，根窠虽起，色不光润，加白芍、官桂、糯米。五六日，色昏红紫，加木香、芎、归。六七日，不能成浆，加官桂、糯米。八九日，浆不上满，气弱，加糯米。十一十二日，血尽浆足，湿润不饮者，内虚也，加白术、茯苓，助其收敛。十三四十五

---

① 各：原脱，据文义补。

日，或有杂症，只此加减。万不可用者，大寒、大热之品也。

解毒　痘密则有毒，急用凉药解之，虽数十帖无妨，早防害眼为要。酒炒芩、连，宜解疮毒。痘初出，胸前稠密，急用消毒饮见上，加山楂、酒芩、紫草茸。痘出太多，以犀角地黄汤用丹皮、白芍、生地煎好，磨犀角汁入服无犀角以升麻代之。痘毒攻脾则泄泻浮肿，攻①肝则目瞖，攻肾则耳痛，攻肺则痰嗽。初出状如②蚊咬，色黑者，用四齿散、猪尾膏见上。毒郁脏燥，痰甚，狂叫，四齿散加蝉蜕。黑陷惊狂谵妄者，宜加味六一散，滑石六两，水飞，甘草六钱，辰砂水飞，三钱，片脑三分，灯心汤调下。三五岁儿服一钱，十岁二钱，能解毒稀痘。或用紫草灯心汤磨犀角、玳瑁汁服。不治，则声哑而死矣。解痘毒宜解毒汤、三豆饮见前、丝瓜汤。服朱砂法，蜜调朱砂一分服。毒入胃则腹上痘多，青红紫色，外症口角流涎者，死。

辨痘吉凶　痘欲圆满硬实，不宜虚软。痘自顶额上起且稠者，固凶；然遍身变坏，独顶额上不变，则吉。贯脓时，变成水疱，惟额上不破者，可治。收靥时，败症悉具，惟顶额上未靥如旧者，可生。

---

①　攻：原脱，据《幼科证治准绳》集之六《痘后余毒证治》补。
②　如：原作"好"，据《医学入门》卷五《痘症》"初出黑色状如蚊"条改。

不须服药 痘脚稀疏，根窠红活，不泻不渴，乳食不减，四肢温和。

七不治 一戛齿黑陷，喉中涎喘；二憎寒困倦，痘子缩伏；三疮作坑，内无脓血，或作黑泡；四口臭牙根烂，牙落；五声哑气噎，或咽药腹中噫；六痘初出，半在皮肤，带紫黑色不出；七误于疏转，气哑。凡痘出，前后心密，及两手心、两足心密者，皆不治。又有四不治：一痒塌寒战，咬牙烦躁；二头温足冷，闷乱欲饮；三灰白色，顶陷腹胀喘渴；四目上视，气促，泄泻不止。又初出勇壮，出如蚕种，随出随没，如蚊虫咬及倒出者，不治①。鼻燥有黑气，以手扒鼻孔者，必死。

痘之轻者 作三次出，大小不一，头面稀少，根窠红活，肥满光泽，耳中无，眼中无，脐中无。

重者 一齐并出，稠密无缝，身热腹胀，头温足冷，渴泻不止，耳中有，脐中有。

轻变为重 犯房室，不忌口，先曾渴，饮冷水、吃凉药。

重变轻 避风寒，常和暖，大便稠，不燥渴，忌生冷、外人。

轻者 出痘与瘄、俱从头至足，身体温暖，能食，大便实。

---

① 不治：原脱，据《万病回春》卷七《痘疮·认痘法》补。

重者 头上未出未靥，脚上先出先靥；身体寒凉，不能食，大便利，出以秋冬，耳及尻反热，一发便出尽。

险症 头脚齐出齐靥。夹疹者，半轻半重。

痘黑而忽泻，便脓血并痂皮者，顺。水谷不化者，脾虚，逆也。疮端黑如针孔者，热剧也。

痘只出一般者善 碎密若芥子者，夹疹也，用黄连解毒汤。黄连、生地、白芍、甘草、木通、车前、僵蚕、桔梗、连翘、荆芥、牛蒡子。热甚加柴胡、地骨皮，饱胀加全瓜蒌、枳实、山楂气弱者，不用枳实、山楂，合消毒饮煎服。若皮肉红肿成片者，夹癍也，用人参白虎汤合消毒饮煎服。

人参白虎，人参煨、石膏、知母、甘草、粳米。

辨痘形色吉凶 以红黄绿色为佳。淡细者，毒始出也；鲜红，则为血热初起；紫者，大热也；全白者，气虚也；灰白者，色衰而气滞也；黑者，毒滞而血干也。初出淡红，红变白，白变黄者，吉。症出色不红润者，毒盛壅窒也，用紫草饮方见上，外用芥子末涂脚心。黑属血热，凉血为主，四物芎、归、芍、地加黄芩、黄连、红花。白属气虚，保元汤，参、芪加紫草去甘草。

辨痘虚实 吐泻少食为里虚，陷伏倒靥灰白色为表虚，二痘俱见，用异功散救之方见上。不吐泻能食为里实，红活凸绽无汗为表实，用凉膈散加升麻、干葛、紫草、荆芥解之。

凉膈散　栀子、连翘、黄芩、甘草、薄荷、竹叶。原方有硝、黄，痘科不可用。表里俱实者，难出易靥。表里俱虚者，易出难靥。气不足肺主气，自汗声不出，疮顶塌陷，宜保元汤、四君子汤。血不足心主血，灰白色，根窠不红不光泽，宜四物汤加紫草、红花。

辨阴阳痘　足胫冷，腹虚冷，粪青色，面㿠白，呕乳食，目睛青，脉沉数，以上属阴症，不可服凉药。足胫热，两腮红，大便秘，小便赤，渴不止，上气急，脉洪数，以上属阳症，不可服热药。凡痘疮虚寒用木香异攻散见上，实热用凉膈散，有起死回生之效。寒热宜辨清。异攻散必脉虚细，四肢身体冷者，方可用之。有热用此，是杀之也。

痛　疮出烦痛，用五物木香散。青木香二两，丁香、零陵香各一两，白矾一两，麝香一分，每服四钱，煎服。热盛者，加犀角一两，无犀角以升麻代之，轻者，只一服大效。身后痛，膀胱经也，用羌活荆芥甘草汤三味等分。身前痛，肺经也，用升麻、葛根、紫草三味。身侧痛，胆经也，用柴胡、山栀、连翘、防风四味。四肢痛，胃经也，用防风、白芍、甘草三味等分，以急止之。恐叫痛，伤血而变症也。若热甚者，用东垣治班消毒散，又名消毒救苦汤。用麻黄根、羌活、防风、升麻、黄柏酒炒，各五分，柴胡、川芎、细辛、藁本、葛根、黄芩酒炒、苍术各二分，归身、黄连各三分，苏木、白术、生甘草、陈皮各一分，生地五分，吴萸、红花各①半分，连翘五分，初出者减半，大者加，每服五钱，水二盏，煎至一盏服。班疹者，因内伤必出班，大禁巴豆、牵牛峻药，宜半夏、枳实、大黄、益智等去泻止吐。若耳尖冷，呵欠，睡惊，嚏，眼涩，知必出班也，化班。按：此方专治班症悉具，能令不出。若已出稀者，再不生班。宜升麻、葛根、白芍、甘草、归身、连翘各②等分，煎服，此定法也。如肺出脓班，先见喘嗽或气高喘促，少加人参、黄芩；如心出小红班，必先见嗌干惊悸，身热肌肉肿，脉弦洪，少加黄连。如命门出瘾疹③，必先骨痛身热，其疼痛不敢动摇，少加生地、黄柏。此治热毒痛甚之一法也，或用仙方活命饮_{见外科方}。如食鸡、鱼、葡萄酒物而痛者，用东垣清胃散、生犀汁；若发热饮冷，大便调和，用四物汤、连翘、丹皮；若发热饮冷，大便秘结，用清凉饮；若发热作渴饮汤，用七味白术散，乃四君加藿香、木香、干葛也。凡食毒物，必作痛。

痛　痘起发作痛有二：一则毒邪欲出，肌肉绷急而痛，宜九味顺气散合活血散主之。九味顺气散，白术、茯苓、青皮、白芷、陈皮、乌药、人参各五分，炙草二分半，木香一分半，又名匀气散。活血散又名芎归汤，乃芎、归

---

① 各：原脱，据文义补。
② 各：原脱，据文义补。
③ 疹：原脱，据《幼科证治准绳·心脏部二·证治大法》补。

少入红花也。一则皮肤厚，为外寒相搏而痛，桂枝葛根汤主之。乃桂枝、葛根、赤芍、升麻、防风、甘草各一钱，姜三片，豆豉一钱也。

青黛散 治痘未作脓，痛甚心烦，用真青黛如枣核大，水磨服之。痘将结靥，干涩而痛，以猪油润之，靥可揭去，则去之。以芒硝和猪胆涂疮①上，令动，痂落无班，仍用黄土抹之良。

痒 初出时便痒者，可发之，使邪气泄，痘得出而痒去矣。有将收而痒者，其脓已成，邪气散也，与痈疖将痊而痒者同论，不须服药。但谨护之，勿令挦②摇，以致肿烂。有起壮泡浆而痒者，当血已化水，水未成脓，毒未化而浑身瘙痒，此恶候也，与伤寒阳明经病皮中如虫行者同论。所谓虚风外搏，邪气内强，痒而不止，为泄风③者是已。此视疮之干湿，以风药佐之，必令痒去方佳。若痒甚皮烂，不能治矣。大抵出形而皮肉红艳，起发而皮嫩多水者，后多痒塌。凡痒须于形色上详审，如向红活光壮，忽然痒者，此秽气所触也，内服十全大补汤，外用茵陈熏法。用干茵陈研末，枣子丸如鸡子大，晒干，烈火烧烟熏之，其破者，以白龙散_{见下}敷之。如本干又添痒者，火甚也。如疮原带水，皮肉嫩薄又痒者，湿热也。摆头扭颈，

---

① 疮：原作"苍"，据《幼科证治准绳》集之六《痘疮·痛》改。
② 挦（xián 咸）：扯，拔（毛发）。
③ 风：原脱，据《幼科证治准绳》集之六《痒塌》补。

昏闷者，死。

痒 如初出身痒者，可发之，桂枝葛根汤加升麻、大力子主之。起发身痒有二，血气不足者，十全大补加防风、大力子；有不能食淡，以致发痒者，蝉脱膏主之。用蝉蜕_{去毒}、当归、防风、甘草、川芎、荆芥穗、升麻、白芍_{各①等分}，为末，蜜丸芡实大，薄荷汤下。如疮干而痒者，以四物汤合消风化毒汤_{芎、归、芍、桂、防风、白芍、黄芪、荆芥穗、桂枝、大力子、升麻等分，甘草、薄荷}、夺命丹_{麻黄、升麻、山豆根、红花子、连翘、牛蒡子、紫草茸、蝉蜕、人中黄}主之，外用茵陈熏法。如疮湿而痒者，四君_{参、苓、术、草}合消风化毒汤、夺命丹，外用茵陈熏法。凡痘已熟，忽作痒抓破者，四君加芪、桂，外以败草散_{见下}。如因自利脾胃虚，致痒塌者，陈氏木香散_{见下②}、异攻散_{见下}。疮将收而痒，误犯破损不干者，白龙散_{黄牛粪烧灰也}。或云忌牛粪灰，宜败草散。

丹溪法，实则脉有力气壮，虚则脉无力气馁。实痒则势燉，虚痒则势怯。虚痒以实表之剂，加凉血药。实痒以大黄少许，下其结粪。有因食毒物而作痒者，二物汤用蝉蜕、炙草、白蜜，或四君加解毒药。痒症皆因气血虚弱所致，预为调，使气血和平，庶无此患。又必察其外症，色白者用四君之类，色赤者用四物之类。蝉蜕

---

① 各：原脱，据文义补。
② 下：原脱，因下"厥逆"条有"陈氏木香散、异攻散"，据文义补。

去头足，洗去土，微炒，一两，地骨皮炒黑，一两，为末，每服一匙，水酒送下，一二服神效。作痒抓破，皆能治之，名蝉花散。

凡痘脓成浆熟，或痒，误犯破者，灌烂，不能成痂。若脓浆未成之时，不可触破半个，必然痒塌而死。

靥落后，毒不尽，变成癞癣，极痒者，用陈年腊猪油敷，神妙。

痛者，邪气实也，当活血以开其郁。痒者，正气虚也，当补气以燥其湿。血不荣肌腠，所以痒；血和肌润，痒自不作。又见后世。

痒一足常摇动者，将发痒也。因食毒物及食盐物而痒，四君子汤参、苓、术、草加酒炒芩、连、大黄微润之。痘疹血多，身痛叫唤，及烦躁胀痛，用白芍为末，每一钱，淡汤下。痘疮痛，用蝉蜕汤。蝉蜕二十一个，甘草一钱半，煎服。如痒甚，水杨汤浴之方见上。又法盐和百草霜，水拌，略炒，烧烟熏之，痒立止。又蜜水调滑石末，鸡羽润疮上，痒亦止。痘痒难任，宜以败草散掺之土墙上多年受风雨之烂稻草，晒，研为末是也。荞麦粉亦好。因虚发痒，遍身抓破，宜内托散见上去桂，倍白芷、当归、木香，气行血运，痒止。

痛 痛乃痘之善症，初出时宜参苏饮见便易方，轻者消毒饮见上。起胀贯脓时作痛，不妨。凡痘痛不为外寒所折而痛，则必肉①腠厚密，难出为痛。寒折，宜参苏饮；腠密，宜小活血散。白芍末一钱，白汤下。痘疮烦痛，宜硝胆膏。用芒硝末调猪胆汁涂之，仍用真黄土细末糁之良。痘将靥，干硬而痛，宜涂猪脂润之。收靥时遍身发，抓破无脓，如豆壳者，死。

大法灰白者气虚，宜参芪；干燥者血虚，宜芎归。气过则泡，血过则瘢；气不及，顶陷不起；血不及，浆毒不附。凡痘淡白顶，不坚实，不碍指，不起胀，宜保元汤加酒炒黄芪、肉桂、丁香、川芎、人乳、好酒服之。根窠不红，或红而散乱，以手摸过即转白，痘上如寒毛②竖起，枯涩不活者，保元汤和川芎、当归、红花酒洗，加山楂以消参、芪之滞，加木香以行滞气。

凡发热作渴，手足逆冷，大便自利，喜饮热汤，皆阴盛阳虚也，薛氏用大异功散出不快、八味丸治之。如大便秘结，手足并热，喜饮冷水，阳盛阴虚也，用四顺饮见小儿方、地黄丸治之。若烦热作渴，面赤睛白，此肾经虚热，亦宜地黄丸。

辨症　呻者，身有苦也；自语者，神不清也；喘粗者，内热也；肠鸣者，泄也；坐卧不定者，心烦也；啼叫不止者，痛也；摇头者，风也；指欲搔者，痒也；咽物难者，咽痛也；咬牙者，心肝热也。

---

① 肉：原作"脾"，据《幼科证治准绳》集之六《痘疮》"身痛"改。
② 毛：原作"光"，据《幼科证治准绳》集之四《痘疮》"虚实"改。

疮干者，宜退火，荆芥、升麻、葛根、连翘之属。疮湿者，宜泻湿，防风、白芷之属。

有大热者，利小便，四圣散之类。小热者，当解毒。若出不快，勿发，勿下攻，止用抱龙丸治之。疮疹若起，能食者，大黄丸下一二行即止。

凡气虚之症　未见点，用保元汤加紫苏、防风、白芷。见点后，保元汤加川芎、桔梗。见点四日之后，重用参、芪。七八日浆足之后，保婴百补汤，即八珍汤以川芎换山药也。

凡血热之症　未出之前，用十神解毒汤，乃四物汤、红花、丹皮、桔梗、木通、大腹皮、连翘也。见点三四日，热症悉平，势将行浆，用太乙保和汤<small>即紫草透肌汤</small>，紫草、桔梗、川芎、山楂、木通、人参、红花、生地、甘草、糯米、灯心也，加减用之。八九日浆足之后，用保婴百补汤。如七八日间，有紫黑干枯及青灰干黑陷者，用夺命丹、猪尾等。如泄泻后，则木香异功，此秘法也。

凡热毒壅遏之症，未见点时，须升麻葛根汤一服，随服羌活散郁汤。羌活、防风、白芷、荆芥、桔梗、地骨皮、川芎、连翘、甘草、紫草、大腹皮、鼠粘子、灯心煎服。至见点三日之内，诸症悉平，则用益元透肌散，即太乙保和汤去生地、红花，加蝉蜕、牛蒡、陈皮加减。浆足之后，服保婴百补汤调养。

才发热一二日，痘便一齐涌出者，此表虚毒盛，荣热卫弱，不能约束于外，故出太骤也，宜用实表解毒汤，人参、黄芪、甘草、归尾、地黄、白芍、地骨皮、酒芩、柴胡、玄参、升麻、薄荷、竹叶煎服，可无塌痒之患。

头焦黑者，毒凝血聚也，用七物升麻丸，升麻、犀角、芒硝、栀子、大黄、豆豉，或当归丸，煎服。得利后，以紫草饮用紫草、白芍、麻黄、当归、甘草各①等分，加味四圣散。仍②用胭脂涂法。

胭脂涂法　升麻煎浓汤，用胭脂浸出红汁，拭疮上。

痘皮嫩薄者，脾胃气虚也，用十全大补汤去生地，加防风、白芷。外用六一散蜜水调拭疮上。

痘出与地骨皮相似，无起发之意，乃是红班，急用羌活散，羌活、独活、川芎、桔梗、蝉蜕、前胡、柴胡、地骨皮、炙草、栝楼、荆芥、防风、炙天麻各③等分，加紫草、红花、蝉蜕、木通、糯米，连进数服；或以六一散、紫草膏、保婴丹随症用之；亦可俟班退，以保元汤加木香、豆蔻煎服，以解紫草之寒，防其泄泻。若有夹疹同此治，如治稍迟则变黑班，不可救矣。

痘若稀疏者切不可妄治　若稠密发不透者，宜细视之。但红活不甚长大者，气不足也，用四君子汤加人中

① 各：原脱，据文义补。
② 仍：依照，沿袭。《尔雅·释诂下》："仍，因也。"
③ 各：原脱，据文义补。

黄，合匀气散治之。如焮肿色带红紫者，血热也，用四物汤合消毒饮、人中黄主之。如不润泽而干者，血弱也，芎归汤合消毒饮治之。如不起发，不红活，平塌灰白者，十全大补汤合夺命丹，加人中黄治之，外用四圣散合胭脂涂法见上。如中间有成水泡者，防其痒塌，用十全大补加防风、大力子。

保护法 频与乳食，不受风冷，衣服适中，房屋温暖，天寒盖覆，大热不盖，乳母慎口，不令受饥，及冒风冷，此妙法也。

饮食 痘以脾胃为主，自始至终，以能食为顺，淡食为佳，忌吃生冷、肥腻、盐、茶、醋、酒、葱、蒜、鱼、羊、猪肝、各血、柿、枣、饴糖、鸡鹅鸭子、酸辣五辛、葱姜韭菜、冷水等。乳母宜慎口，不可令饥，及受风寒，必变黑不治。婴儿未能服药，则当兼治乳母。乳母食后，须捏去宿乳令尽，乃服药，即仰卧片时，乃令儿唴其乳汁。

痘疹宜食物 绿豆、赤豆、黑豆、山猪肉、白鲞即石首鱼、鳆鱼俗名鲍鱼、山药、松子、葡萄、煨大栗、蔓菁、萝卜、雪糕、糯米粥泄泻可食、荞麦面起胀可食、母酒起胀可食、沙糖、精猪肉去尽脂膜，淡煮少食。

禁忌 忌诸般臭秽、煎炒油烟、房事梳头、狐臭腋臭、淫欲月经、酒醉荤秽、硫黄蚊烟、腥燥头发及外人、僧道看经^①等，犯之则闷乱，疮痛如割而死。房内忌沉、檀、降真香、麝香、冰片，燥血故也。痘落，又忌早浴，切记。

禳法^②　痘触秽气痒痛，以苍术、细辛、甘松、川芎、乳香，烈火烧之。更以胡荽浸酒，化下苏合香丸。胡荽酒喷床帐衣被，能去秽气。

救药误　过用参、芪而腹胀喘急，宜枳壳汤。误用五苓、木通而大便秘塞，宜宽中散、麦冬汤。过用辛热之药而咽痛，烦躁闭渴，皆用药过深，致虚而变实也。切勿过于疏利，再成脱症。又如泄泻之后，调理失宜，以致津液暴亡而渴，气虚而喘，皆虚极似实也。治渴用参苓白术木香散，治喘用人参定喘汤、独参杏仁汤。试思泄泻之后，岂有实热而渴，气壅而喘之理乎？

实极似虚　壮热腮红，烦渴腹胀，便秘喘急，皆实症也。而热毒壅遏，或上攻而呕吐，或下陷而泄泻，或内攻而腹胀，不思饮食，则实极似虚矣。治宜升提发散，以达其毒，使热气伸越，则脏腑和平。切勿误用丁、桂、半夏等热药于呕吐不食之症，误用参、术于不思饮食之症。药一入口，立见杀人。然亦有虚胀而必以参、芪救之者，疑似之间，关人性命，不可不辨。

---

① 外人僧道看经：《痧疹辑要·禁忌》作"生人往来……勿使僧道师巫入房"，可参。

② 禳（ráng 攘）法：祈祷消除灾殃。

热症变虚　痘症血热，只宜清凉发散，不宜用苦寒。如升麻、芩、连及滑泄之药，必致内伤脾胃，减食溏泄，外冰肌肉，陷伏不浆，五六日后，变成虚症。但一见虚，便从虚治，木香异功亦可，审症用之。总要辨清，方可用药。盖热遏固宜升提发散，然散之太过，则肌表空虚，元气耗散，内贯清浆，百病皆至。六七日后见之，虽木香异功亦当进。实热之症，七八九日，曾经泄泻，皆从虚治。有木香异功之症，便用木香异功。如无冰硬之症，切勿误投温剂。无泄泻之症，切勿误用木香异功等药，用猪尾膏见上、枣变百祥丸或加味宣风散治之。

凡冬令及大风不可用浴法。感冒风冷，必致杀人。

声音　声出肺与心，或感风寒，或多啼气噎，不问痘已出，痘未出。失声者，身温则用解毒防风汤见上，身冷则内托散倍桔梗见上。如浆满声哑者，肺气绝也，痘出不好，声哑亦死。

咽喉痛　痘出咽痛，宜消毒饮见上，或如圣饮。用麦冬、桔梗各一钱，大力子、甘草各五分，竹叶三片，煎服。如咽干涩痛，牙根烂肿，心胃热也，宜如圣饮。水浆不入，宜用紫雪。咽喉有毒，饮食如锯锉喉，水浆不入，或吐出，或常干呕者，危。惟贯脓时见此症，二便秘者，反吉。痘疮入脏腑，咽喉闭塞，宜用猪尾膏。痘生于口舌，疮烂不能吮乳，宜加味犀角消毒饮。用大力子一钱二分，甘草五分，防风、升麻各三分，荆芥穗、犀角屑、麦冬、桔梗各二分，煎服。以上药须能食，脏腑实，方可用。

咽痛，上焦虽热而小便清，大便溏，饮食不进者，当清上温下，如甘桔汤加参、术、陈皮、诃子等更验。手足如不热者，白术散调之。

白术散，四君加藿香、木香、干葛。当查咽痛同看。

呛水　人参一钱，桔梗一钱，人乳一杯，枇杷叶三片，共煎，滤渣服，效。

护眼有方见前　宜消毒饮加酒炒芩、连、桑白皮、草龙胆。回浆时，眼肿不能开者，以水湿绢巾，拭去脓秽，略用手指攀开眼皮，透一点风，则不致生翳膜。眼角出脓太甚，必损双目，宜清解内毒，用消毒饮、犀角地黄汤犀角、地黄、丹皮、赤芍。

倒靥　陷伏用内托散、保元汤。若外感及触秽而倒靥，宜温散寒邪，用调解散。青皮、陈皮、桔梗、枳壳、当归、紫苏、半夏、川芎、紫草茸、木通、干葛、甘草各三分，人参一分半，加姜、枣，煎服。治痘为风冷所折致冰硬者，白陷者，可用当归补血汤。

痘出不快及倒靥，用四圣散见上。早能凉血解毒，必无此患。

痘始有白泡，忽搐入腹，日夜叫烦者，用郁金一个，甘草一分，水半碗，煮干，去甘草。将郁金切，焙，研为末，入冰片五分，同研一钱，用生猪血数滴，新汲水调下，不过二服。此五死一生之症也。

倒陷者 如大小便闭，四顺清凉饮合夺命丹主之。泄利气弱者，十全大补汤合夺命丹主之。

橄榄从中截断，水服，治倒靥，立发。

白花蛇连骨火炙干，勿焦、丁香为末，每服二分，热酒送下，移时转红。又乌蛇用尾、全蝎、僵蚕去丝，清水洗去石灰，再晒干用、穿山甲带肉酒洗焙干，各一两，黄芪、肉桂各①二两，酒煮服，此方全活甚众。

王先生②云：倒靥妄用浴法，枉杀人男女。若痘后结痂不能脱起，或四围脱而中心锥痛者，用生蜜、苏合油二味调匀，用银簪敷于靥盘沿处，痛立止，靥自脱，并无呛血刨肉。无苏合油，鸡油代妙。

黑陷 疮黑倒陷，用猪尾膏、龙脑膏、四齿散。

腹痛 发热时腹痛，或腹胀者，宜参苏饮去人参、茯苓，加砂仁表之。收靥时腹痛，痛在中脘，宜手捻散，用大力子、白芍、大黄、桃仁各六分，红花四分，桂枝二分半，煎服。痘出不透腹痛，甚或黑陷，用蝉蜕汤，蝉蜕二十一个，甘草一钱半，煎服。或为末，每一钱白汤下，腹痛立止。又方，生猪血和脑、麝服，亦妙。

肢体厥冷而腹痛者，毒气在里也。若不审谛，必作极冷治之，反与热药，为害愈深。仲景所谓热深厥亦深也，

---

① 各：原脱，据文义补。
② 王先生：即明代著名医家王肯堂。

宜用蝉蜕汤治之。

和解汤 三日前后服之，可免内溃之险。治三日前后腹痛，症已内溃，治无及矣。用升麻、白芍、葛根、人参、川芎、甘草、防风、羌活各四分，姜三片，煎服。

出不快而腹痛者，用活血散，即一味白芍，姜汤下。

阳毒入胃，便血无度，腹痛啼哭，牛黄一分，郁金一两，为末。每服半钱，以浆水半盏，煎至三分，和滓温服。量儿大小增减，日二服。

温药治寒痛例 作渴饮汤，手足并冷，六脉虚细者，宜益黄散或理中汤四君加姜加白芍、肉桂。

凉药治热痛例 作渴饮冷，手足并热，脉洪数者，宜升麻汤、连翘升麻汤、双解散之类倍加芍药、甘草。

收靥时忽然腹痛 有饮食也，丁香脾积丸原物，汤送下。

丁香脾积丸 三棱煨，去皮毛、莪术去皮，炒、神曲炒，各七钱，青皮、小茴香炒、陈皮各五钱，巴霜①五钱，丁香、木香各三钱，为末，醋和神曲，为丸绿豆大。每服五七丸，姜汤下。

腹胀 脾胃虚气攻作也。脾虚则胀，饮水多则胀，有伤生冷而胀者，用木香散。木香、丁香、桂皮、陈皮、半夏、赤苓、人参、大腹皮、诃子皮、前胡、甘草

---

① 巴霜：即"巴豆霜"。

各三分，姜三片，煎服。<small>冷症可用，热症不可用此方也。</small>有毒气内陷而胀者，宜人齿散。用小儿齿<small>自落者</small>一个，火煅为末，每齿末五分，入羌活一钱，穿山①甲炮，少许，紫草汤下。丹溪用桔梗枳壳汤、二陈加枳壳汤。若虚弱自利，四肢厥冷，腹胀发哕者，里气虚也，姜附理中辈急救之。

溃烂　茶叶方，败草散<small>俱见便易方廿六板</small>，或黄土细末掺之。暑月痘烂生蛆，以带叶柳枝铺地上卧之，或芭蕉叶。又水杨汤浴之。痘疮烂，不收口，坑深，用硝胆膏、芒硝末调猪胆涂之。痘烂成片，脓水不干，宜白龙散。用深山黄牛粪晒干，火煅成灰。取中心白者，绵裹拍之。秽气冲触发痒，抓破溃烂，宜服内托散<small>见上</small>，外用祛秽散。苍术、细辛、川芎、甘松、乳香，为末，焚熏。擦破周身不能回水，宜甄陶散。用新瓦研细末，拍之。干痂堆积，内有窨脓者，鸭卵清调敷。又方，荔枝壳<small>微烧存性</small>、草纸<small>烧灰存性</small>、败草三味，为末掺之，自能收水结痂。

痘抓破出血黑虎丹　丝瓜连蒂、连皮、连黑子，烧存性，掺最妙。

寒战　痘出稠密，有转动艰难者，不可便作寒战，妄投热药。痘初出，寒战症出乃定，宜柴葛桂枝汤。用柴

---

①　山：原作"白"，据《医学入门》卷七《妇人小儿外科用药赋》"人齿散"条改。

胡、葛根、甘草、桂枝、防风、人参、白芍各①等分，姜三片，煎服。痘已出，或已成浆而寒战者，宜养卫化毒汤。用人参、炙黄芪、桂枝、甘草、当归，煎服。憎寒困倦，或发寒战，能令痘子缩伏，用木香异功。有用白术、芪、归加芩，治寒战而愈者。如痘密肿痛，时时振动者，不可谓之寒战，脓成痛去而解。收靥之时，痂皮圆净，但时战慄者，须臾自定。有经络之血，为疮所耗，肤肉自动者，不可谓寒战，十全大补汤主之。七日前寒战者，表虚也；咬牙者，内虚也，用保元汤加桂。七日后寒战者，气虚也；咬牙者，血虚也，保元汤加芎、归。

咬牙 如发热之初便咬牙者，肝热也，用羌活汤。目上窜咬牙者，心热也，导赤散；不可妄用热药，导赤散加酒炒黄连、牛蒡子主之。咬牙兼面赤作渴，至夜为甚，宜地黄丸。咬牙面黄饮汤，阳气弱也，五味异功_{四君加陈皮加}木香。咬牙痘赤，身侧最重，胆经虚热也，小柴胡麦冬散，后用四物汤。

人参蝉蜕散，治咬牙喘满，烦躁作渴。人参、蝉蜕、白芍、木通、赤苓、甘草、紫草。

枣变百祥丸，用大戟_{去骨，一两}，大枣_{去核，二十枚}，水二盏，同煎。水尽，去大戟不用，将枣肉丸如黍米大一二十丸，脂麻②汤下，治戛齿甚妙。如嫌太峻，可以宣风散

---

① 各：原脱，据文义补。

② 脂麻：即芝麻。又称胡麻、油麻。

代之见上。

无忧①散，治临危痘症，寒战咬牙。人牙、雄黄、珍珠。先用人牙自落者，不拘多少②，火煅存性，淬入韭菜汁内三次，研细末，雄黄、珍珠各五分③，共研，每服三分，荔枝煎汤下。一方加牛黄五分。又紫草、甘草、当归、防风、陈皮、赤芍，煎服。

催蛰丹 痘逾八九朝，脓浆不充，倏④然寒战咬牙，以此治之。虎牙、人牙各一枚炙，研，和人参、丁香末、人乳，和酒服。

七日以前寒战咬牙者，心胃热也。七日以后寒战者，气虚也。七日以后咬牙者，血虚也。七日以前属热，凶。七日后属虚，亦有可治者。

惊搐 心肝热也。宜泻风，用泻青丸。利小便，用导赤散。

欲发痘，先身热惊跳搐搦，非惊风，宜红棉散。用麻黄、荆芥穗、全蝎、天麻、薄荷、紫草茸、蝉蜕各五分，加葱白一茎，以散之。先惊后痘者，轻。先痘后惊者，逆。

---

① 忧：原作"戛"，据《幼科证治准绳》集之六《痘疮下·寒战切齿》"无忧散"条改。

② 不拘多少：原脱，据《幼科证治准绳》集之六《痘疮下·寒战切齿》"无忧散"条补。

③ 雄黄珍珠各五分：原脱，据《幼科证治准绳》集之六《痘疮下·寒战切齿》"无忧散"条补。

④ 倏（shū 书）：极快地，疾速地。《吕氏春秋·决胜》："倏忽往来，莫知其方。"

如痘发稠密，热内炽，或倒靥黑陷，时作搐搦，用猪心龙脑膏。

呕吐 凡显痘，若自吐泻者，不可妄治而多吉，邪气上下皆出也。痘初热吐泻无妨，痘出后忌之。痘出而吐者，宜神功散。吐泻并作，宜定中汤_{见上}。寒甚腹痛呕逆，理中汤加丁香、木香、肉蔻。

泄泻 痘出后，最忌泄泻，起胀时尤忌。痘泻，急用保元汤加肉桂、白芍，煎服。肠滑者，肉豆蔻煨，一个，乳香豆大，一粒，为末，糯米饮调下。痘不起发，根窠不红，或泻而渴，或气促，宜异功散煎汤吞下肉蔻丸，有热则不可用。泄泻频，津液内耗，宜木香散。木香、丁香、桂皮、陈皮、半夏、赤苓、人参、诃子、前胡、甘草、大腹皮、姜各三分，冷症可用，热症切勿可用。起胀时泄泻，用固真汤。四君加芪、芍、木香、陈皮、诃子皮、肉豆蔻煨、炙草、糯米各三分，煎服。

痰喘咳逆 痘出后，痰盛喘急，宜人参清膈散，用白术、黄芪、紫菀、地骨皮、滑石各三分，石膏、桔梗、甘草各二分，人参、桑白皮、前胡、当归、白芍、知母、赤苓各一分，煎服。又宜前胡枳壳汤，用前胡、枳壳、大黄、赤苓、甘草各六分，煎服。痘紫黑陷伏而痰盛，先用抱龙丸降痰。痘痰用白附子、杏仁煎水磨服，切不可用二陈汤燥胃中津液。贯脓时咳逆，乃胃气上越欲绝故也，以真黄土鼻边闻之，立止。痰喘胸高声哑者，死。凡无痰而喘急不得卧者，死。

烦渴 痘前渴者，宜清金利水，或柴苓汤加干葛、荆芥。痘后渴者，保元汤加麦冬、五味子。如泻者，参苓白术散加天花粉、干葛，煎服。痘渴宜红花子一合，加大力子，煎服。虽口中如烟起，即解，切不可用枣汤。若大渴者，定中汤和沙糖服，即止。烦渴乃毒火上炎也，宜乌梅汤。黑豆、绿豆各一合，乌梅三个，煎服。又宜甘草汤，甘草、瓜蒌根各二钱，煎服。饮水过多而尿少，恐湿滋脾土成痈，宜益元散。按：防渗否不可不察。痘渴忌蜜水、西瓜、梨、橘等冷物，冷毒内攻，必变不治之症。按：夏月大忌木香散，有谓津液少而与木香散，亦妄矣。凡虚症见渴者，死。

自汗 痘初自汗不妨，痘出后切忌汗多。防难贯脓收靥，急用参、芪止之。

失血 热甚吐衄，便尿失血，并宜犀角地黄汤方见上。出痘时，口鼻及耳血不止者，死。二便下血者，亦死。

尿涩 宜导赤散。小便涩宜通小便，用大连翘饮。大力子五分，连翘、当归、白芍各一钱，防风、柴胡、木通、黄芩各八分，荆芥、车前子、栀子各五分，蝉蜕、甘草各三分，姜三片，煎服。痘不快，烦躁咬牙，尿涩，用人参蝉蜕散。人参、蝉蜕、木通、白芍、赤苓、甘草、紫草茸各五分，煎服。又宜紫草木通汤，紫草茸、木通、人参、赤苓、糯米、甘草，煎。

便秘 大小二便秘结，则肠胃壅遏，毒气无从发泄而变矣。凡大便二日一下者，为顺；三四日不便，为秘；二日三四便，为利矣。大便秘，宜当归丸。用当归五钱，甘草二钱半，黄连、大黄各一钱半，各为末。先将当归熬膏，入末，为丸绿豆大，米饮吞下五七丸，渐加服，以利为度。或四顺清凉饮，或用蜜皂丸。蜜二三两，熬如膏糖，入皂角末二钱，和匀，捻作小条子，纳谷道中，加猪胆汁和匀，效更连①。

小便黄赤短涩，并宜清金降火，不必利水，以从肺治。大便秘结，有血热宜凉，血燥宜顺。当痘疹之四五日，不大便者，乃气血成浆，不须治之。只宜清凉活血，而便自利矣。又宜加用升麻，升提痘毒。

夹班 症初出，皮肉红肿，片片如锦纹者，此夹班也，以辛凉之药解之，其班渐退。如赤班成块，其肉浮肿结硬者，又名丹瘤。痘未成②就此，先溃，不能治。夹班痘，荆防败毒散主之。班退可治，用玄参升麻汤加黄芩、荆芥、归、芍。班红易治，紫班稍难，蓝班不治。夹班痘用犀角地黄汤，又用地龙汁和犀角水服。治班各法又见上痛痒。

夹丹 痘里夹丹，内热之极也，不宜遽用极寒透里之

---

① 连：兼得。如南朝梁·刘孝威《结客少年场行》："近发连双兔，高弯落九鸟。"

② 成：原脱，据《幼科证治准绳·心脏部·痘疮》"夹班"补。

剂。若标两三日，竟以化班汤徐徐浴之。化班汤用金线薄荷、大水杨柳、荆芥、苍耳草四味，煎浓去渣，将头发滚汤，洗去油垢，暖处浴之。内服五龙汤，用黄连三钱，生地九钱，芍药三钱，紫草茸三钱，煎浓，磨犀角汁和服。此方治痘一见形，就似蚊蚤咬的形者。《经》①云："臣陵于主逆天条，有福儿童蓦地逃。总然和顺成功去，也在刀山走一遭。"好把化班汤浴之，内服五龙汤。

夹丹痘 外以化班汤浴之，内服生地、大力子、芍药、甘草、木通、荆芥穗，其毒自消矣。头面颈项，倘如蛇缠硬肿，火烧疼痛，宜用炒黄连、紫草、栀子、车前子等。王宇泰先生治痘，准前药加减，单用露桃花二钱，即丹收痘朗。若肿痛，须加柴胡、羌活、生地、芍药倍之。

夹疮疡 痘里夹疮，痘迎疮见隙而盘据愈密，痘起气虚，风痒自作，用紫苏荆芥汤浴之。用芍药、黄芪、生地、防风、白术、僵蚕、甘草、蝉蜕、红花、大力子，酒煎服。若杨梅疮烂，加牛黄、土茯苓。痛甚加乳香，如松香、轻粉、飞丹、雄黄，皆不可涂也。尹头陀专以香马兰藤煎汤，浴夹疮疡之痘，允得其妙。但香马兰有三种，分别青红、白。根浮上红者，尤佳。治用升麻、黄芪为君，芍药、生地为臣，羌活、防风为佐，甘草、蝉蜕为使，此

① 经：指"《痘经》"。参见《幼科证治准绳》集之四《痘疮·见形证治》"五龙汤"条。

准格也。

夹损伤 痘标一两日，或致跌仆，或伤金石，用人参、黄芪、当归、红花、哺鸡子[①]、蝉蜕、防风、白芍、甘草，以补托其内。用文蛤、棕炭掩于伤处，以收敛其外可也。若损而不破者，用虾蟆皮贴之，徐徐以手摩抚。若是汤泼火烙者，不宜敷生冷之药，以凝滞其痘也。宇泰先生治跌伤出痘，用前方倍参、芪、归、地。身带不宁，加茯神、桂心。痛甚者，少加乳香，外单用棕灰敷之。若伤重痕阔，勿克收痂，用白及、白敛、象皮掺之。

白痘 有一等白痘似粉，医人所不识。有盘有顶而软肥者，用加减大紫草散治。白痘似粉，人所不识者，用紫草、人参、茯苓、黄芪、白术、芍药、川芎、当归、甘草、糯米各[②]等分，每服五钱，水煎服。一方有木通无黄芪，名紫草快班散。又一方去甘草，加木通、防风，名参芪四圣散，治表里俱虚。

黑痘 黑而有光，此贵品也，人所不识。

补元汤 治痘项充满，而根盘不聚，色不红活，乃气有余而血不足也。用川芎、当归、白芍酒炒、熟地各一钱，紫草、红花各酒洗，七分，陈皮、甘草各三分，白术土炒，一钱

① 哺鸡子：《幼科证治准绳·痘疮·夹》"夹损伤"条作"伏凤雏"，可参。

② 各：原脱，据文义补。

半，糯米五十粒，枣二枚，酒水各半盏，煎服。观此可知吴氏云气愈盛而血愈干涸①之旨矣。原说云：初见深红，失于解散，至于干枯黑陷，当以凉血退热为主，不可专用参、芪补剂云云。

厥逆 痘症如指头微寒者，阳气衰也。足心冷者，阴气胜也。故头常欲凉，足常欲温。如头温足冷者，不治。如因热深而厥者，大便不通，三乙承气汤。用大黄、芒硝、厚朴、枳实各一钱，甘草五分，姜一片。疮黑者，百祥丸。如因泄利气虚而厥者，陈氏木香散、异功散。但十指头微寒者，四君子、理中汤，并加桂主之。又手足并冷，寒战咬牙，或吐泻不食，用独参汤加炮附子。先用一钱，未应多加之，更不应加至四五钱，或等分②亦无妨③。如已脱者，不治。又二神散治伤冷体寒，肢冷腹痛，口气冷，难发者，暂用丁香九粒，干姜一钱，煨，为末，每服五分，白汤下。盖被片时，令脾胃温暖，阴反阳回，则痘变顺矣。量儿大小轻重，服之。其人曾多吐泻，脾脏虚怯，宜和中发表，又宜急以术作汤饮之，不可因循空谈废事也。先以黄芪建中汤加防风、羌活，或四君加黄芪、桂枝、防风以发之，后以四君加黄芪、白芍、当归、桂心以补脾胃，养气血。

---

① 气愈盛而血愈干涸：此8字见于《冯氏锦囊秘录·痘疹全集》卷二十三"论干枯陷伏倒靥等症"，可参。
② 分：原脱，据《幼科证治准绳·痘疮·厥逆》"参附汤"条补。
③ 妨：原脱，据《幼科准绳·痘疮·厥逆》"参附汤"条补。

不能食 四五六日前而不食者，此毒盛于里，犹可治也。六七日后而不能食者，难治。痘已痂起而不食，宜调脾胃。其人怯弱而不食，或因犯胃气脏腑，自利而不食者，为虚，当温养之，益黄、理中、姜、附辈主之。身热中满而不食者，为实，当清利之，白虎汤、五苓辈。如腹胀不食，口角流涎者，四君加陈皮名小异功主之。有欲食而不能食者，必喉舌有痘作痛也，以烂粥米饮频频与之，更以甘草、桔梗、牛蒡子，解咽喉，利胸膈。有杂症者，去其杂症，气和自能食矣。或大小便秘者，利之。

痘疔见第六板痘不起胀 谓之贼痘，或三五枚，或五七枚，间杂于诸痘间，其色紫暗作痛，以致不救，用仙方活命饮见外科。如二便秘少，加大黄。遍身拘急，加麻黄。有肌肉微肿，状如堆粟，不分颗者。有初出红点变黑，其硬如石者。有中心黑陷，四畔突起载浆者。有中心载浆，四畔干焦者。有头载白浆，自破淡烂者。有为水泡者，有为血泡者，有疮头针孔浆水自出者。皆于五六日间候之，但见一症，即不可治。痘疔必用针挑出黑血，吮去毒血见第六板，宜参之。又可用隔蒜灸法。凡痘疮起发之时，但见干燥，其根焦黑者，即内服夺命丹，外用四圣散涂之。用绿豆四十九粒，豌豆四十九粒，各烧存性，珍珠一分，油头发烧过，一分，为末，胭脂水调。先以银簪拨开黑疮，以此涂之。或用二圣散，用雄黄二钱，紫草茸三钱，为末，胭脂水涂之。

卷帘疔 痘六七朝，舌望上卷，喉锁烦渴，疔结舌根。疔甚者如黑豆，次者似葡萄。急把银钩钩破患处，拭净恶血，随以苦茶漱口，尽吐其恶血。用龙宫丹，冰片、硼砂、青黛、薄荷、荆芥、僵蚕炒、黄连为细末，吹喉内。又方用蛤蜊汁和玉露滴者，亦可。按：此疔人多不晓，夭杀儿童，若患此者痘，定心经，急宜清解。若补助之药，不宜服也。

燕窝疔 痘形五六日，而腋下硬肿，两手坦垂不能活动，烦躁谵语，眼碧脸赤，恶渴吐沫，乃毒结胁下，名燕窝疔。急用银针挑去其根，尽除恶血，随将燕窝打水澄清者洗净，以珍珠末和油胭脂涂患处，内服消毒饮。

消毒饮，鼠粘子、甘草、木通、茯苓、生地、红花、犀角为末，冲服。白芍、连翘、灯草，煎服。

历详此症，左腋潜注，则右体之痘沉伏；右腋潜注，则左体之痘叛逆，是准格也。

火珠疔 痘六七日，鼻窍中填塞喷火，气息甚难，恶渴烦燥，面赤眼红痰紧，饮食不餐，热烙，名火珠疔，宜详眼翻气急，手足乱撒，则是矣[1]。外要钩破，随将药点入眼角，再服泻金汤则愈。用黄连膏和冰片点眼角。

泻金汤，桔梗、牛蒡子、白芍、甘草梢、生地、红

---

[1] 宜详……则是矣：《幼科证治准绳》集之六《痘疮·痘疔》"火珠疔"条作"惯治者允宜详验眼翻气急，手足乱撒候，则是矣……"

花、紫草茸、木通、犀角，煎服，二剂。

忘汲疔　痘六七日，两眼沿倏然结痤，疔毒封蛤肿胀，热极而面色紫，烦渴，则以治鼻疔法治之。挑破处，速以瓦松捣烂掩之，盖此处不可钩穿者也。又方，专用山慈菇和蜣螂肉捣烂掩上，取疔根，亦捷法也。

豢虎疔　痘正要会脓结蜡，而耳孔内结成疔毒，急宜锥破，随用鹅管石、女真子、薄荷，共研极细末，吹于患处。再用马兰根洗净，寸断塞耳。王先生曰：此方鹅管石宜改玄精石，内还有冰片。女真子亦是女贞。

注命疔　痘期里，两足掌心痘毒成疔，硬肿恶痛，或如钱样，或如大黑豆，或如胡椒，并紫筋直注透足股盘处，急用银针挑破①，尽去恶血，随用田螺水调冰片，点三次，再以慎火草又名火丹草、绿豆浸胖，捣烂掩于患处，内服化毒丹。

骊舍②疔　痘直五六朝，身发热，恶躁谵语，两眼翻厥，肚腹膨胀，小便闭塞，恶痛叫号不宁，因毒聚膀胱，而于阳茎窍里结毒，名骊舍疔。时刻要死，急用银朱、冰片、牛黄、蟾酥、麝香，研为细末，将黄连、细茶浓煎，候冷，取半匙调药，把细软稻心蘸药，通纳其窍中，再用油菜子搓捋其茎，内服木通败毒散。昔一僧用细银丝通窍

① 破：原作"碗"，据《幼科证治准绳》集之六《痘疔》"注命疔"条改。

② 舍：《幼科证治准绳》集之六《痘疔》"骊舍疔"条作"舍"，义胜。

内，随以清水漱口净，翕之，以尽其毒血，外用真珠、片脑调服，亦验。

透肠疗　痘六七朝之内，腹中饱闷绞痛，大便闭结烦渴，遂于粪门旁凑，疗肿硬紫锥，名曰透肠疗。速针锥其毒，用金银花、防风煎汤，冷，洗净，随以轻粉、真珠粉、片脑、白敛末、灯心蘸涂其上，内服黄连解毒汤。此疗有剔后用野绿豆末和红花末，掺，甚妙。亦有用苎根捣烂掩者。有用桑杪①捣烂和麝香敷者，不如前方。俗名偷粪老鼠②者，想可通治也。

痘癞　急用大补气血，清热解毒之法，庶可求全。若待败面堕鼻，唇崩目盲，肢体残为废人矣，用十全大补汤、苦参丸合服。十全大补汤乃四君、四物加黄芪、肉桂也。

苦参丸　苦参一两，白蒺藜、胡麻、牛蒡子各半两，甘草二钱半，共为末，酒调面为丸，竹叶汤下。

肿胀　凡痘肿胀，面浮目闭者，急与解毒护目，救咽喉，相兼治之，内用消毒化班汤。升麻、柴胡、桔梗、甘草、牛蒡子、防风、龙胆草、连翘、蝉蜕、密蒙花、淡竹叶，煎，食后服。外用神应膏见上护目。如头面预③肿或腮颊预肿，此名大头瘟，用羌活救苦汤。羌活、白芷、川

---

① 杪（miǎo 秒）：树枝的细梢。
② 偷粪老鼠：又号"悬痈"。
③ 预：预先，事先。《广韵·御韵》："预，先也。"《说苑·建本》："禁于其未发之日预。"

芎、防风、蔓荆子、桔梗、黄芩、大力子、连翘、升麻、人中黄各①等分，薄荷七片，水煎，食后服。

臭痘　臭痘不死者，以其得化泄阳明之毒气也。若臭而黑烂成窝者，元气亏损，亦死症也。患此者，须服定金汤。

定金汤　黄芪、当归、白芍、生地、白芷、防风、荆芥、升麻、参、苓、术、草，加芫荽一握，白银一块，灯心廿茎，煎服。

王先生曰：予每诊臭痘，脓血流溢者，生；臭不枭痒者，生；臭不延人者，生；臭不抓脱者，生；臭不黑烂者，生。犯此，须以芫荽、艾叶烧辟其秽气，随用升麻紫苏汤揩挹其臭处，净洁其衣服床被，即服前方，无不获全。用寒水丹掺之，鸡骨带血肉、烧过、银朱、冰片、赤石脂各五分，棕灰二分，为末，掺之。

蛆痘　蛆痘不死，毒尽发也。用经霜桑叶、野薄荷，煎汤洗之，其蛆自去。或先以艾条熏之，后以紫苏甘草汤洗。

治痘疔痘毒，一切疮毒，莫妙于仙方活命饮见外科方。

治痘后余毒，莫妙于人参败毒散又见外科痘瘤。

痘后再发，或气禀虚弱，坐卧振摇者，宜保元汤。

痘后忽遍身见青黑，口噤搐搦，此气虚或感风，宜消

---

① 各：原脱，据文义补。

风散。

痘后非时发搐，目窜面赤，乃心热挟痰，宜抱龙丸见举要。

痘后余疮塞鼻中，不得睡卧，宜用辛荑花为末，加麝香少许，以葱白蘸入鼻中，数次即通，名木笔花散。心痛不可忍，此余毒归心，急服乳香散。乳香二钱，煎服。

愈后失音，宜服天花散。天花粉、桔梗、白茯苓、诃子肉、菖蒲、甘草各①等分，为末，用水调半匙在碗内，外以小竹七茎，黄荆七条，缚作一束，点火在碗内，煎服。

痘后走马疳，牙根腐烂，用白梅肉烧存性、白枯矾各二钱半，人中白煅，五钱，白矾二钱半，共为末。先以韭菜根、老茶浓煎，鸡羽蘸，洗去腐烂恶肉，至见鲜血，乃敷药，日三次。烂至喉中者，用小竹筒吹药入，虽牙齿烂落，口唇穿破，敷药皆愈。但鼻梁发红点，则不可治。

痘后咽喉肿痛，宜七味甘桔汤。甘草、桔梗各五分，防风、大力子、玄参、升麻、射干各三分，煎服。

痘才著痂，即用菜子油即蔓菁子不住润之，可揭则揭。若不润及迟揭，则痂硬必成瘢痕。揭之血出亦无妨。

痘痂虽落，其班犹黯，或凸凹肉，韶粉散涂之。韶粉、轻粉各②等分，研末，猪骨髓熬熟，调成膏，薄涂瘢上

---

① 各：原脱，据文义补。
② 各：原脱，据文义补。

一名减班散，日三次。

痘后取活蚬子，以水养之，五日取此水，洗面无班痕。

痘后收靥时，取稀痘汤洗面，则无班。洗半面，半面无班，神效。稀豆汤，六月上伏日，揉葫芦嫩蔓，阴干，只此一味，并无别药。

痘后下利脓血，或下肠垢，宜犀角地黄汤、黄连阿胶丸。

下痢　血黄赤，宜薤白、豆豉、山栀，煮薤白烂，去渣服，名薤白汤。

孕妇出痘　孕妇出痘，宜罩胎散。热甚，宜参苏饮。稠密，宜内托散见十一板倍白芍、当归，去桂加香附、乌药。胎动，宜安胎散。

罩胎散　赤苓、白术、赤芍、柴胡、干葛、人参、当归、桔梗、黄芩、防风、陈皮、荆芥、枳壳、紫草、阿胶、白芷、川芎、砂仁、甘草各三分，糯米百粒，苎根七寸，柿蒂七个，瓜蒂一个，用荷叶盖覆水，以银器入煎，空心服。

安胎散　人参、陈皮、大腹皮、白术、川芎、当归、白芍、赤茯苓、紫苏、砂仁、甘草、香附童便炒，各三分，糯米百粒，灯心七茎，煎服。

痘后眼生翳膜遮睛　宜泻青丸。以竹叶汤和沙糖化下，微利，神效。但和血解毒，则疼痛自止，翳膜自去，不宜点药。

痘毒入眼生翳膜，宜用蝉猪散。蝉蜕一两，猪悬蹄甲二两，入罐内，盐泥固济，烧存性，羚羊角屑二钱半，为细末，一岁儿取三分，三岁儿五分，浆水调服，日三夜一。但半年内者，一月取效。

痘后眼肿痛突如桃者，贴护眼膏见上。眼肿不开，黄连末调鸡子清，贴两太阳穴及两足心。食毒物睛凸出，宜二仙散。

二仙散　灵脾、威灵仙各一钱，煎服。

麻　疹①

瘢疹辨　有色黑而无颗粒者，曰瘢。浮小而有颗粒者，曰疹。瘢红痕如锦纹，或如蚊迹，热极则发。疹者如粟米微红，隐隐皮肤不出作痒，全无肿痛。

麻　麻子最小，隐隐如麻子，顶平软，不碍指。痘属五脏，难出难靥。麻属六腑，易出易靥。

出麻　麻毒原来只肺胃，红班五六日方出，状如麻子，遍身无空处。初热三日，出发、起胀共三日。出而又没，没而又出，出没一周时许。重者遍身绷胀，眼亦封闭，有赤白、微黄色不同，仍要红活，最忌黑陷。按：此可知造名为痧，实即麻之红者。

---

　① 麻疹：原无，据原书目录补。

麻疹杂症，与痘大同，但始终药宜清凉，以升麻葛根汤加葱白、苏叶，乃麻疹初起之神方也。或用苏葛汤亦妙，或以加味败毒散表之，汗出身凉，红痕自灭。

苏葛汤 苏叶、干葛、甘草各①二钱，白芍一钱半，陈皮、砂仁各五分，葱白三根②，姜三片，煎服。

加味败毒散 柴胡、前胡、羌活、独活、防风、荆芥、薄荷、枳壳、桔梗、川芎、天麻、地骨皮各三分，加紫草、蝉蜕、紫苏、麻黄夏月少用、葱白，煎服，表汗之。本方除参、苓，恐助火也。

麻疹当以葱白汤饮之，其麻自出。如渴，只宜葱白汤，以滋其渴，使毛窍中常微汗润泽可也。过三日不没者，内有实热也，犀角地黄汤见上解之。

葱白汤 生葱，去青叶，取白，连根须，水煎，取汁服。

瘢驳 疹毒之病，是肺胃热毒，熏发于皮肤，如蚊蚤所咬，今俗谓之红疫俗谓之出痧，宜葛根麦冬散。

葛根麦冬散 石膏煨，一钱，葛根、麦冬各六分，人参、升麻、赤苓③、赤芍、甘草各三分，煎服。

死症 麻不出而喘者，死。变成黑班者，亦死。麻没

---

① 各：原脱，据文义补。

② 根：原脱，据《景岳全书》卷六十三《痘疹诠古方·痘疹》"苏葛汤"条补。

③ 苓：原作"芩"，据《小儿痘疹方论·类集痘疹已效名方》"葛根麦门冬散"条改。

后，余毒内攻，寻衣摸床，谵语神昏者，亦死。

麻疹初出，全类伤风，发热咳嗽，鼻塞，其泪汪汪，或呕或利，面肿，涕唾稠黏，全是肺经之症，不可犯风寒，宜慎饮食为要。但据见症，以泻白散，桑白皮、地骨皮、甘草、知母、贝母、桔梗、栀子、牛蒡子、生地、荆芥、麦冬等加减，大剂投之，即至危至险之时，无不愈者。若用苦寒降火，辛温发表之药，则死矣。

麻有发热至十余日始见者，大抵主在发散肺经之热毒者，始事也；调理补养病后之元气者，终事也。其间或兼风兼痰，或伤食，并随宜加对症之药。其有变症，即随症用药，不乱投汤剂，则儿无事矣。

预防出麻出痘 凡邻家出痘出麻，用赤小豆、黑大豆、绿豆各一升，甘草三两，以三豆淘净，用河水雪水尤妙煮豆熟，去甘草，将豆晒干，又入汁浸晒，令干，逐日吃豆，可免出麻、出痘。

北人谓之糠疮，南人谓之麸疮，吴人谓之痧，越人谓之瘄，古所谓麻。麻发于肺，清凉为宜。目中泪出，肺热移于肝也，或手揾眉目唇鼻及面者，肺热也。凡麻初起，用泻白消毒散。桑白皮、地骨皮新鲜者佳，各三钱，大力子炒研、荆芥穗各一钱半，桔梗、甘草各一钱，浮萍晒干，二钱，为末，每用三钱，煎服。如初起重者，用旋覆花去梗、麻黄去节水煎，去沫、前胡各七分，荆芥穗一两，炙甘草、制半夏、赤芍各五钱，大力子炒研、浮萍各七钱，每用三钱，加姜三片，薄荷七分，煎服。若泄利，加白芷、升麻、葛根，煎服，能起死回生。即十分危急，守定此方，必济。王宇泰先生创方，活人多矣。

辨症 如手足稍微冷，恶寒无汗，面色青惨，左额有青纹者，伤寒之热也；手足稍微温，发热有汗，面赤而光者，伤风之热也，并宜惺惺散。用桔梗、细辛、人参、甘草、茯苓、白术、花粉、薄荷、生姜，煎服。面色青红，额正中有纹，手掌有汗，时作惊惕，手络脉微动而发热者，此惊热也，用泻青丸，或牛黄丸、抱龙丸。目胞肿而右颊有青筋，发热而头额痛，腹肚最痛，或呕吐者，伤食也，问所食何物，即以其物烧灰存性，山楂、麦芽、沙糖汤调服。身热而倍能食，唇红颜赤，大小便秘，胁下汗者，此风热也。以上诸热久而不去，麻疹亦能乘间而出，当察时令寒暄，以药发之。腹痛喘促，昏闷谵妄者，死。西河柳叶晒干为末，每服二钱，茅根汤下。

上焦多吐，宜黄芩、炙草、白芍加茅根、芦根、枇杷叶去毛蜜炙。下焦多利，宜黄芩汤芩、草、芍送下香连丸。中焦吐利俱多，以黄芩汤多加芦根、茅根，调下六一散。痢甚，宜黄芩汤芩、草、白芍加黄连、滑石，血痢加地榆。凡麻疹吐利，纯是火邪，不可作别治。

麻出咽喉痛，用甘草、桔梗、大力子、连翘、射干、或牛蒡子汤等，外用玉钥匙吹之。硼砂、玄明粉各三钱，僵蚕炒、冰片，吹之。如咽喉腐烂，加牛黄、真珠末、辰砂更妙。

麻只怕不能得出，若出尽，则毒即解。

渴喜饮水，乃肺焦胃干，心火内亢也。初发热渴者，前发散药中多加石膏、天花粉，或葛根麦冬散亦可。渴甚者，白虎合黄连解毒汤，用黄连、黄芩、知母、石膏、栀子、竹叶、麦冬、生地、甘草煎服，时入犀角少许。胃热渴甚，多服此方，免生牙疳。

麻要一齐涌出，谓之出尽。以火照之，遍身如涂朱，此将出之状。出形细密，但随出随没，粒粒成疮，色喜通红。若色淡白者，心血不足也，用养血化班汤。归身、生地、红花、蝉蜕、人参、生姜煎服。若色太红殷或微紫者，血热也，或出太甚者，并用大青汤。大青、玄参、生地、石膏、知母、木通、甘草、竹叶、地骨皮、荆芥穗，煎服。如色黑者，不治。

疹子即麻痧也出没，常以六时为准。假如子后出者，午时即收；午后出者，子时即收。凡此随出随没者，轻。若一出三四日不收者，阳毒盛也，用大青汤解之。若逡巡不出者，乃风邪外束，皮肤闭密也，用荆防败毒散主之。

麻疹欲出，则遍身发热，或烦躁，或头眩，或身拘急。即出，则身便凉，诸病悉解。如麻疹既出，热甚不减，此毒壅遏，急用大青汤见上。便涩者，以白虎合黄连解毒汤见上。大便不通者，四顺清凉饮。用赤苓、当归、大黄各五分，薄荷三分，煎服。如小便不通，加灯心、木通。若呕泄者，加柴胡、橘皮、黄芩、半夏、人参、茯苓、生姜、竹茹，煎服。

疹出发热不退，饮食不进，宜加味地骨皮散。用鲜地骨皮、鲜桑白皮、麦冬、银柴胡、赤芍、甘草、干葛、生犀角，调大无比散。滑石水飞，六钱，甘草一钱，朱砂飞、雄黄飞，各一分，为末，调服。

麻疹未出之时，当早发散，以解其毒，则无余灾。否则，必成痦病而死。

收后身有微热，此虚热也，不须施治。如热太甚，或日久不减，以柴胡、麦冬、甘草、人参、玄参煎服。如发枯毛竖，内消骨立，渐渐羸瘦者，柴胡四物汤主之。如热不除，忽作搐者，止用导赤散加参、麦，服安神丸，切不可作急惊风治。凡麻疹初起多泻不妨，惟愈后忌泻。若重发热，急宜大补气血，略兼疏风。

疹后牙根黑烂，肉腐血出，曰走马疳，宜马鸣散。用蚕蜕纸，即名马鸣退。火烧过，二钱半，人中白煅如白盐者，五钱，五倍子生用，一钱，再用五倍子一钱，同白矾一钱，煅枯，研细末。先以米泔浓汁浸洗，以此敷之，神效。

疹收之后，动作如常，有忽然心腹绞痛而死者，是元气亏损也。间有用人参汤研，调苏合丸而得活者。王先生云。

唇口多疮，其声嘎哑者，曰狐惑症。其人好睡，默默不欲食。上唇有疮，虫蚀其肛；下唇有疮，虫蚀其脏腑。

嘎哑其声，上下不定也。麻痘后尤多此症，宜化䘌丸。黄连五钱，川椒炒、苦楝根白皮干者，各二钱，共为末，大乌梅七个，艾汤浸，去皮，捣为丸，艾汤下。若更烦躁，渐成疳者，用清热除疳丸。黄连、当归各二钱，冰片、青皮、陈皮、芦荟各一钱半，川芎、干蟾头烧，各一钱，使君子肉一钱二分，共为末，神曲为丸，米饮下。

凡冬月温热，防春发痘，宜预服三豆饮方见上。服七日，可免出麻痘。乡邻出痘，取真麻油一碗，遂日饮之令尽，则永不出痘。

禁忌 麻后忌食鸡鱼必更出、盐醋令嗽不止、五辛葱、韭、姜、芫荽、薤白也，令人惊热，忌四十九日。发热未退，不可与食，与伤寒症同。

麻初热，即戒风寒、瓜果、生冷犯之，变紫黑色而死。如极渴欲饮水，只宜少与葱白以滋其渴，须使皮窍中常微汗润泽。

麻后忌吃梅、桃、鱼、蜜一切香鲜之物，恐惹疳虫上行。

水痘 痧

水痘 似痘而皮薄如水泡，破即易干，而出无渐次，白色或淡红色，冷冷有水浆者是。此表症发于腑也，又轻于疹子，大率无害。如无内症，不必服药，恐无事而生事也。

痧　稽古方书知，麻也、疹也、痧也、瘄也，糠疮、麸疮也，肤疹也，一物而数名，各因其地而称之，不必疑痧麻有两治也。吴人谓之痧，古谓之麻，闻人氏所谓肤疹是也。今人分麻痧为二者，未知何据？原书有疹字，恐人误会，故又记此。

《良方》举要①

寒温不节，将理失宜。乍暖脱衣，甚热饮冷，坐卧当风，居处暴露，冲冒霜雪，凌晨早起，呼吸冷气；久晴暴暖，忽变阴寒；久雨积寒，致生阴湿。如此之类，皆能使人身体沉重，肢节痠痛，项背拘急，头目不清，鼻塞声重泪出，气壅胸膈凝滞，饮食不入，混名伤寒。不即解散，必成大病。方书千百，眩目迷心，不学数年，无从问路。举要三方，治人百病。感冒初起，劝人服之无疑。一凡男妇大小，但有头项痛，骨节疼，发热恶寒，无汗等症用。

羌活汤　非独治四时之风寒，春可治温，夏可治热，秋可治湿。治杂病亦妙，而冬令尤宜。

羌活、防风各一钱半，苍术、川芎、白芷各一钱二，细辛五分，甘草五分，苏叶一钱半，豆豉炒，四钱，姜三片，枣二枚，去核，葱白三茎，水煎服，日二剂。如天气和暖及春夏秋三时，加生地、酒芩各一钱二，以泄邪热。有郁，加香

---

①　良方举要：原书封面作"附刻"，版心目录作"举要"，"稿本"卷二内封作"⋯⋯附《良方》举要"，可参。

附二钱，木香三分。食积，加神曲炒、山楂各一钱半。若阴虚气弱之人，勿用此方。

人参败毒散　治暑湿热时行感冒。

人参即党参、茯苓、枳壳、桔梗、柴胡、前胡、羌活、独活、川芎各一钱，甘草五分，薄荷六分，姜三片，河水煎服。或加荆芥、防风。如病人蕴热烦躁，在初夏及七八月间，可加栀子炒，一钱二，豆豉三钱。

藿香正气散　五六七八月统治，用此方，功难尽述。药店买丸，每服三五钱，藿香汤过服，日三服亦可。藿香、大腹皮、紫苏、茯苓、白芷各三钱，陈皮、白术土炒、厚朴姜汁炒、半夏曲、桔梗各二钱，甘草一钱，姜三片，枣二枚，煎服亦可。以上三方通治四时百病。

汗法　伤寒前三日，法当汗。凡发汗药，一日连服二剂，若未汗，可作热粥投之，粥内加葱白甚妙。此仲景法，令用白茅根汤澄清作粥亦妙。服药后，腰以上则如常覆之，腰以下则厚衣覆之，欲令手足皆周到，漐漐然一时间许，不可令如水淋漓耳！若病不解，当重发汗。凡服发汗药，中病即止，不可多服。汗之太过，必作亡阳症也。慎之！

不可汗　太阳症，非头痛项强，不可汗。非身热恶寒，不可汗。脉微弱或尺脉迟者，营血肾气不足，不可汗。衄血亡血、风温湿温、虚烦、咽喉干燥、小便淋、妇人经来，均不可汗。

孕妇伤寒，头痛寒热咳嗽，用黄芩、前胡、麦冬各一钱，川芎、陈皮、白芍、土炒、白术各八分，紫苏六分，葛根五分，甘草三分，姜三片，葱白三茎，煎服。

孕妇伤寒发热及产后发热，热入血室，用小柴胡半夏、黄芩、人参、甘草、柴胡合四物川芎、当归、白芍、生地煎服，名黄龙汤。凡服药后，切宜避风防风，能引风入骨故也。

又有一种内伤气血，外感风寒，一见风寒，即便恶之，得暖即止；身虽烦热，袒裸即凉；寒热间作而不齐，头痛时作而时止；自汗困怠，口不知味等症，是内伤也，用补中益气汤。黄芪一钱半，党参、白术土炒、甘草、归身、陈皮各一钱，升麻、柴胡各三分，煎服。如外感重者，加生地、川芎、羌活、防风各七分，细辛三分，姜三片，枣二枚，葱白三茎，煎服。名陶氏补中益气汤。

病宜早治说　手集方书五十年矣！信笔抄写，不次前后，其文杂乱而无章，只求治病而已。抄以便己，刻以便人。有以独缺伤寒问者，余曰：是当全读仲景，洞彻六经，按脉察变，随症用方，不可以方试症也。盖外感无内伤，用仲景法，固已。有挟内伤者，丹溪治以补中益气，海藏治以九味羌活，或用逍遥，或用加味益气，治之于早，又何伤寒之有？

小儿变蒸切忌推拿说　儿生之日，三十二日一变，长生脏腑意智故也。每三十二日，一变生肾。六十四日，二变一蒸，生膀胱，由是生心、小肠、肝、胆、肺、大肠、脾。至三百二十日，十变五蒸，生胃，然后始生齿，而能言。每变蒸前后，或有发热吐呃，将息自愈。粗工以为惊，妄推必死，元气推虚故也。凡周岁以内，及冬令大风久病，吐泻虚弱之儿，皆不可推，妄推则死。如春秋时令和暖，或有惊搐，以葱、姜捣汁，在儿两手心足心，两手湾足湾，心胸背腹，轻揉二三十遍亦可。但宜自推，不可用推拿之人也。若辈目不识丁，只图取利，不顾儿之死活，故不可用。

小儿四时感冒，风寒温疫，邪热烦躁，痰嗽气急，发搐，伏暑等症，用抱龙丸如黄豆大一丸，灯心汤、冬月姜汤化下，连进二服，神效之至，治初病大妙。若久病慢惊虚症，切不可服。

抱龙丸有四方：抱者，保也；龙者，肝也。肝为母，心为子，母安则子安，心肺肝药也。胆星、雄黄、天竺黄、辰砂、麝香。又方加入人参、琥珀、茯苓、甘草、枳壳、枳实、山药、金箔、檀香，又方有牛黄、僵蚕、钩藤，又方有蜂蜜、黄蜡。

阴囊湿痒难忍，用牡蛎煅、黄丹炒、枯矾研末，搽之立止。妇女阴户湿痒，同治。

杂记 茉莉花不可放床上，能引蜈蚣。蜀葵枯时烧作灰。藏火，火久不减。藏橙橘，近糯米及酒，则烂。凡果，忌吃酒人闻其香气。

饮食 糟蟹久留则沙，见灯照亦沙。以皂角一寸，置瓶下，则不沙。酱内生虫，以草乌碎切入之，虫即死。煮鱼临熟，入川椒多，则去腥。米醋内入炒盐，则不生白衣。用盐洗猪脏，则不臭。夏月鱼肉内安香油，久不臭。铜锡器内不可盛酒过夜，有毒。晒肉须抹油，不引蝇。寸切稻草，用煮臭肉，则臭皆入于草内。冬瓜切动①，以石灰掺之则不烂。煮猪脂及血脏，不可入椒同煮，作猪粪臭。煮羊不烂，就灶边取瓦一片同煮，即烂如泥。洗猪肝用面，不气②。洗猪脏用沙糖，不气。夏月肉，单用醋煮，可留十日。凡烧肉，忌桑柴。酒酸，用赤小豆一升炒焦，袋盛，入酒坛中，味即香美。六月六日，取井华水收藏，可治病；用作醋酱，一年不坏。凡酒坛忌见日影，若见日影照之，其酒必坏，如钱大者亦忌。欲知酒之美恶，但以手扣其坛，声清而长者，酒必佳；重而短者，其酒苦；声不响，其酒必坏。黄酒煮酒，少入烧酒，则经宿不酸。锡器藏酒，久能杀人。砒者，锡之苗也。

米 凡米，宜残年③春好。若到春春，则米发芽，必多亏折。米囤上须多用草一尺盖好，频频取出晒干易之

---

① 冬瓜切动：意为将冬瓜切开。苏轼《物类相感志·饮食》"冬瓜"条作："冬瓜切动未吃尽者，三五日皆烂，以石灰掺之则不烂。"可参。

② 气：气味。如《聊斋志异·葛巾》："生觉药气香冷，似非毒者。"

③ 残年：一年将尽之时。《二刻拍案惊奇》卷四："看看残年将尽，纪老三果然来买年货，特到史家、魏家拜望。"

则不坏。预收楝树根叶，铺米栈内，上米不蛀。稻草囤收藏白米，仍以稻草盖之，以收水气，踏实则不蛀。板仓藏米，必用草荐衬板，以收水气。若藏糯米，勿令发热。

校注后记

　　《辨症良方》，清代蒋杏桥辑，成书于清咸丰八年（1858），刊行于咸丰十年（1860）。全书四卷，以症类方各症详辨疑似，附以简易方剂，且兼述制法、煎药法度。其辨症精确，方简而赅，精而当，方论透晰，内容详备。

一、关于作者

　　蒋杏桥，字锡荣，江苏常州人。初习举业，旁涉医书。他认为"方不贵于繁多，病必先于辨症。治失其症，则千方不效；治得其症，则一药有余"（《辨症良方·自序》）。而《证治准绳》诸书，卷帙浩繁，不便实用，因取古方简要者抄录之。广搜博采，积多成帙，编《辨症良方》四卷。时人誉其人"以名儒宿学，望著艺林。丁酉科副举于乡，文章经术誉重一时，生平尤以济人利物为务"（《辨症良方·王景澄序》），惜"名场稍滞，未得尽展其用"（《辨症良方·王景澄序》）。赞其书"简而赅，精而当，无方不备，无症不详。症以辨而甚明，即方以良而受益"（《辨症良方·俞树风序》）。

二、版本及馆藏

　　据《中国中医古籍总目》著录：《辨症良方》现存版

本五种。一为清咸丰十年庚申（1860）刻本（简称"咸丰本"）；二为清光绪十七年辛卯（1891）晓风杨柳馆刻本（简称"晓风杨柳光绪本"）；三为清光绪刻本（简称"光绪本"）；四为清咸丰八年戊午（1858）誊清稿本，名曰《稿本医书五种》（简称"稿本"）。

1. "咸丰本"为上海图书馆、上海中医药大学图书馆所藏。①上海图书馆所藏一函四册，四卷，为足本、全本、善本；但第三册（三卷）载文顺序与目录有异。②上海中医药大学图书馆所藏一函两册，内容仅相当于上海图书馆藏本卷一、卷二，为残本。

2. "晓风杨柳光绪本"为浙江中医药大学图书馆、上海中医药大学图书馆所藏。①浙江中医药大学图书馆所藏为一函四册，四卷，是足本、全本；其序跋将"叙"置首，与他本异；各册所载文顺序与目录顺序有异、与其他诸本亦有异。②上海中医药大学图书馆所藏为一函六册，四卷，为全本、足本；但序跋顺序与"咸丰本"有异，"序"与"自叙"间混入了正文"伤寒辨""类伤寒四症""外感内伤辨"诸条文。各册所载文顺序与目录顺序有异，与其他诸本亦有较大差异。

3. "光绪本"为解放军医学图书馆所藏，一函四册，四卷。序跋顺序同上海中医药大学图书馆藏"晓风杨柳光绪本"。另据封面、册数、版式均同浙江中医药大学图书馆藏"晓风杨柳光绪本"可知，其即为"晓风杨柳光绪本"。

4. "稿本"为浙江中医药大学图书馆所藏，名曰《稿本医书五种》，一函五册，五卷。一卷金，二卷木，三卷水，四卷火，五卷土。每册有子目，其子目为①金：救急附痰饮、咳嗽、喘急、血症并虫兽诸伤又神效急救时行痧疫立刻回生药酒；②木：便宜附良方举要；③水：诸痛：头、咽喉、目、口舌、唇齿、耳，心胃脘腹腰肩脚气小腹诸淋茎物臂膊背脊两腿两足等症；④火：妇女附保儿举要，⑤土：痘疹附麻疹。无封面总目录。序跋载"正气歌"，另有序、自叙。

总之，初有咸丰八年"稿本"，即誊清稿本《稿本医书五种》；再有"咸丰本"，即咸丰十年庚申刻本《辨症良方》；后有"晓风杨柳光绪本"，即光绪十七年辛卯晓风杨柳馆刻本《辨症良方》。稿本与刻本虽序跋稍有异，但篇卷内容、目次顺序大致一致；刻本虽序跋顺序有异但数目同，篇卷目次顺序则有异或有阙如，但版式皆同。虽诸本多出，然考其版本、版式、装帧及目录篇卷顺序，实则同出一源。

三、体例和内容

《辨症良方》为医方著作。卷一，便易方及急救方。便易方有活病八要、制药法、煎药法、服药法及乡村简便方，强调治病要分表里寒热，虚实邪正；并有治疗伤食、暑、大小便不通等多种病症的方剂及难产之故、妊娠用药等内容。急救方有治疗霍乱、绞肠痧等急症之方及华佗救治十种危病之三十方。卷二，为诸痛方、外科方、诸伤方。卷三为血症、痰饮、咳嗽、喘急等病症之方及妇人方和以初生、脐风、脐突、急慢惊风等为主的小儿方。卷四以介绍小儿痘、麻诸方及《良方》举要为主。

原书选方多为民间验方，简而赅，精而当，辨症精确，方论透晰，内容详备。如卷一《乡村简便方》中列肚痛者："清晨吃使君子（炒），一岁一粒，只一次便好，二次全愈。"凡伤食食积："即以其物烧灰存性，放土地盖住，冷研末，加砂仁三分，沙糖调服，最妙。砂仁须研末，去皮用。"凡有小块红肿欲生疮者："于初起时半夜，用津唾搽之，清晨又搽之，一日三四五次，二日即愈。"凡有病："用白茅根鲜鲜者，掘出拣净，切碎打烂，浓煎，取其汤煮新米糊粥与食之，大妙。"皆"简便易行，适于时用者"（《王景澄序》），"庶荒僻壤中，无处延医，获此书以考证之，不啻迷津宝筏"（《孟璜序》）。

各症详辨疑似，附以简易方剂，且兼述制法、煎药法度。如"辨脉"医生不仅要注意诊脉部位、下指轻重，更要考虑病人的呼吸、脉形、正气的虚实、胃气的有无（卷一《便宜方》）。通过辨恶寒、发热，辨疾病的外感内伤（卷一《便宜方》）。更于卷一《便宜方》首列"活病八要""制药法""煎药法""服药法"。

原书方后多有按语。如小便不禁，能令人卒死，用菟丝子（酒制）、韭子（炒）、益智仁、茴香（炒）、蛇床子（炒）各一两，为末，酒糊丸，糯米汤下七十丸。后加按："若系虚人、老人，似宜十全大补加减。"中风若安静，平日人衰弱，临症之时，气息如无，大小便自遗，手撒眼闭，浮肿，作水鸡声不十分响者，乃气虚而脱症也。加按语："闭症宜苏合丸或紫金锭，脱症独参汤加南星、半夏。似非大剂，难于取效。"

原书医方多出自《幼幼新书》《证治准绳》《串雅》《医学入门》《石室秘录》《医学心悟》《世医得效方》《证类本草》《本草纲目》等，实乃"条分缕晰，荟萃古人之精意，而又审于考校……间出己意，别具新裁，皆本前人之准绳，神明而变通之"（《王景澄序》）。

总之，蒋氏本"曰辨症良方者，必症辨而方乃良也"之旨，病必先于辨症，证必辨其疑似；方不贵于繁多，药必取其易求。搜集前贤方论，方易便于人查，且备一时急用。使后人因症辨而甚明，方良而受益。

总 书 目

I

本　　草

药征

药鉴

药镜

本草汇

本草便

法古录

食品集

上医本草

山居本草

长沙药解

本经经释

本经疏证

本草分经

本草正义

本草汇笺

本草汇纂

本草发明

本草发挥

本草约言

本草求原

本草明览

本草详节

本草洞诠

本草真诠

本草通玄

本草集要

本草辑要

本草纂要

识病捷法

药性提要

药征续编

药性纂要

药品化义

药理近考

食物本草

食鉴本草

炮炙全书

分类草药性

本经序疏要

本经续疏证

本草经解要

青囊药性赋

分部本草妙用

本草二十四品

本草经疏辑要

本草乘雅半偈

生草药性备要

芷园臆草题药

类经证治本草

神农本草经赞

神农本经会通

神农本经校注

药性分类主治

艺林汇考饮食篇

本草纲目易知录

汤液本草经雅正

新刊药性要略大全

淑景堂改订注释寒热温平药性赋

方　书

医便

卫生编

袖珍方

仁术便览

古方汇精

圣济总录

众妙仙方

李氏医鉴

医方丛话

医方约说

医方便览

乾坤生意

悬袖便方

救急易方

程氏释方

集古良方

摄生总论

摄生秘剖

辨症良方

活人心法（朱权）

卫生家宝方

见心斋药录

寿世简便集

医方大成论

医方考绳愆

鸡峰普济方

饲鹤亭集方

临症经验方

思济堂方书

济世碎金方

揣摩有得集

亟斋急应奇方

乾坤生意秘韫

简易普济良方

内外验方秘传

名方类证医书大全

新编南北经验医方大成

临证综合

医级

医悟

丹台玉案

玉机辨症

古今医诗

本草权度

弄丸心法

医林绳墨

医学碎金

医学粹精

医宗备要

医宗宝镜

医宗撮精

医经小学

医垒元戎

证治要义

松厓医径

扁鹊心书